Carl-Auer

Im Bilde sein

Eva Madelung/Barbara Innecken

Vom kreativen Umgang mit Aufstellungen in Einzeltherapie, Beratung, Gruppe und Selbsthilfe

Mit einem Vorwort von Gunthard Weber

Fünfte, überarbeitete Auflage, 2025

Umschlaggestaltung: Uwe Göbel
Redaktion: Christa Preisendanz
Satz u. Grafik: Drißner-Design u. DTP, Meßstetten
Printed in Germany
Druck und Bindung: CPI books GmbH, Leck

MIX
Papier | Fördert gute Waldnutzung
FSC® C083411

klimaneutral
Mehr Bäume.Weniger CO_2

Fünfte, überarbeitete Auflage, 2025
ISBN 978-3-8497-0588-6

Bibliografische Information der Deutschen Nationalbibliothek:
Die Deutsche Nationalbibliothek verzeichnet diese Publikation in der Deutschen Nationalbibliografie; detaillierte bibliografische Daten sind im Internet über http://dnb.d-nb.de abrufbar.

Informationen zu unserem gesamten Programm, unseren Autoren und zum Verlag finden Sie unter: **https://www.carl-auer.de/**
Dort können Sie auch unseren Newsletter abonnieren.

Carl-Auer Verlag GmbH
Vangerowstraße 14 • 69115 Heidelberg
Tel. +49 6221 6438-0 • Fax +49 6221 6438-22
info@carl-auer.de

Inhalt

Vorwort

Das systemisch-konstruktivistische Modell, die Aufstellungsarbeit und der lösungsorientierte Ansatz Steve de Shazers sind mir vertraute Arbeitsweisen, das NLP weniger. Aus dem kunstvollen und harmonischen Verweben von Elementen dieser vier Ansätze und kreativen Weiterentwicklungen setzt sich das *Neuro-imaginative Gestalten* (NIG) zusammen, wie es Eva Madelung entwickelt hat. So hatte ich mir von dem vorliegenden Buch von ihr und Barbara Innecken nur begrenzt Neues versprochen.

Das Buch überraschte mich und belehrte mich eines anderen. Durchgehend habe ich es mit großem Interesse und Gewinn gelesen. Es zeigt mir wieder einmal, dass durch ein kreatives Kombinieren bekannter Teile Innovatives und Anregendes entstehen und sich dann eigenständig weiterentwickeln kann.

Dieses Buch beweist auch, dass man komplexe Vorgänge in einer leser- und anwenderfreundlichen sowie anschaulichen Weise vermitteln kann. Besonders für diejenigen, deren therapeutisches und beraterisches Medium bisher vorwiegend die Sprache ist, bietet das Neuro-immaginative Gestalten eine Fülle von bildnerischen Methoden und Übungen an, die man als Leser am liebsten gleich ausprobieren möchte. Außerdem eröffnet es über differenzierte Körpererfahrungen einen erweiterten Zugang zu Beziehungs- und Unterschiedserfahrungen. Das Spektrum der Zugänge zu Klienten wird so auf vielfältige Weise erweitert.

Angenehm ist, dass der Einleitungsteil eine im Umfang begrenzte theoretische Einführung gibt, die nicht bei Adam und Eva – ich meine die andere Eva – anfängt, sondern die Grundprämissen der verwendeten Ansätze, ihre Unterschiede und Ähnlichkeiten knapp beschreibt und sie, was die Anwendung im NIG betrifft, in einen sinnvollen Beziehungszusammenhang zueinander „stellt".

Einen Aspekt möchte ich hier besonders herausheben. Das Buch zeigt auf überzeugende Weise, wie die konstruktivistische Perspektive, die sich kontextbezogen an persönlichen Erfahrungen und Narrationen der Klienten orientiert – die Autorinnen sprechen von der „biografischen Ebene" der erfundenen Wirklichkeit –, in einem therapeutischen oder beraterischen Prozess sehr gewinnbringend ergänzt werden kann durch eine Wendung der Blickrichtung auf die Ebene der Beziehungsordnungen, der (vor)gefundenen Wirklichkeit – und dass diese beiden Perspektiven einander nicht ausschließen. Damit ist die Fokussierung auf oft unbewusste generationenübergreifende Dynamiken gemeint, auf Schicksalsbindungen und Verstrickungen, in die Menschen hineingeboren werden. Sie treten durch das Familienstellen zu Tage und werden so Lösungen zugänglich. Durch ein solches „zweiäugiges Sehen" öffnet sich ein mehrdimensionaler Raum, in dem Berater situationsbezogen entscheiden können, welchen Hypothesen sie jeweils folgen und welche Methoden sie entsprechend anwenden wollen. Für beide Perspektiven bieten die Autorinnen eine Vielzahl praxisrelevanter Vorgehensweisen an.

Durch die komprimierten Darstellungen der theoretischen Grundlagen kommt es gelegentlich zu holzschnittartigen Verdichtungen und Komplexitätsreduzierungen, hier wird dann aber oft auf weiterführende Literatur verwiesen.

Zu Recht konzentrieren sich Eva Madelung und Barbara Innecken auf den praxisorientierten Teil. Das ist das Herz- und Kernstück dieses Buches und auch dieses Ansatzes. Obwohl es didaktisch und folgerichtig von allgemeinen Fokussierungen zu speziellen Übungen und Vorgehensweisen kommend aufgebaut ist und am Ende den Blick wieder in das Übergeordnete öffnet, wird einem das Buch nie langweilig und man fühlt sich nie belehrt oder auf ein Gleis gesetzt. Die Fallbeispiele und auch die Graphiken verdeutlichen und veranschaulichen das Beschriebene auf eine konsistente, vertiefende Weise.

Man hat auch nicht das Gefühl, in einen methodischen Gemischtwarenladen geraten zu sein. Vielmehr wird dem Leser vermittelt, wie man in Beratungen und Therapien flexibel und auf verschiedenen Wegen, unter Zuhilfenahme wechselnder Fortbewegungsmittel und in unterschiedlichem Tempo die Klienten in Richtung ihrer Ziele unterstützen und begleiten kann. Man kann, bildlich gesprochen, nachverfolgen und zuschauen, wie sich ein Klient in einem Fluss schwimmend vorwärts bewegt, dann in ein Auto umsteigt und eine Abkürzung nimmt, schließlich, auf einem Wanderweg gehend, sich dem von ihm bestimmten Ziel nähert und vielleicht auf der Zielgeraden selbst ein Flugzeug steuert. Als angenehm erlebt man auch, wie die Klienten bei dieser Vorgehensweise Wehre, Einbahnstraßen oder drohende Gewitterfronten – ebenso wie ihre Ressourcen der Bewältigung – weitgehend selbst zu entdecken scheinen und die sich öffnenden Wege sowie die Zielannäherungen oft sehr selbstständig gestalten.

Über allem spürt man eine ressourcen- und lösungsorientierte Haltung, die die Autonomie der Klienten respektiert, und die systemische Grundorientierung. Ich nenne hier nur einige Stichpunkte: Kontextsensibilität, Zirkularität der Zeitperspektiven, Ermöglichen einer Außenperspektive, Fokuserweiterungen und -reduzierungen, „Pendeln" zwischen Problem und Lösung und damit „Aufschaukeln" von Lösungen, Antizipieren von systemischen Wechselwirkungen durch Verhaltensänderungen eines Mitglieds, Dekonstruktion, Umgang mit Ambivalenz usw.

Nach all den polarisierenden Auseinandersetzungen über das Familien-Stellen ist es zudem befreiend zu erleben, dass es hier wie selbstverständlich eine wesentliche Methode unter anderen geworden ist. Dabei wird das Familien-Stellen, wie es von Bert Hellinger entwickelt wurde (Weber 2003), auf gute Weise durch andere Aufstellungselemente wie das Aufstellen innerer Teile oder Elemente aus dem Bereich der systemischen Strukturaufstellungen (Varga v. Kibéd und Sparrer 2000 und 2001) und des NLP ergänzt.

Die besondere Stärke dieses Buches liegt darin, dass es sehr praxisorientiert und nachvollziehbar Schritt für Schritt zeigt, wie besonders in der Einzelberatung und -therapie die unterschiedlichen systemischen Methoden und Elemente kreativ miteinander kombiniert bzw. in fortlaufenden Gesprächssitzungen nacheinander angewandt werden können, und zwar sowohl im Bereich lebensgeschichtlicher als auch systemisch „bedingter" Muster. Hier ergänzt es in hervorragender Weise das jüngste Buch von Ursula Franke (2002).

Die Autorinnen betonen es selbst: das Neuro-imaginative Gestalten ist keine in sich geschlossene, selbstständige Psychotherapiemethode. Da gekonnt angewandt, erlebt man hier die Anwendung beinahe spielerisch und leicht. Die es anwenden wollen, sollten jedoch eine solide Grundausbildung in einem anerkannten psychotherapeutischen oder beraterischen Verfahren haben.

Es mag widersprüchlich klingen, wenn ich gleichzeitig hervorhebe, dass man mit einer ganzen Anzahl der beschriebenen Vorgehensweisen selbst experimentieren und lösende Erfahrungen machen kann.

Es ist ein anregendes und Sinn stiftendes Buch, dem ich viele Leserinnen und Leser wünsche.

Gunthard Weber
Wiesloch, im Januar 2006

1. Einleitung

Liebe Leserinnen und Leser,
unter belletristischen Schriftstellern ist heutzutage die Vorstellung verbreitet, dass der Leser eines Buches den Text sozusagen mitschreibt; dass also erst im Dialog zwischen Schreibendem und Lesendem das Mitgeteilte Gestalt annimmt. – Abgesehen davon, dass es sich dabei um eine literarische Theorie handelt, ist daran auch viel Wahres. Denn wer sich mit einem Bekannten über ein bestimmtes Buch unterhält, wird feststellen, dass jeder sich sein Eigenes heraus- oder gar hineinliest.

Angewandt auf das vorliegende Buch heißt das: Durch Auswahl der Ihnen am verlockendsten erscheinenden Kapitel können Sie *Ihr* Buch – so wie Sie es eben lesen und eventuell dann auch anwenden wollen – selbst mitgestalten. Wir haben uns – durch ein ausführliches Inhaltsverzeichnis und durch Querverweise – bemüht, die Verständlichkeit sozusagen von jeder Einstiegsstelle aus zu gewährleisten. So können theoretisch Interessierte sich vielleicht erst einmal „Das existenzielle Paradox“ und die „Grundannahmen und Voraussetzungen“ vornehmen. Praxisorientierte Leserinnen und Leser dagegen greifen sich womöglich zuerst eine Verlaufsbeschreibung heraus und machen sich dann bezüglich der Grundannahmen kundig, und andere interessiert womöglich zuerst das Kapitel „Was ist Neuro-Imaginatives Gestalten (NIG)“.

Vielleicht gehören Sie – wie wir selbst auch – zu den Menschen, die bei „Gemeinschaftsproduktionen“ gerne wissen möchten, von wem welche Teile verfasst wurden: Eva Madelung hat die vorwiegend theoretisch orientierten Teile und eine Fallbeschreibungen ausgearbeitet, während Barbara Innecken hauptsächlich die Verlaufsbeschreibungen, die übrigen Fallbeschreibungen und die Anwendung in der Praxis dargestellt hat. Dabei standen wir immer in engem Austausch und haben uns gegenseitig angeregt und korrigiert.

Der Lesbarkeit halber wird auf die gleichzeitige Verwendung der Sprachformen männlich, weiblich und divers verzichtet. Sämtliche Personenbezeichnungen gelten für alle Geschlechter.

Neuro-Imaginatives Gestalten (NIG) als „offene Methode"

Das von Eva Madelung entwickelte und von Barbara Innecken weiterentwickelte Neuro-Imaginative Gestalten (NIG) ist eine vor allem für Einzeltherapie und Beratung geeignete Methode, die Elemente des NLP, der Kurztherapie nach de Shazer und der Heidelberger Familientherapie mit der systemisch-phänomenologisch orientierten Aufstellungsarbeit verbindet. Eine wesentliche Rolle spielen im NIG außerdem Elemente der Kunsttherapie und der Körperarbeit.

NIG ist keine in sich geschlossene, sondern eine offene Methode. So wie es aus dem Zusammenfließen verschiedener Therapierichtungen entstanden ist, kann es sich durch Wechselwirkungen mit anderen Methoden weiterentwickeln und damit zu therapeutischer Kreativität anregen. Es ist nur *eine von vielen* Möglichkeiten, systemisches Vorgehen in die Einzeltherapie zu integrieren.

Um fundiert damit arbeiten zu können, sollte man in einer anderen Therapie- oder Beratungsmethode voll ausgebildet sein, Selbsterfahrung besitzen und auch einige praktische Erfahrung haben. Die alleinige Kenntnis des NIG ist keine ausreichende Basis für therapeutische oder beraterische Arbeit. – Wer ein NIG-Element in der Selbsthilfe benutzen will, tut dies in eigener Verantwortung.

Es würde den Rahmen dieses Buches sprengen, die zum Teil komplexen therapeutischen Sichtweisen und Tatbestände, die in das NIG einfließen und andernorts schon vielfach beschrieben wurden, detailliert alle noch einmal darzustellen. So haben wir uns hier auf eine möglichst knappe Darstellung der Grundannahmen und Werkzeuge der einzelnen Therapierichtungen beschränkt und im Übrigen auf entsprechende Veröffentlichungen verwiesen.

Aufstellungen in der Einzelarbeit

Die systemisch-phänomenologisch orientierte Aufstellungsarbeit wurde ursprünglich von Bert Hellinger als „Familien-Stellen" entwickelt, Gunthard Weber war der erste, der diese Methode in seinem Buch *Zweierlei Glück* beschrieb (Weber 1993). Die Aufstellungsarbeit zeigt sich heute in mannigfaltigen Weiterentwicklungen und Ausformungen. Unter dem Oberbegriff „Systemaufstellungen“ hat sie in so unterschiedlichen Bereichen wie Psychotherapie, Pädagogik, Sozialarbeit, Medizin, Organisations- und Unternehmensberatung, Supervision oder Mediation ihren Platz gefunden.

Zunächst als Gruppentherapie gedacht, werden Aufstellungen mittlerweile auf vielfältige Weise auch in der Einzelarbeit eingesetzt – die Vorgehensweisen und Einsichten des Familien-Stellens fließen in die unterschiedlichsten Therapie- und Beratungskonzepte mit ein (De Philipp 2008, Franke 2002).

Vorkenntnisse

Um NIG in der Einzel- und Gruppentherapie, in der Beratung und als Selbsthilfe einsetzen zu können, sind Vorkenntnisse in NLP wünschenswert, aber nicht unbedingt erforderlich, da die einzelnen NIG-Elemente, der Umgang mit ihnen und ihre Wirkungsweise ausführlich beschrieben sind. Vorkenntnisse des Familien-Stellens nach Bert Hellinger halten wir für wichtig, sie sind aber nur für das NIG-Element Familien-Stellen (S. 90 f.) absolut notwendig.

Wir haben uns bemüht, das Vorgehen und seine Hintergründe so zu schildern, dass Kolleginnen und Kollegen, die in einer der genannten oder auch einer anderen klassischen oder humanistischen Methode ausgebildet sind, das Gelesene anwenden und damit Erfahrungen sammeln können. Sie werden dann selbst feststellen, ob die Information Ihnen genügt oder ob Sie an einer weiterführenden Fortbildung irgendeiner Art teilnehmen wollen.

Zur Entstehung des Buches

Bevor wir nun zu den „ernsthaften“ Inhalten des Buches kommen, möchten wir Ihnen, liebe Leserin und lieber Leser, gerne noch davon erzählen, wie wir ganz persönlich den Weg zu diesem Buch fanden oder auch: wie wir uns finden ließen.

Barbara Innecken: Wie ich zu diesem Buch kam

Es muss das sprichwörtliche Bild für die Götter gewesen sein, das sich an einem heißen süditalienischen Augustnachmittag dem Auge bot: ein Ferienhaus am Meer, davor zwei im Sand spielende Kinder mit der strikten Anweisung im Ohr, weder das Meer noch das Haus zu betreten. Drinnen im Haus der Vater in Badehose, damit beschäftigt, der Mutter im Bikini aus einem Buch vorzulesen. Die Mutter hantiert während des Vorlesens mit Papieren und Stiften herum, geht mit wichtiger Miene in dem winzigen Raum auf und ab.

Was war geschehen? Das Buch in dieser wahren Geschichte war Eva Madelungs *Kurztherapien. Neue Wege zur Lebensgestaltung,* und es gehörte zur empfohlenen Literatur meiner damaligen Lehrer im Familien-Stellen und NLP, Dr. Ilse Kutschera und Helmut Eichenmüller, denen sehr daran gelegen war, die systemische Therapie mit „weitem Blick" zu vermitteln. Ich hatte das Buch in meinen Koffer gepackt und zwischen Sonnenschirm und Pasta auch Zeit zum Lesen gefunden. Ich folgte den Darstellungen der verschiedenen Kurztherapien mit Interesse, machte mir nebenbei ein paar Gedanken und Notizen, doch plötzlich wurde ich hellwach: Unter der rätselhaften Überschrift „Neuro-Imaginatives Gestalten" fand ich die genaue Anleitung einer Praxisübung, die sich „die Lebenslinie" nannte – im vorliegenden Buch wird sie Ihnen als „der Lebensweg" (vgl. S. 80) wieder begegnen. Da sich traditionell die langen Sommerferien, fern der üblichen Pflichten, zur Reflexion des eigenen Weges gut eignen, fühlte ich mich sofort angesprochen. Ich versuchte zunächst, diese Übung gleichzeitig zu lesen und durchzuführen, was mir allerdings nur mäßig gut gelang. Daraufhin bat ich meinen lieben Ehemann einzuspringen, und er begleitete mich mit großer Geduld auf der „Lebenslinie" durch ungeheure Mengen Papier.

Die italienische Begegnung mit dem Neuro-Imaginativen Gestalten wirkte nachhaltig: Zu Hause angekommen, begann ich im Kollegenkreis, in der Supervisionsgruppe und in meiner Praxis, die beiden in dem Buch *Kurztherapien* vorgestellten Übungen anzuwenden. Ich erprobte Möglichkeiten, sie in das bestehende Behandlungskonzept in meiner Praxis für Sprach- und Psychotherapie zu integrieren, deren Grundpfeiler in jener Zeit die Angewandte Kinesiologie, die systemisch orientierte Psychokinesiologie und zunehmend das Familien-Stellen waren. Ich fand bald heraus, dass jede Sitzung ihren ganz eigenen Verlauf nahm, der sich nur in Teilen an die vorgeschlagenen Übungen hielt, und das machte mich neugierig. Den Kollegen, den Klienten und mir machte die Arbeit mit dem NIG gleichermaßen Freude, und auch die Wirkungen waren, soweit ich das in der kurzen Zeit sehen konnte, sehr erfreulich und oft überraschend.

Irgendwann entschloss ich mich dann, Eva Madelung, die ich aus unserer Systemischen Arbeitsgruppe kannte, anzurufen und zu fragen, wie ich noch mehr über NIG erfahren könnte. Sie bot mir an, in ihre Praxis zu kommen und in Selbsterfahrung und Supervision weitere NIG-Übungen kennen zu lernen – ich freute mich sehr über dieses Angebot. In der Folgezeit durfte ich unter Eva Madelungs ruhiger und einfühlsamer Führung, die sich niemals einmischte und trotzdem unbeirrbar blieb, wichtige persönliche und fachliche Erfahrungen sammeln, die weit über die Vermittlung einiger Übungen hinausgingen. Um einen Eindruck von dieser „Lehrzeit" zu geben, beschreibe ich im letzten Kapitel dieses Buches meine erste „Lektion" im NIG: Die zwei Bäume.

Der Schluss dieser Geschichte ist schnell erzählt: Irgendwann fragte ich Eva, warum sie ihre so praktikable und wertvolle Methode denn nicht in einem Buch veröffentliche, und ich bekam zur Antwort, dass sie keine Fachbücher mehr schreiben wolle. Einerseits respektierte ich diese Einstellung natürlich, aber andererseits ließ mich die Idee eines Buches über das Neuro-Imaginative Gestalten einfach nicht los. Da ich selbst über Erfahrungen im Schreiben verfügte, fragte ich Eva ganz vorsichtig, ob sie es sich vielleicht besser vorstellen könne, mit mir zusammen dieses Fachbuch zu schreiben ... Die Antwort auf diese Frage kam erst Monate später, dann aber umso kraftvoller.

Das Ergebnis unserer Zusammenarbeit halten Sie, liebe Leserin und lieber Leser, nun in Ihren Händen, und wir hoffen, dass Sie darin etwas entdecken, das Ihnen als Anregung dient und Sie auf Ihrem persönlichen und beruflichen Weg vielleicht eine Weile begleitet.

Eva Madelung: Wie das Buch zu mir kam

Als ich vor Jahren das Buch *Kurztherapien. Neue Wege zur Lebensgestaltung* (Madelung 1996) schrieb, hatte ich zwar schon die Idee, es durch ein Praxisbuch zu vervollständigen, in dem das dort sehr verkürzt dargestellte NIG detaillierter beschrieben werden sollte. In der folgenden Zeit trat diese Idee hinter anderen Vorhaben zurück, und ich dachte eigentlich nicht mehr daran, sie Wirklichkeit werden zu lassen, obwohl ich immer wieder positive Rückmeldungen von Kolleginnen und Kollegen bekam, die diese Methode in einer meiner Fortbildungen kennen gelernt hatten.

Von Zeit zu Zeit traten jedoch Kolleginnen und Kollegen auch mit dem Wunsch nach Supervision an mich heran, die mit der NIG-Methode bereits arbeiteten. Mit eben diesem Anliegen kam eines Tages Barbara Innecken in meine Praxis. Sie hatte – wie oben beschrieben – das im Kurztherapiebuch Dargestellte angewandt und wollte, da ich inzwischen keine Fortbildungen mehr anbot, auf dem Wege der Selbsterfahrung und Supervision mehr darüber lernen.

Erstaunt war ich, als sie nach einiger Zeit fragte, ob ich nicht ein Buch über diese Methode schreiben wolle. Da ich dies erst einmal verneinte, kam sie schließlich mit der Idee auf mich zu, gemeinsam mit mir ein Praxisbuch zu verfassen. – Obwohl mich ihr Angebot und die darin enthaltene Anerkennung dieses Ansatzes freute, zögerte ich immer noch, darauf einzugehen. Eigentlich wollte ich mich einem anderen Projekt widmen. Es gab jedoch einiges Material aus den Fortbildungen, das ich Barbara zur Verfügung stellte. Daraus erarbeitete sie eine Disposition, und ich begann Feuer zu fangen.

Inzwischen bin ich Barbara sehr dankbar, dass sie diese Initiative ergriffen hat. Ohne ihre kompetente Mitarbeit wäre dieses Buch nicht zustande gekommen, und ich hoffe, dass es seinen Leserinnen und Lesern therapeutische Anregung bringt und ein paar Denkanstöße vermittelt. – Es ist eine Zusammenfassung meiner therapeutischen Tätigkeit. Daher sind in den abschließenden Exkursen ein paar Hinweise auf persönliche Erfahrungen und Einsichten enthalten, die ich in dieser Arbeit gewinnen durfte.

2. Was ist Neuro-Imaginatives Gestalten (NIG)?

Die Bezeichnung

In der ersten Hälfte der neunziger Jahre besuchte ich mehrere Fortbildungen bei Robert Dilts, der mit Richard Bandler und John Grinder zur Gründergeneration des NLP gehört. Bei Dilts habe ich wesentliche Dinge gelernt, die ich später aus der eigenen Praxis heraus und in Kombination mit anderen Methoden zum „Neuro-Imaginativen Gestalten" weiterentwickelt habe.

Die Bezeichnung „Neuro-Imaginatives Gestalten" ist ein Hinweis, dass diese Methode eine Variante des „Neuro-Linguistischen Programmierens" ist. Das Wort „Neuro" bezieht sich auf die Tatsache, dass es sich bei dieser Art von Umgang mit inneren Bildern, genauso wie im NLP, um neuro-psychologisch bedingte Wirkungen handelt.

„Linguistisch" durch „imaginativ" zu ersetzen, lag nahe, da die Aufmerksamkeit auf die Sprache als Ausdrucksmittel, die im NLP eine große Rolle spielt, hier zur Aufmerksamkeit auf den Ausdruck durch Bild-Gestaltungen hin verschoben wird. Im NLP werden Vorstellungen sprachlich beschrieben, im NIG kommt zur sprachlichen Beschreibung die bildliche Darstellung hinzu. Gemeinsam ist beiden Vorgehensweisen jedoch die Aufmerksamkeit auf unbewusste körperliche Signale. Im NIG wird die Aufmerksamkeit außerdem auf die in der gestaltenden Darstellung enthaltenen unbewussten Signale gerichtet (vgl. S. 63 f.).

Den Begriff „Programmieren" durch „Gestalten" zu ersetzen, war mir besonders wichtig, da ich mich mit der Programmier-Metapher, die ja nur die halbe Wahrheit trifft, nie recht wohl gefühlt habe (vgl. S. 28 f.). Sie impliziert, dass das menschliche Gehirn vollständig von außen „konditioniert" wird und dass ein Therapeut einen Klienten ohne dessen Zutun „gesundprogrammieren" kann.

Die Metapher eines „inneren Künstlers“, der aus inneren *und* äußeren Bedingungen heraus die uns gemäße „Lebensgestalt“ hervortreten lässt, schien mir dem, was ich in meiner therapeutischen Tätigkeit und auch an mir selbst erfahren hatte, viel mehr zu entsprechen. Daher lag mir auch der Begriff „Lebensgestaltung“ besonders am Herzen, wie es sich im Untertitel meines Buches *Kurztherapien. Neue Wege zur Lebensgestaltung* ausdrückt. Außerdem wollte ich mich von der „Personal-Power-Sichtweise“ absetzen, die im NLP von manchen Trainern lautstark vertreten und von manchen Klienten auch geschätzt wird. Denn ich halte diese Sichtweise, aus der ein in der richtigen Weise visualisiertes Ziel – unabhängig von seinem Inhalt und der Auswirkung auf die Umwelt – angeblich sozusagen „herbeikonstruiert“ werden kann, für unsystemisch. Selbst wenn es sich erfüllt – was in manchen Fällen der Fall sein mag –, führt es im Allgemeinen nicht zu einer dauerhaften Lösung, wenn sie bestimmte Aspekte einfach ausschließt.

Dem muss man allerdings hinzufügen, dass in keiner Weise alle NLP-Trainer diesen einseitigen Ansatz vertreten. Bei Robert Dilts kann man ein NLP kennen lernen, das, auf verschiedene Art und Weise, der Kontextorientierung verpflichtet ist.

Die Entwicklung des NIG aus der Praxis heraus

Wie in meinem Buch *Kurztherapien* (Madelung 1996, S. 196 ff.) schon geschildert, hat sich das NIG in mehreren Stufen entwickelt. Die erste Erfahrung war die Therapie mit einer selbstmordgefährdeten Klientin, der das Malen zum wichtigsten Ausdrucksmittel und schließlich zu einer Ressource wurde.

Dann kam das Kennenlernen der Arbeit mit Bodenankern bei Robert Dilts hinzu. In ihr werden therapierelevante Vorstellungen, wie etwa die Zielvorstellung, die Vorstellung der Gegenwart mit ihrem Problem oder die Vorstellungen der Ressourcen, nicht nur sprachlich beschrieben und dann durch Berührung geankert, wie im NLP allgemein üblich, sondern sie werden sprachlich beschrieben und dann mittels DIN-A4-Blättern auf dem Boden ausgelegt. Auf diese Weise kann sich der Klient zwischen seinen Vorstellungen körperlich hin und her bewegen. Dabei kommt „der Körper als Quelle der Intuition“ ins Spiel (vgl. S. 42).

In meiner Praxis führte das schnell zur Benutzung von Symbolen wie Steine, Samen und farbige Filzflecken statt leerer Blätter. Bei einer Demonstration der Arbeit mit der „Lebenslinie" in einer Gruppe kamen dann die Skizzen auf DIN-A4-Blättern hinzu. Die gute Wirkung dieses aus der Situation geborenen Einfalls brachte mich dazu, das Selbstgestalten von Bodenankern in meine Einzelpraxis zu übernehmen.

Auch für das Familien-Stellen in der Einzeltherapie, für die ich bisher Kissen benutzt hatte, erwies sich das Auslegen mit selbst gestalteten Blättern oder verschiedenfarbigen Filzflecken als sinnvoll. Vor allem weil das konkrete „Im-Bilde-Sein" und das Bewegen zwischen den Bildern über eine präzise Körperwahrnehmung authentischere Rückmeldungen ermöglichen.

NIG als systemische Therapie

Die wesentliche Charakteristik der „systemischen Therapien" ist die Tatsache, dass hier nicht das Individuum, sondern der Beziehungszusammenhang im Vordergrund steht. Der Mensch wird immer als Teil seines familiären oder allgemein menschlichen Beziehungssystems gesehen . Man nennt dies „Kontextorientierung" (siehe dazu Madelung 1996, S. 24 f. und 29 ff.).

Die Wechselwirkung von Wahrnehmung, Vorstellung, Befinden, Darstellung, Handlung und Umwelt

Zur systemischen Sicht gehört aber auch die aus der Quantenphysik stammende Erkenntnis, dass Beobachter und Beobachtetes in Wechselwirkung stehen und es damit eine vom Beobachter unabhängige, objektive Wirklichkeit nicht gibt.

Das Buch *Kurztherapien* enthält ein Modell der „Wechselwirkungswirklichkeit", in dem die zirkulär wechselwirkende Triade Wahrnehmung, Vorstellung und Befinden als wichtigstes Element mit der ebenfalls wechselwirkenden Triade Darstellung, Handlung und Umwelt verbunden ist (vgl. Madelung 1996, S. 56).

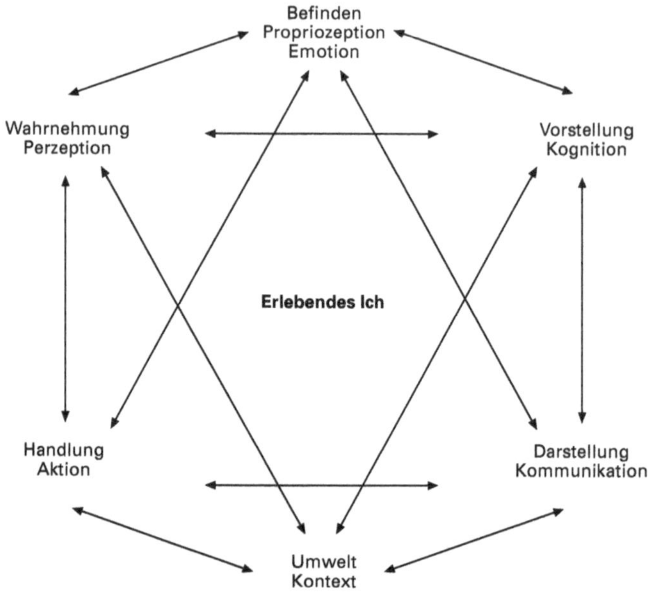

Abb. 1: Modell der „Wechselwirkungswirklichkeit“

Das bedeutet: Was Menschen als wirklich erfahren, ist nichts objektiv Gegebenes. Wirklichkeitskonstruktion geht immer in wechselwirkenden Einheiten vor sich, das heißt, sie ist immer auch Ko-Konstruktion mit anderen Personen des familiären und außerfamiliären Beziehungszusammenhangs. Die systemische und die konstruktivistische Sicht sind also eng miteinander verknüpft.

Anhand des Modells kann man sich auch überlegen, an welcher Stelle dieses wechselwirkenden Systems man gerade therapeutisch arbeitet. Zum Beispiel setzt die Skizze einer Vorstellung an der unteren rechten Ecke bei „Darstellung, Kommunikation“ an. Die Darstellung, die aus der Vorstellung kommt, wirkt auf diese zurück und verändert gleichzeitig die Wahrnehmung der Situation und womöglich auch das Befinden. Das Schema zeigt, dass – gleichgültig wo man ansetzt – der ganze Systemzusammenhang in Bewegung kommt und sich so eine Veränderung des Ganzen ergibt.

Auf dem Hintergrund dieses Modells wird auch klar, dass das NIG durch die vielfachen Wechselwirkungen seiner Komponenten systemisch ist. Denn durch das Darstellen von Vorstellungen und das körperliche „Im-Bilde-Sein“ beim Auslegen und Hineintreten in das Bild erfährt der Klient einerseits unmittelbar, dass bestimmte Vorstellungen das Befinden beeinflussen, wenn nicht sogar bestimmen. Andererseits erlebt er über die Körperwahrnehmung die Wirkung einer Darstellung auf seine Vorstellung, die ihrerseits wiederum auf das Befinden wirkt und umgekehrt. Auf diese Weise baut sich im zirkulären Wechselspiel von Wirklichkeitselementen eine psychische Realität auf, die seine Lebenssicht und damit sein Befinden nachhaltig beeinflussen und zum Positiven wenden kann.

Die Einbeziehung des Familien-Stellens

Wie oben schon angedeutet, wird im NLP die Einbindung in den mitmenschlichen Beziehungszusammenhang oft kaum oder gar nicht berücksichtigt. Durch die Einbeziehung des Familien-Stellens in das NIG wird dieses Defizit ausgeglichen. Man lernt die Situationen des Lebens nicht nur aus verschiedenen Blickwinkeln zu sehen und so zu Lösungen zu kommen, sondern auch sie durch die Augen des anderen zu betrachten (vgl. S. 53).

Außerdem wird dadurch die Dimension der Grundordnung (vgl. S. 47) mit in den Prozess einbezogen.

NIG als Integration von konstruktivistischem und phänomenologischem Ansatz

Im NIG geht man davon aus, dass die „systemisch-konstruktivistische“ und die „systemisch-phänomenologische“ Sicht jeweils ihre Daseinsberechtigung haben, indem sie beide den Lebenserfahrungen, das heißt, der psychischen Wirklichkeit, entsprechen (vgl. S. 30 f.). Die „erfundene Wirklichkeit“ der konstruktivistischen Sicht (vgl. Madelung 1996, S. 29 ff.) ergänzt sich mit der „gefundenen Wirklichkeit“ der phänomenologischen Sicht Bert Hellingers (vgl. Madelung 1996, S. 172) zu einer der Wirklichkeit besser entsprechenen Metapher unserer Lebens- und Welterfahrung, als wenn nur eine dieser Wirklichkeiten anerkannt wird. Deshalb gehört es zum Grundverständnis des NIG, beide Sichtweisen zu berücksichtigen.

Das kunsttherapeutische Element

Der amerikanische Ethnologe und Philosoph Gregory Bateson hat darauf hingewiesen, daß künstlerische Tätigkeit eine kreative Antwort auf Double-bind-Situationen sein kann (Bateson 1983, S. 359 ff.), und tatsächlich gibt es Künstler, die sich durch ihre Tätigkeit in psychoseartigen Zuständen selbst helfen konnten.

In den sechziger und siebziger Jahren, in denen sich die systemische Therapie in den USA entwickelte, war auch die Kunstszene in Bewegung. John Cage zum Beispiel sagte: „Kunst ist eine Art von Versuchslabor, in dem jemand das Leben ausprobiert; man hört nicht auf zu leben, wenn man damit beschäftigt ist, Kunst zu schaffen, und wenn man lebt ... hört man nicht auf, damit beschäftigt zu sein, Kunst zu schaffen" (vgl. Cage 1991, S. 68). Die Suche nach einem direkten Lebensbezug von Kunst war damals vorherrschend. „(Kunst) hat mit der Veränderung von Hör- und Sehgewohnheiten, und des Geistes zu tun" sagt Cage (1991) weiter und nennt damit eines der wichtigsten systemtherapeutischen Instrumente: die „Änderung der Sicht".

In Deutschland hat Joseph Beuys den lebensgestaltenden und therapeutischen Aspekt moderner Kunst immer wieder betont, wie es von Gertraud Schottenloher überzeugend zusammengefasst und dargestellt wird. Sie führt unter anderem aus, dass das „eigentliche Ziel der Therapie, die Selbst- und Lebensgestaltung, in der Antike noch eng mit den Künsten verbunden ist" (Schottenloher u. Schnell 1994, S. 17). In Anbetracht des unmittelbaren Lebensbezugs, den die moderne Kunst in verschiedenen Formen anstrebt, liegt es heutzutage auch nahe, künstlerisches Gestalten in therapeutisches Vorgehen einzubeziehen. Neben Kunsttherapie gibt es Musiktherapie, Tanztherapie, kreatives Schreiben usw. – Es wird auch immer wieder die Frage diskutiert, ob Psychotherapie nicht eher eine Kunst als eine Wissenschaft sei; ein Gesichtspunkt, den ich für bedenkenswert halte.

Abgrenzung des NIG gegenüber der Kunsttherapie

Das NIG ist eine „Psychotherapie mit bildnerischen Mitteln", die Schottenloher zu Recht von der eigentlichen Kunsttherapie unterschieden wissen will (Schottenloher u. Schnell, S. 18). Die „Arbeit am Bild" und durch den bildnerischen Prozess – die in der Kunsttherapie eine zentrale Rolle spielt – wird hier aber weitgehend ersetzt durch eine „Arbeit mit dem Bild“ im systemischen Sinn. Diese „Arbeit mit dem Bild“ schließt die Anordnung der Bilder im Raum, die körperliche Bewegung und die Achtsamkeit auf Körperwahrnehmung in den therapeutischen Prozess ein.

NIG ist ein Weg für systemisch arbeitende Therapeuten, ihre Arbeit durch gestalterische Elemente zu bereichern und ihr eine ganz bestimmte Qualität von Selbstbestimmtheit zu verleihen. Der Klient sollte sich dabei völlig frei von jeglichem künstlerischen Anspruch fühlen. Das heißt auch, dass er frei wählt, ob er eine detailliertere Skizze anfertigen, oder nur ein Symbol wie z. B. einen Buchstaben, eine Zahl oder ein Wort zu Papier bringen will und ob er seine Skizze abstrakt, gegenständlich oder wie auch immer gestaltet.

Trotz – oder vielleicht gerade wegen – dieser Freiheit entstehen häufig eindrucksvolle Bilder, die den Urheber noch lange begleiten, indem sie als Ressourcenanker dienen, ganz unabhängig davon, ob sie ästhetisch ansprechen oder nicht.

Auffallend ist auch, dass Schottenloher für die von Künstlern durchgeführte Kunsttherapie ganz ähnliche Grundsätze aufstellt, wie sie im systemischen Vorgehen gelten: neben der Selbstregulation (Schottenloher u. Schnell, S. 39) sind es vor allem die Lösungsorientierung (ebd., S. 47), die „Veränderung des Bezugsrahmens“ (ebd., S. 49) und die „Konstruktion neuer Wirklichkeiten“ (ebd., S. 50).

Diese Gemeinsamkeiten sind ein Hinweis auf Gemeinsamkeiten zwischen gestaltungstherapeutischem und systemtherapeutischem Vorgehen. In beiden sucht man eine Verbindung zu dem letztlich unbekannt bleibenden Unbewussten herzustellen, das in uns und zwischen uns allen gestaltend am Werke ist, um das Leben zu erfüllen. Es kommt darauf an, diese Verbindung zu pflegen, zu schützen und zu stärken.

Das körpertherapeutische Element

Es war schon davon die Rede, dass die Wahrnehmung körperlicher Empfindungen zu den wichtigsten Werkzeugen des NIG gehört; ähnlich wie auch das Familien-Stellen auf körperliche Empfindungen und Impulse angewiesen ist. Dabei sollte man klar unterscheiden zwischen den Körperempfindungen und den seelisch bestimmten Gefühlen, obwohl beide in enger Verbindung zueinander stehen.

Durch die Konzentration auf Körperempfindungen als Resonanz auf verschiedene Positionen wird der Körper zur Quelle der Intuition für Lösungsmöglichkeiten. Eine Abreaktion von Gefühlen sollte nur so weit wie wirklich notwendig zugelassen, aber – mit wenigen Ausnahmen – nicht ermutigt werden. Insofern stehen konzentrative Körpermethoden dem NIG näher als abreaktive.

Praktisch heißt das beispielsweise, dass sich unserer Ansicht nach eine aus der Atemtherapie abgeleitete Zentrierungsübung besser als Einstimmung auf die Arbeit eignet als eine bioenergetische Abreaktionsübung.

3. Grundannahmen und Voraussetzungen

Vorbemerkung

Die Unterteilung des nun folgenden Stoffes in die Kapitel „Grundannahmen und Voraussetzungen“ sowie „Werkzeuge des NIG“ ist nicht immer völlig klar möglich. Außerdem gibt es kleinere Überschneidungen zwischen den Kapiteln „Werkzeuge des NIG“ und „Verlaufsbeschreibungen“. Der Übersichtlichkeit halber wurde diese Unterteilung aber dennoch vorgenommen. Das ausführliche Inhaltsverzeichnis helfen im Zweifelsfall weiter.

Ein Teil der beschriebenen Grundannahmen und Voraussetzungen leitet sich aus dem NLP und der andere Teil aus dem Familien-Stellen nach Hellinger ab. Das komplementäre Zusammenwirken beider Teile ist spezifisch für das NIG. Die aus dem NLP übernommenen Grundannahmen sind in den ersten Abschnitten zu finden. Ab dem Abschnitt „Der Umgang mit Gefühlen im NIG“ sind die aus dem Familien-Stellen übernommenen Voraussetzungen dargestellt.

„Im Bilde sein“: Vorstellungsdenken zwischen Wahrnehmung und Bewegung

Wie in Kapitel „Was ist Neuro-Imaginatives Gestalten (NIG)?“ schon dargestellt, beruht die therapeutische Wirksamkeit des NIG auf der Wechselwirkung von Vorstellung, Darstellung, Wahrnehmung, Befinden, Handlung und Umwelt. – Zum Beispiel sind Klienten immer wieder verblüfft, wie verschiedenartig die Körperempfindungen sind, die auftreten, wenn sie sich in ihre inneren Bilder „hineinbegeben“, das heißt sich auf die verschiedenen, durch ihre Skizzen markierten Orte stellen. Da Bilder mehr ausdrücken, als sprachlich fassbar und darstellbar ist, und die Reaktionen des Körpers unbewusst erfolgen, findet auf diese Weise ein „Dialog mit dem Unbewussten“ (Robert Dilts) statt. Die dargestellten Vorstellungen werden einerseits als Mitteilung des Unbewussten erfahren, andererseits wirken sie aber auch als Botschaften *an das* Unbewusste (vgl. S. 39). Die bildlichen Darstellungen werden der Sprache des Unbewussten gerechter als die rein sprachliche.

Durch das konkret körperliche „Eintreten" in den Bannkreis des Bildes, das eine Kopplung von visueller Vorstellung und Körperwahrnehmung zur Folge hat, ergibt sich eine Synästhesie von visuellem und kinästhetischem Bereich (vgl. S. 42). Das heißt: Aus der visuellen Wahrnehmung heraus entwickelt sich ein körperliches Befinden, das wiederum auf die Wahrnehmung zurückwirkt und auch mit den anderen Komponenten der „Wechselwirkungswirklichkeit" in Verbindung steht. – Man erfährt am eigenen Leibe, wie Vorstellungen Empfindungen erzeugen und so das Befinden beeinflussen.

Außerdem vermittelt dieser Prozess die Erfahrung, dass Denken etwas mit Bewegung zu tun hat und dass auch Wahrnehmung und Bewegung wechselwirkend gekoppelt sind, wie Victor von Weizsäcker es in seiner Theorie vom „Gestaltkreis" herausgearbeitet hat.

Durch das Neuro-Imaginative Gestalten kann man also erfahren, dass das „Vorstellungsdenken" eine mentale Fähigkeit ist, die das logische Denken – vor allem im psychologischen Bereich – notwendig ergänzt.

Gestaltung statt Programmierung

Das NLP benutzt die Metapher des Programmierens für den therapeutischen Prozess. Sie beinhaltet, dass Veränderung durch die Einwirkung einer anderen Person geschieht und man selbst passiv dabei bleibt. Ob überhaupt und inwieweit das Gehirn tatsächlich ein Computer ist, den man programmieren und umprogrammieren kann, wie die Metapher andeutet, diese Frage wird unter Kognitionsforschern immer wieder diskutiert. Letztlich ist man sich jedoch weitgehend einig, dass sie zu kurz greift; und schließlich ist ja immer noch das reale menschliche Gehirn der Schöpfer des realen Computers und nicht der Computer der Schöpfer des menschlichen Gehirns – selbst wenn seine Struktur den Kognitionsvorgang teilweise abbildet.

Im NIG wird die Metapher des Programmierens durch die Metapher der künstlerischen Gestaltung ersetzt, und dadurch das Bild des Programmierers durch das Bild des inneren Künstlers. Denn das selbst gestaltete Bild als Anker unterscheidet sich in seiner Qualität wesentlich von dem im NLP sonst üblichen Ankern durch Berührung. Der Klient erlebt sich im Skizzieren, Auslegen und Erspüren nicht als „Gegenstand einer Umprogrammierung", sondern als sich selbst gestaltend; dieses Gestalten ist ein Dialog zwischen bewussten und unbewussten Anteilen, wie er in jedem kreativen Prozess stattfindet. Dabei lässt der unbewusste Anteil sich nicht ohne weiteres befehlen; man muss ihm mit Respekt begegnen. Dies entspricht der paradoxen Beziehung oder komplementären Ergänzung zwischen Gestaltungsmöglichkeiten und Ausgeliefertsein an gegebene Bedingungen, die unser Leben bis in den Alltag hinein bestimmt (vgl. S. 193 ff.). – Auch ein großer Künstler kann seinem Material niemals die vollständige Darstellung seiner Vision abringen. Er bleibt an das Material gebunden.

Die „Wechselwirkungswirklichkeit" als Metapher für Kontextorientierung

Im Kapitel „Was ist Neuro-Imaginatives Gestalten?" (vgl. S. 21) haben wir das Modell der „Wechselwirkungswirklichkeit" kennen gelernt. Ein diesem Modell entsprechendes „zirkuläres Denken" verlässt die Denkfigur der linearen Kausalität. Das heißt: Das gewohnte Denken in Ursachen und Wirkungen, in dem immer das Frühere das Spätere bedingt, wird abgelöst von einem Denken in Beziehungen, in dem die Wirkung wieder auf die Ursache zurückwirkt. So ist systemisches Denken immer zirkulär und kontextorientiert.

Die Wechselwirkung von Vergangenheit, Gegenwart und Zukunft im „Lebensweg" und „Reimprinting"

Vor allem das NIG-Element „Reimprinting" (vgl. S. 102), aber auch die Arbeit mit dem „Lebensweg" (vgl. S. 80) erweckt auf den ersten Blick den Anschein einer linear-kausal gedachten Biografie: Von der Gegenwart mit ihrem Problem geht man zurück in die Vergangenheit, um dort nach Ursachen in Form von negativen Überzeugungen oder auch nach Ressourcen zu suchen. Zirkulär wird der Prozess jedoch durch das Einbeziehen der Ziel- oder Lösungsvorstellung als Perspektive. Denn durch das Schauen durch die Augen der zukünftigen Person, die die gegenwärtige Situation vom Lösungszustand her wahrnimmt, wirkt die Zukunft auf die Gegenwart zurück. Sie wird verändert, indem man aus einer anderen Perspektive neue Lösungsmöglichkeiten wahrnimmt. Von hier aus lässt sich aber auch die Vergangenheit anders betrachten: Krisen oder problematische Phasen werden in Relation zum Ganzen und darum ebenfalls anders wahrgenommen. – Kehrt man aus dem Lösungsbild in die Gegenwart zurück, so nimmt man wiederum die Vergangenheit anders wahr, und auch die Gegenwart selbst hat sich verändert. So beginnt sich – im Hin-und-her-Gehen zwischen den Positionen – das Rad wechselseitig sich beeinflussender Zeitperspektiven zu drehen, bis sich genügend Lösungsmöglichkeiten ergeben haben und der Prozess zur Ruhe kommt.

Die Wechselwirkungswirklichkeit des NIG-Elements „Zwei Seiten"

Im NIG-Element „Zwei Seiten" (vgl. S. 112) wird Wechselwirkungswirklichkeit, sozusagen hautnah, auf folgende Weise erfahren: Beim Skizzieren wird eine Sache von zwei verschiedenen Seiten gesehen und dargestellt, und beim Hin-und-her-Gehen zwischen diesen Polen kann die wechselseitige Beeinflussung häufig körperlich gespürt werden. Meistens findet dabei schon eine Synthese beider Sichtweisen statt, die Lösungsmöglichkeiten eröffnen. Dies ist eine Erfahrung, die man als „Hohe Schule des Vorstellungsdenkens" betrachten kann.

Die Wechselwirkung zwischen der „biografischen Ebene" und der „Ebene der Beziehungsordnungen"

Auf der „biografischen Ebene" finden sich – wie das Wort besagt – unsere persönlichen Erfahrungen mit den uns bekannten Personen, Orten und Zeitumständen, in die wir hineingeboren wurden. – Nicht nur den systemisch-konstruktivistischen, sondern auch den humanistischen, verhaltenstherapeutischen und analytischen Methoden ist der Blick auf diese biografische Ebene gemeinsam. Auf ihr wird – je nach Methode – nach dem Trieb- oder Bindungsschicksal, nach Traumen, Komplexen, Übertragungen, Konditionierungen, Blockierungen, peak experiences, Delegationen, Ressourcen oder Glaubenssätzen gesucht.

Auf der „Ebene der Beziehungsordnung" dagegen gewinnt man Zugang zu den Wirkungen des erweiterten familiären Zusammenhangs, aus dem sich Verstrickungen ergeben können. In diesen Zusammenhang sind auch dem Einzelnen unbekannte Mitglieder, die ein besonderes Schicksal hatten, oder auch lang zurückliegende Ereignisse, die die ganze Familie betrafen, einbezogen. So kann zum Beispiel das Schicksal eines im Krieg gefallenen Onkels einen Einfluss auf das Leben des Neffen haben, obwohl dieser ihn nie kennen gelernt hat.

Diese beiden Ebenen stehen in Wechselwirkung zueinander und es ist sinnvoll – so wie es im NIG geschieht –, eine Art und Weise zu finden, durch die man beide Ebenen in den therapeutischen Prozess einbeziehen kann.

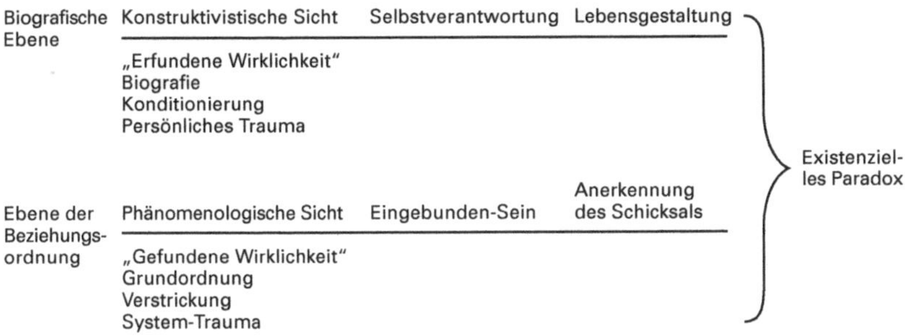

Abb. 2: Modell der wechselwirkenden Ebenen

In einem Kapitel über „Familien-Stellen lernen" zitiert Bert Hellinger einen Gruppenteilnehmer: „Im NLP lernt man schwimmen. Wenn aber einer einen Stein um den Hals hängen hat, dann sinkt man, selbst wenn man schwimmen kann. Wenn ich den Stein losgeworden bin, zum Beispiel durch das Familien-Stellen, muss ich dennoch lernen zu schwimmen" (vgl. Hellinger 2002, S. 208). – Was hier bezogen auf das NLP gesagt wird, gilt auch für viele andere Verfahren – von denen die gängigsten oben genannt wurden –, die dem „Schwimmen-Lernen" dienen.

Das Modell der wechselwirkenden Ebenen als Hintergrundmetapher des NIG

Bezogen auf das NIG besagt das Ebenenmodell, dass man sich beim Benutzen der aus dem NLP stammenden NIG-Elemente auf der biografischen Ebene befindet und es mit persönlichen Erfahrungen und den daraus gewonnenen Überzeugungen (beliefs) des Klienten zu tun hat. – Der therapeutische Prozess im Stil des NLP besteht darin, dass alte und negative Überzeugungen (etwa: „Ich darf mich nicht zeigen, wie ich bin") durch eine Änderung der Sicht aufgelöst und durch positive, der heutigen Situation entsprechende Überzeugungen ersetzt werden.

Wenn nun aber zum Beispiel ein Familienvater sein gemäß erscheinendes Ziel – nämlich den Abbau seiner Schulden und die finanzielle Selbstständigkeit – unbewusst immer wieder selbst boykottiert, taucht die Vermutung auf, dass eine Verstrickung auf der Ebene der Beziehungsordnung eine Lösung auf der biografischen Ebene verhindert. Deshalb sollte man prüfen, ob nicht etwa eine Identifizierung mit einem anderen Familienmitglied vorliegt, das nicht zu einer persönlichen Schuld stand. Denn dies kann einen Nachkommen veranlassen, sich unbewusst stellvertretend zu bestrafen (vgl. S. 47). Man kann dann versuchen, dies durch eine Familienaufstellung mit Skizzen oder Symbolen oder in einer Aufstellungsgruppe zu klären.

Die innere und die äußere Familie

Es liegt nahe, die inneren Anteile, mit denen man im NIG arbeitet, als „innere Familie" zu bezeichnen; immer wieder kann man feststellen, dass zwischen dieser „inneren Familie" und der „äußeren Familie" – nämlich der Ursprungsfamilie, in die wir hineingeboren wurden – Wechselbeziehungen bestehen. Setzt man diese Sicht mit dem Ebenenmodell in Beziehung, so ist die „innere Familie" auf der biografischen Ebene angesiedelt, die „äußere Familie" aber auf der Ebene der Beziehungsordnungen; genauso wie die beiden Ebenen, so ist auch die innere Familie wechselwirkend mit der äußeren Familie verbunden.

Das Ebenenmodell als Erklärung gegenüber Klienten

Angesichts des Lösungsbildes einer Aufstellung mit Stellvertretern oder einer Arbeit mit dem Familienbild (vgl. S. 90 f.) sagen manche Klienten: „Schön, wenn es so gewesen wäre. Aber so war es nicht!" – Ein Hinweis, dass die Ebene der „Beziehungsordnung" sich von der biografischen Wirklichkeit unterscheiden kann und dass die Lösung in der Anerkennung der Grundordnung liegt (vgl. S. 47), leuchtet den meisten spontan ein. Man kann dies in eine Bemerkung kleiden wie: „Was Sie gelegt (oder aufgestellt) haben, ist die eine Wirklichkeit, die aus den persönlichen Erfahrungen in dieser Familie besteht.

Darunter aber liegt eine andere, ganz ursprüngliche und noch schwerwiegendere Wirklichkeit: Da ist ein Vater, eine Mutter, ihre Kinder und andere Familienangehörige; dieses Beziehungsgefüge hat eine Ordnung, und die wirkt unabhängig davon, ob man sie kennt und anerkennt oder nicht."

Die Änderung der Sicht

Die „Änderung der Sicht" ist ein wesentliches Element der systemischen Therapien. Sie ergibt sich aus der „Kontextorientierung", das ist die Fokussierung auf den Beziehungszusammenhang statt auf das Einzelschicksal einer Person. – Es wurde schon beschrieben (vgl. S. 21), dass unsere Welt aus wechselwirkenden Elementen zusammengesetzt ist. Daraus ergibt sich die Notwendigkeit, sie aus verschiedenen Blickwinkeln zu betrachten, denn verschiedene Menschen haben verschiedene Sichtweisen einer Situation; auch von verschiedenen inneren Anteilen her sehen wir unsere eigene Situation verschieden.

Wenn wir nun diese verschiedenen Perspektiven einnehmen, ergeben sich oft Lösungsmöglichkeiten, die einem vorher nicht in den Sinn kamen. Die „Änderung der Sicht" ist somit eines der wichtigsten Werkzeuge systemischen Vorgehens.

Lösungs- und Ressourcenorientierung

Alle systemischen Therapien sind „lösungs- und ressourcenorientiert". Das heißt: Man kümmert sich weniger um die Defizite und Traumen der Vergangenheit, sondern man beschäftigt sich damit, Lösungsmöglichkeiten und Kraftquellen in den Blick zu rücken. Dass dies sinnvoll ist, leuchtet ein, wenn man sich vor Augen führt, wie viel stärker die Motivation und damit die Energie eines Menschen ist, dem ein ihm gemäßes Ziel vor Augen steht, gegenüber demjenigen, der sich vorwiegend mit dem Herausfinden der Ursachen seines jetzigen Problems beschäftigt. Zusammen mit der oben dargestellten „Kontextorientierung" ist dies der wesentliche Punkt, in dem sich die systemischen Therapien von der Psychoanalyse unterscheiden (vgl. Madelung 1996, S. 17 ff., Madelung 2003, S. 81 ff.).

Lösungen und Ziele

Obwohl diese beiden Begriffe sich überlappen und teilweise als Synonyme gebraucht werden, ist es wichtig, sie zu unterscheiden.

Ein nicht gemäßes Ziel ist keine Lösung (vgl. S. 82). Meist ist es wirkungslos, es kann das Problem aber auch verschlimmern oder sogar nachhaltig schaden. Andererseits ist es oft nicht leicht, ein „gemäßes" Ziel von einem „nicht gemäßen" zu unterscheiden; und es gibt Fälle, in denen, trotz – oder vielleicht gerade wegen – eines unmöglich erscheinenden Zieles Erstaunliches vollbracht wurde.

Vor allem in der Arbeit mit dem Lebensweg ist es wichtig, sich ausführlicher damit zu beschäftigen, ob eine Zielvorstellung gemäß ist. Ist dies der Fall, so wird die Zielvorstellung zu einer Ressource, die den richtigen nächsten Schritt ermöglichen hilft.

Im Familien-Stellen dagegen wird nicht nach einer Zielvorstellung gefragt. Die Lösung ergibt sich durch das Anerkennen der Grundordnung oder die „Bewegungen der Seele" (vgl. S. 47 und Hellinger 2002, S. 226). Allerdings klingen in dem von den meisten Gruppenleitern erfragten Anliegen des Klienten Zielvorstellungen an."

Beobachtet man sich selbst und andere, so stellt man fest, dass man – vielleicht nur unbewusst – fast immer irgendwelche Zukunftsvorstellungen hat, und sei es nur die des Überleben-Wollens. Zukunftsbilder – negativer oder positiver Art – kommen einem spontan in den Sinn in Form von zum Teil sehr kurzen Tagträumen, die plötzlich aus dem Unbewussten auftauchen, ohne dass man sich gegen sie wehren kann. Sie sind gespeist von Erinnerungen und Phantasien, und auch bewusst gewählte und gemäße Ziele können von Zukunftsängsten verdüstert oder gar völlig verdeckt werden, was an der Lebensenergie zehren oder sie gar völlig aufzehren kann.

Die Zielvorstellung als grundlegende Vorstellungseinheit

Es ist ebenso wichtig, sich in einer Therapie oder Beratung mit Zielvorstellungen wie mit dem Familienbild eines Klienten zu befassen. Beides sind grundlegende Vorstellungseinheiten, die in uns wirken, ob wir uns dessen bewusst sind oder nicht. Eine „gemäße Zielvorstellung" wirkt – ebenso wie ein der Grundordnung entsprechendes Familienbild – als Kraftquelle; wobei das der Grundordnung entsprechende Familienbild die noch mächtigere Ressource ist.

Die Kontextorientierung von Zielvorstellungen

Wer systemisch zu denken gelernt hat, weiß, dass „eine gute Lösung für alle gut" sein muss. Er wird prüfen, ob das Erreichen eines Zieles auch anderen nützt oder zumindest ihnen nicht schadet. Dies ist ein Gesichtspunkt, der durch das Familien-Stellen ins NIG kommt, während er im NLP oft vernachlässigt wird.

Das Erreichen eines Zieles ist nicht wirklich in unserer Hand

Wenn man ein Ziel erreicht hat, kann man rückblickend analysieren, was alles zusammen wirkte, dass es dazu kommen konnte. Dabei wird man feststellen, dass es sich letztlich um ein „systemisches Ergebnis" handelt. Zum Beispiel hätte schon ein Grippeanfall verhindern können, dass man beim Prüfungstermin zur Stelle ist. Oder eine bestimmte Frage des Prüfers hätte verhindern können, dass man die benötigte Punktzahl erreicht. Oder, oder, oder … letztlich bleibt man immer in einen Beziehungszusammenhang eingebunden.

Ziele sind „Attraktoren" (Robert Dilts)

„Attraktoren" sind Kraftquellen in der Zukunft, die einen anziehen und damit die Lebensenergie aktivieren und konzentrieren. Meist ist es besser, wenn sie nicht zu präzise, sondern eher vage sind. So hat das Unbewusste oder das „Um-Bewusste" (s. u.) die Möglichkeit der Modifikation und Transformation. Denn sehr oft bricht man auf und landet bei etwas anderem; oder man kommt erst über lange Umwege auf ein altes Ziel (etwa einen jugendlichen Berufswunsch) in dann veränderter Form zurück. Als in einer meiner Selbsterfahrungsgruppen von Zielen die Rede war, sagte ein halbwüchsiges Mädchen: „Ich habe die Erfahrung gemacht, dass ich Dinge, die ich mir ganz besonders wünsche, gerade nicht erreiche." – Man sollte versuchen, zwischen gemäßen Zielen und Wunschträumen zu unterscheiden. Das Problem ist, dass es oft nur im Nachhinein möglich ist zu wissen, ob eine Zielvorstellung zu mindestens weitergeholfen hat, selbst wenn sie sich nicht vollständig verwirklichte, ob es sich schlichtweg als unrealistisch erwies oder gar in eine Sackgasse führte.

Dagegen gibt es auch die – ebenfalls auf Erfahrungen beruhende – Sichtweise, dass die Zielvorstellung möglichst präzise und mit allen Sinnen repräsentiert sein sollte, wenn sie eine Chance auf Verwirklichung haben soll. – Hier widersprechen sich auch die beiden Gründer des NLP: Bandler vertritt das präzise, Grinder das vage Ziel.

Der Weg als Ziel

Einerseits ist es sinnvoll, sich mit seinen Zielvorstellungen zu beschäftigen und sie bei Entscheidungsfindungen und Problemlösungen miteinzubeziehen. Abgesehen von der Energie, die uns aus gut gewählten Zielen zufließt, ist unsere Psyche offensichtlich so konstruiert, dass wir – bewusst oder unbewusst – Zielvorstellungen haben. Selbst wenn es nur das Ziel wäre, sich davon zu befreien und nur noch im „Hier und Jetzt" zu sein.

Andererseits zerrinnt einem ja – wie oben beschrieben – die Täterschaft bei näherer Betrachtung meist unter den Fingern, und man kann sich zu fragen beginnen: „War es wirklich so wichtig, dieses Ziel zu erreichen?" – „Wer war es eigentlich, der da ein Ziel erreicht hat?" – „War hier nicht wieder einmal der Weg das Ziel?", um diese berühmt gewordene Formulierung zu gebrauchen?

Solche Fragen, die uns auf spirituelles Gebiet locken, brauchen uns jedoch nicht davon abzuhalten, eine Lösung, die sich ergab, erleichtert und dankbar anzunehmen.

Der Zustand, in dem man keine Beratung mehr braucht (de Shazer)

Im NIG ist es sinnvoll, die Zielvorstellung mit einer von an de Shazer orientierten Formulierung abzufragen: „Stellen Sie sich einen zukünftigen Zustand vor, in dem Sie keine Beratung mehr brauchen. Das heißt: Einen Zeitpunkt, an dem das, was Ihnen heute als Problem erscheint, entweder verschwunden ist oder sich so verändert hat, dass sie damit umgehen können." Damit wird der Fokus von vornherein auf eine mögliche Lösung ausgerichtet. Gleichzeitig wird impliziert, dass der Klient unter bestimmten Bedingungen lernen kann – oder muss –, selbst besser mit dem Problem umzugehen und beispielsweise bestimmte Situationen einfach zu vermeiden. – Außerdem verhindert diese Form des Fragens die Formulierung zu hoch gesteckter oder unrealistischer Ziele.

Andere Ressourcen

Andere Kraftquellen sind zum Beispiel Erinnerungen an gut bewältigte, schwierige Situationen der Vergangenheit. Durch sie macht man das Unbewusste sozusagen auf seine kreativen Fähigkeiten aufmerksam: „Damals hast du eine Lösung gefunden, es wird dir auch heute gelingen." – Auch die Erinnerungen an Sinn-Erfahrungen beim Anblick der Natur oder bei intensiven ästhetischen oder spirituellen Erlebnissen wirken als Kraftquellen.

Ressourcen, Defizite und Traumen

Dass es in manchen Biografien schwere Traumen und Defizite gibt, wird niemand bestreiten wollen. Insofern ist es auch notwendig, sich im Rahmen einer Therapie – unmittelbar oder mittelbar – mit ihnen zu befassen. – In dem radikal lösungsfokussierten Ansatz Steve de Shazers fragt man allerdings weder nach dem Problem noch nach seiner vermeintlichen oder echten Ursache, sondern nur: „Wann ist es besser?"

Im NLP ist das „Reimprinting" (dt. Neuprägung) ein therapeutisches Element, in dem Traumen bearbeitet werden. (vgl. S. 102). Auch in der Arbeit mit „Zwei Seiten" (vgl. S. 112) kann sich ein traumatisierter Anteil zeigen.

Das „Bindungssystemtrauma" (Franz Ruppert)

In seinem Buch *Verwirrte Seelen* hat Franz Ruppert den Begriff des „Bindungssystemtraumas" geprägt (Ruppert 2002, S. 130). Er meint damit Ereignisse, die eine Familie betreffen und so schwer wiegend sind, dass sie über Generationen als Verstrickung weitergegeben werden. Hier zeigt sich, dass lineare Kausalitäten doch nicht aus der Welt geschafft werden können. Man kann jedoch verschieden damit umgehen: In problemorientierten Therapieformen wie etwa der Psychoanalyse macht man sich ein frühkindliches Trauma als Ursache des gegenwärtigen Problemzustandes bewusst (vgl. Madelung 1996, S. 82 f.). In den lösungsorientierten systemischen Therapien ist man vorwiegend bestrebt, Kraftquellen zu aktivieren und lösende innere Bilder zu finden.

Ursachen sind Überzeugungen, nicht Tatsachen (Robert Dilts)

Diese – auf psychologische Beziehungszusammenhänge bezogene – Formulierung stellt das problemorientierte lineare Denken an der Wurzel in Frage. Denn obwohl Jugenderlebnisse zweifellos prägend sind und Menschen schwer schädigen können, muss man sich doch immer wieder fragen, ob wirklich ein bestimmtes Verhalten etwa von Vater oder Mutter die einzige Ursache eines heutigen Problems sein kann. Denn hieraus folgt ja, dass sie Schuld an meinem heutigen Unglück haben; und dies ist eine erfahrungsgemäß zwar verlockende, aber meist nur bedingt – das heißt: wenn überhaupt, dann nur für kurze Zeit – hilfreiche Sicht.

Zu mindestens in weniger krassen Fällen, in denen kein tatsächliches Trauma als Ursache gefunden werden kann, sollte man erwägen, ob es nicht sinnvoller ist, den Problemzusammenhang „multikausal" – das heißt: von mehreren Ursachen bedingt – oder besser noch „zirkulär-kausal" – nämlich: in einem wechselwirkenden Zusammenhang stehend – zu sehen. Denn es muss offen bleiben, ob die Feststellung linearer Kausalzusammenhänge der „wirklichen Wirklichkeit" tatsächlich entspricht oder ob sie eventuell nur die Struktur unseres Erkenntnisvermögens abbildet.

Wenn es sich allerdings etwa um vitale Reaktionen wie die berechtigte Wut auf einen Menschen dreht, der uns Unrecht getan oder Schmerzen zugefügt hat, so fällt es schwer, eine zirkuläre Kausalität zu sehen. Dennoch ist es der Mühe wert. Gelingt es auf Dauer, so ergibt sich daraus meist eine Lösung oder auch – wenn es dabei um Vater oder Mutter geht – die Fähigkeit einer Ablösung im Guten.

Psychoästhetik und Psychogeographie (Robert Dilts)

Der Begriff „Psychoästhetik" bezeichnet die Fähigkeit zu gestaltender Darstellung innerer Zustände und Vorstellungen, ohne die das NIG nicht möglich wäre. Die Erfahrung dieser Fähigkeit wirkt als „erlebte Metapher" für Lebenskreativität. – Wir wissen zwar nicht, wie wir eigentlich wissen können, dass etwa eine Skizze genau so richtig liegt und nicht anders. Aber fast immer haben Klienten ein erstaunlich klares Urteil, obwohl die Aufforderung, eine bestimmte Vorstellung darzustellen, zuerst einmal als unerfüllbar anmutet – zumal sie ja meist so bestimmt gar nicht ist! Trotzdem ergibt sich auf rätselhafte Weise häufig eine Darstellung von verblüffender innerer Logik und Aussagekraft.

Der Begriff „Psychogeographie" bezieht sich auf die „Vorstellungslandkarte", die beim Auslegen der Skizzen entsteht. Die Verteilung im Raum wird zur Metapher für innere Beziehungen; Positionen sind mit Befindlichkeiten gekoppelt.

Botschaften an das Unbewusste

Die systemischen Therapien machen sich die Erfahrung zunutze, dass das Unbewusste nicht nur Botschaften sendet, sondern auch empfängt.

So können etwa Blätter, auf denen Ressourcen abgebildet sind und die in problematischen Situationen erinnert oder angeschaut werden, zur Lösungsfindung beitragen. Das Unbewusste wird dabei sozusagen an frühere Lösungsmöglichkeiten erinnert. Die „Ressourcensuche auf dem Lebensweg" zum Beispiel beruht auf dieser Erfahrung. – Die Tatsache, dass das Unbewusste eines Menschen beeinflusst werden kann, ist alt bekannt. Man erfährt dies bei allen Gelegenheiten, die mit Suggestion zu tun haben, wie zum Beispiel durch die Wirkung von Werbung oder politischer Propaganda. Wenn es diese Wirkung nicht gäbe, würden nicht Milliarden jährlich dafür ausgegeben werden. – Ein noch krasseres Beispiel für diese Tatsache ist die Hypnose, in der ein Mensch auf unbewusstem Weg veranlasst wird, irgendetwas zu tun. Der französische Psychiater Charcot hat diese Möglichkeit u. a. zur Heilung der im 19. Jahrhundert verbreiteten Hysterie benutzt, und Freud hat bei ihm gelernt. Er stellte jedoch fest, dass die Heilung keineswegs immer gelingt. So ist die direkte Hypnose aus der von ihm entwickelten Psychoanalyse verschwunden. Sie wurde von der Traumdeutung abgelöst, in der die Botschaften, die uns das Unbewusste in Träumen schickt, gedeutet werden. – Auch dies ist nichts Neues. Die biblische Josephsgeschichte beispielsweise zeigt, wie alt diese Methode ist.

Indirekte Suggestion und der Dialog mit dem Unbewussten

Der amerikanische Psychiater Milton H. Erickson hat, wie in seinem Lande üblich, sowohl Psychoanalyse als auch klassische Hypnose erlernt. Außerdem hat er seine Fähigkeit, Menschen in Trance zu versetzen, bis zur Virtuosität gesteigert. Das heißt, er wurde Meister darin, Botschaften *an* das Unbewusste zu senden, und er nannte dieses Vorgehen „indirekte Suggestion". Er hatte nämlich festgestellt, dass die von Freud entwickelte Lehre vom „Widerstand" ihre Richtigkeit besitzt und der Erfolg direkter Hypnose häufig nicht dauerhaft ist. Das Unbewusste – so seine Erfahrung – lässt sich nicht zwingen; es ist besser, ihm eine Auswahl verschiedener Lösungsmöglichkeiten anzubieten, aus der es frei die ihm passende wählen kann.

So erzählte er seinem – in einem leicht veränderten Bewusstseinszustand befindlichen – Patienten meist vielerlei Geschichten, die Lösungsmöglichkeiten enthielten, die er als passend für ihn ansah. Mit dieser „indirekten Suggestion“ war er höchst erfolgreich. Seine zahlreichen Schüler haben diese Methode bei ihm gelernt, so dass sie nicht nur in der so genannten „Erickson'schen Hypnose“, sondern auch im NLP und in den anderen systemischen Methoden explizit oder implizit eine Rolle spielt.

Im NIG kann man davon ausgehen, dass schon das Skizzieren der Vorstellungen den Klienten in einen milden Trancezustand versetzt, der immer eintritt, wenn man sich nach innen fokussiert. Eine formelle Tranceinduktion wird dadurch überflüssig. – Die Konzentration auf Körperempfindungen, die sich im Stehen auf und im Gehen zwischen den Blättern entwickelt, bewirkt eine Vertiefung dieses Zustandes. Man kann dies meist als Zunahme der Stille oder Dichte der Atmosphäre im Raum wahrnehmen. – Durch die Wirkung der „lebenden Metaphern“, etwa des Stehens oder Gehens (vgl. S. 54) und durch die visuell wahrgenommenen Bilder, in denen ja positive Suggestionen des eigenen Unbewussten enthalten sind, kommt es zu einem „Dialog mit dem Unbewussten“ (R. Dilts): Botschaften *des* Unbewussten, die in der Art der Darstellung und in den auftretenden Körperempfindungen enthalten sind, kreuzen sich mit „Botschaften *an das* Unbewusste“ in Form der Ressourcenbilder und der oben beschriebenen „lebenden Metaphern“; in diesen Prozess ist das Bewusste – allerdings nur teilweise – miteinbezogen. Heilung geschieht, ohne dass wir den Prozess im Einzelnen bewusst wahrnehmen und verstehen können. – Gemäß dem von ihm immer wieder benutzten Diktum: „The unconscious mind is so much wiser than the conscious mind“, war Milton Erickson der Ansicht, dass es besser sei, wenn der Klient den Inhalt einer Stunde völlig vergisst, weil das Bewusste das Unbewusste in seiner integrierenden Tätigkeit stören kann. Entsprechend hat Bert Hellinger Klienten früher geraten, die Lösungsaufstellung zu vergessen, damit das Erfahrene im Unbewussten ungestört weiterwirken kann.

Von Erickson-Schülern wie Ernest Rossi und Stephen Gilligan und im NLP wird heute meist das oben schon angedeutete Konzept eines „Dialoges mit dem Unbewussten“ vermittelt, bei dem man auf der „Messerschneide“ zwischen bewusst und unbewusst hin und her pendelt.

Das Bild als Botschaft

Im Kapitel „Was ist Neuro-Imaginatives Gestalten?“ wurde bereits geschildert, wie sich das Skizzieren von Vorstellungen und die Verwendung der Skizzen als „Bodenanker“ aus einer Demonstration herausentwickelt haben (vgl. S. 20 f.). Während ich die Wirkung dieses Vorgehens bei der Anwendung von Elementen des NLP in der Einzeltherapie verfolgte, wurden mir erst langsam die sich daraus ergebenden Möglichkeiten klar.

Man kann Vorstellungsbilder als „Wirkeinheiten“ betrachten, und im NLP wird der Klient gebeten, sie sprachlich zu beschreiben. Aus der bildlichen Darstellung von Vorstellungen ergeben sich zusätzliche Informationen, sowohl für den Therapeuten als auch für den Klienten. Vor allem wenn dazu die nicht dominante Hand verwendet wird, enthält die Darstellung oft unerwartete Aussagen. Unbewusste Aspekte zeigen sich, und der Therapeut kann Hinweise geben, zu denen er bei einer rein sprachlichen Kommunikation keinen Zugang gehabt hätte. Auch der Klient sieht häufig unmittelbar begreifend manche, bisher unbewussten Aspekte. Bilder sagen wenn nicht mehr, so doch anderes als Worte. Der Gesamteindruck ist oft entscheidend und bleibt lange im Gedächtnis.

Real oder irreal?

Bert Hellinger unterscheidet immer wieder zwischen einem inneren Bild und der Wirklichkeit und verweist Vorstellungsbilder in den Bereich der Phantasien und Einbildungen. Damit grenzt er seine phänomenologisch orientierte Methode von den konstruktivistisch orientierten Methoden ab. Aus dieser Sicht sind Konstrukte irreal, weil vorgestellt; Phänomene sind real, weil wahrgenommen.

Andererseits beruft er sich aber auch häufig auf eigene innere Bilder, wenn es zum Beispiel um die Begründung einer seiner Interventionen geht; und erstaunlich oft entsprechen diese Bilder der seelischen Wirklichkeit des Klienten. – Darüber hinaus empfiehlt er auch manchmal, das Bild einer lösenden Beziehungsordnung innerlich einfach zu behalten und wirken zu lassen, ohne bewusst am eigenen Verhalten etwas zu ändern. Dies bedeutet jedoch, dass auch für ihn bestimmte Bilder seelische Wirkeinheiten und damit Teil der Beziehungsrealität eines Menschen sind. – Auch die anfängliche Aufforderung an den Klienten, den Beziehungszusammenhang gemäß einem inneren Bild aufzustellen, könnte so nicht gegeben werden, und die Arbeit könnte keine Wirkung zeigen, wenn die Vorstellung des Beziehungszusammenhangs ein reales Konstrukt wäre. Vorstellung und Wahrnehmung stehen auch hier in Wechselwirkung.

Dem entspricht, dass es zum Beispiel bei der Arbeit mit dem NIG-Element der „Lebensweg" wichtig ist, bezüglich einer Ziel- oder Lösungsvorstellung zu prüfen, ob es sich um ein „gemäßes Ziel" und nicht womöglich um eine irreale Wunschvorstellung handelt (vgl. S. 82) Denn es gibt abgehobene, von der Selbst- und Fremdwahrnehmung abgetrennte Phantasievorstellungen, die entweder wirkungslos oder womöglich destruktiv sind. In der Einzelarbeit entwickelt man ein Gefühl dafür, ob man sich gemeinsam mit dem Klienten im Bereich bloßer Phantasie oder aber im Bereich seelischer Wirklichkeit bewegt. Wobei man sicherlich vor Irrtümern nie völlig gefeit ist. Denn wenn jemand für Überraschungen gut ist, so ist es die Seele.

Die im NIG stattfindende Konkretisierung von Vorstellungen durch Darstellung kann zu einer Schule des achtsamen Umgangs mit inneren Bildern werden.

Synästhesie, die Wechselwirkung der Sinne

Wir sind es gewohnt, von „süßen" oder „herben" Melodien oder Farben, von „harten" und „weichen" Lauten zu sprechen. Dies sind Sprachmetaphern, die darauf hinweisen, dass sich die Sinnesbereiche mischen können. – Bei manchen Menschen ist dies sehr ausgeprägt: Bestimmte Töne, Tonkombinationen oder auch Zahlen sind für sie immer mit den gleichen Farbeindrücken verbunden. Für andere verbinden sich bestimmte Körperempfindungen mit Tönen. Sehen, Hören, Spüren, Riechen und Schmecken sind offenbar neuronal bei uns allen nicht scharf voneinander abgegrenzt. Auf solchen „Synästhesien" beruht die Erfahrung, dass im Raum verteilte Bilder sich für den darauf Stehenden mit Körperempfindungen und Emotionen verbinden können.

Der Körper als Quelle der Intuition und als Sensor

In der Bioenergetik wird der Körper als „fleischgewordene Erinnerung" gesehen. Körperliche Abreaktion dient zum Auffinden und zur Bearbeitung traumatischer Erinnerungen. Im systemischen Vorgehen werden Körpersymptome zu Mitteilungen innerhalb des Systems von Körper, Seele und Geist.

Dass der Körper eine Quelle der Intuition sein kann, zeigt sich in der Alltagserfahrung, in der uns ein „Bauchgefühl" oder „unser kleiner Finger" eine Lösung finden lässt. Erklären kann man das durch die Tatsache, dass der Körper „Natur (ist), die wir selbst sind" (Gernot Böhme) und daher als „Partner mit unverhandelbaren Bedingungen" (Gunther Schmidt) wirkt. Er setzt einerseits Grenzen, besitzt aber andererseits häufig eine dem Verstand überlegene Weisheit, die der Weisheit des Unbewussten nahe steht.

Die Konzentration auf Körperwahrnehmungen spielt im NIG eine entscheidende Rolle. Denn sie bringt den Klienten, der sich wirklich darauf einlassen kann, in eine leichte Trance, wie sie für verändernde Prozesse notwendig ist. Der Körper wird zur Quelle der Intuition bezüglich der Lösungsmöglichkeiten und zum Sensor für verschiedene Qualitäten von Vorstellungen, zum Beispiel darüber, ob ein Ziel gemäß oder eine Position im Familiensystem die richtige ist oder nicht.

Selbstorganisation im Dialog mit dem Unbewussten

Wie schon erwähnt, findet im NIG – durch die Arbeit mit spontan und mit der nicht dominanten Hand angefertigten Skizzen und durch die Einbeziehung der Reaktionen des Körpers in den verschiedenen Positionen – ein ständiger „Dialog mit dem Unbewussten" statt. Denn wenn der Klient sein Problem oder eine Person durch eine Skizze darstellt, so macht er damit eine Mitteilung, die – durch unbeabsichtigt einfließende Elemente – auf ihn zurückwirkt. Im Betrachten des Dargestellten sieht er plötzlich Dinge, die ihm vorher nicht auffielen. Im Gespräch mit dem Therapeuten findet dieses Betrachten in dialogischer Wechselwirkung mit dessen Rückmeldungen statt, der einerseits durch andere Augen auf das Dargestellte schaut, andererseits aufgrund seiner Erfahrung und Intuition neue Sichtweisen einbringen kann. – Diese dialogische Wechselwirkung findet seine Fortsetzung, wenn der Klient sich auf die Blätter stellt und auf die unwillkürlich sich einstellenden Körperreaktionen achtet. Die genaue Beobachtung durch den Begleiter und seine Mitteilungen verstärken den wechselwirkenden Prozess.

Auf diese Weise ist es dem Therapeuten über weite Strecken möglich, äußerste Zurückhaltung zu üben, sich auf die Rolle eines

„Handlangers", der die geeigneten Werkzeuge hinreicht, zu beschränken und der „Weisheit des Unbewussten" Raum zu geben. – Immer wieder steht man staunend vor der Stringenz und Wirkungskraft eines solchen Ablaufs, der dieses Vorgehen auch für die Selbsthilfe geeignet macht (vgl. S. 124).

Das oben Gesagte bezieht sich vor allem auf die aus dem NLP abgeleiteten Elemente. Für das Familien-Stellen in der Einzelarbeit dagegen ist der Blick des Begleiters von außen auf das Ganze notwendig (vgl. S. 58).

Der Umgang mit Gefühlen im NIG

„Die Liebe ist ein Teil der Ordnung. Die Ordnung geht der Liebe voraus, und die Liebe kann sich nur im Rahmen der Ordnung entwickeln" (Hellinger 1994, S. 43). Diese Aussage bezieht sich auf die primäre Liebe als Grundgefühl familiärer Beziehungen, bedeutet aber auch allgemein gesprochen, dass nur innerhalb der Beziehungsordnung Gefühle heilsam wirken. Diese Erkenntnis unterscheidet die systemisch-phänomenologische Sicht zum Beispiel entscheidend von der gefühlsorientierten Sicht humanistischer Richtungen wie Primärtherapie und Bioenergetik, in denen das Lösen des „Gefühlsflusses" als das zentrale Heilmittel gesehen wird.

Vor allem bei der Arbeit mit dem Familien-Stellen ist es daher wichtig, zwischen primären, sekundären und übernommenen Gefühlen zu unterscheiden.

Primäre Gefühle ergeben sich unmittelbar aus einer Situation heraus und sind meist heftig, aber kurz. Andere Menschen fühlen mit.

Die primäre Liebe ist – für die Arbeit mit Aufstellungen – das wesentlichste Gefühl. Wie archaisch und vital diese Kraft ist, zeigt die Tatsache, dass wir sie mit den Säugetieren teilen, in denen ebenfalls ein Instinkt zur Brutpflege angelegt ist. – Primäre Liebe ist triebhaft und daher blind. Sie steht einerseits dafür, dass Menschen in Familien aufwachsen können. Andererseits steht sie hinter allen Verstrickungen. Denn in ihnen wird aus Liebe gegen die Beziehungsordnung verstoßen. Ein immer wieder zitiertes Beispiel ist das Kind, das in seiner Bindungsliebe unbewusst eine Schuld der Eltern auf sich nimmt und damit sich und ihnen schadet. – Die primäre Liebe steht auch hinter Streit und Hass, der manche Familien bestimmt: Aggressionen von Verwandten treffen uns umso tiefer, je näher sie uns stehen, und selbst hinter Misshandlung oder gar Mord steht diese blind liebende, aber gegebenenfalls auch blind wütende Urkraft.

Sekundäre Gefühle sind Ersatz für Handlungen. Sie kehren wieder und machen andere ärgerlich und hilflos. Sie halten fest und verhindern damit eine Lösung. Ein Beispiel dafür ist der Heranwachsende, der den Zorn auf Vater oder Mutter nicht loslassen kann und damit die Ablösung – womöglich bis ins hohe Alter – versäumt.

Fremdgefühle sind aus dem Familiensystem übernommene Gefühle. Das heißt: Es gibt ein – im Dienst der Beziehungsordnung stehendes – „Gewissen" das bewirkt, dass Nachkommen unbewusst Gefühle und innere Haltungen von Verwandten übernehmen, auch wenn sie ihnen nie begegnet sind oder womöglich nie von ihnen gehört haben. Eine Voraussetzung dafür ist, dass diesen Früheren gemäß der Beziehungsordnung Unrecht geschah, indem sie zum Beispiel ausgeschlossen wurden oder aber dass sie die Konsequenzen ihrer Handlungen nicht selbst getragen haben. – Hier zeigt sich eine Wurzel menschlicher Tragik: Getrieben von primärer Liebe verstoßen wir unbewusst gegen die Ordnung und zahlen dafür den Preis. Die griechischen oder die Shakespear'schen Dramen sind voll solcher Beispiele (vgl. Hellinger 2001, S. 42 f.).

Metagefühle sind Gefühle ohne Emotion wie z. B. Mut, Gelassenheit, Demut. Sie stehen für die Zustimmung zu dem, was ist, und sie unterscheiden nicht zwischen Gut und Böse. Sie sind für den Begleiter im Familien-Stellen wichtig. Die „Meta-Aggression" ist die Fähigkeit, jemandem etwas Schweres zuzumuten, weil es die Situation erfordert. Das höchste Metagefühl ist die Weisheit, mit deren Hilfe man unterscheidet, was zählt und was nicht zählt.

Fremdgefühle in der Einzelarbeit

Beim Familienstellen in der Einzelarbeit ist es wichtig, sich bewusst zu sein, dass Gefühle, die sich beim Klienten in der Position eines anderen Familienmitgliedes entwickeln, häufig mit sekundären oder übernommenen Gefühlen von ihm selbst zu tun haben. Das heißt, wenn der Klient „Stellvertreter" von mit ihm verwandten Personen ist, so läuft der Prozess vor allem auf der „biografischen Ebene", die die „Ebene der Beziehungsordnung" häufig verdeckt. Das heißt: Die Aussagen über Reaktionen, die man vom Klienten zum Beispiel in der Position des Vaters bekommt, spiegeln eher seine persönlichen Erfahrungen und sein Verhältnis zu ihm, als dass sie sichere Rückschlüsse auf die unbewusst weitergegebenen systemischen Verstrickungen zulassen. Es ist jedoch meist schon von großem therapeutischem Wert und kann lösend wirken, wenn es dem Klienten gelingt, durch die Augen des anderen zu schauen. Der aus der Gestalttherapie ins NLP/NIG übernommene Perspektivenwechsel mit dem Gegenüber zeigt das deutlich. – Ob man damit jedoch auf der „Ebene der archaischen Beziehungsordnungen" angelangt ist, ist keineswegs sicher. Denn systemisch gesehen, können ganz andere Dinge relevanter sein als jene, die die bewusste Erinnerung des Klienten in den Vordergrund stellen. – Im Gespräch mit dem Klienten kann es jedoch dem Therapeuten mit Intuition und Erfahrung gelingen, ein Familienmitglied zu finden, an dem sich die Verstrickung des Klienten zeigt, und durch Veränderung der Positionen oder mit Sätzen und Gesten eine systemisch relevante Lösung zu finden.

Beim Sprechen von Sätzen oder bei einer „Stein-Rückgabe" (vgl. S. 57; 56) können tatsächlich starke und lösende Gefühle auftreten. Die Wirkung zeigt dann, ob die Klientin oder der Klient an das lösende Gefühl der primären Liebe gekommen ist, das aller Familienbindung zugrunde liegt.

Allgemein gesprochen ist Gefühlsbeteiligung ein Zeichen dafür, dass der Klient erreicht wird und ein heilender Prozess in Gang kommt. Jedoch ist sie keine Voraussetzung dafür: Bei manchen Menschen läuft der Prozess ohne äußerlich sichtbare Anzeichen ab.

Die positive Absicht und die primäre Liebe

Es besteht eine gewisse Parallele zwischen der „positiven Absicht", die aus der Sicht des NLP jedem inneren Anteil – und sei er auch noch so destruktiv und schwarz – zugeschrieben wird, und der Rolle, die die „primäre Liebe" im Familien-Stellen spielt. Denn ähnlich wie die Mitglieder einer Familie sind auch die Anteile als Mitglieder einer „inneren Familie" am Fortbestehen des Ganzen interessiert. Nun kann aber eine früh gewonnene Überzeugung, die in früheren Zeiten lebensrettend war, später einschränkend oder gar das Leben gefährdend wirken. Ähnlich entstammt zum Beispiel der Impuls eines Kindes, sich für einen Elternteil zu opfern, der „positiven Absicht" der primären Liebe, deren oberstes Ziel das Aufwachsen und Zusammenleben aller Mitglieder einer Familie ist. Gleichwohl ist genau dieses triebhaft wirkende Gefühl auch verstrickend, indem es ein Kind am vollen Leben hindert oder gar frühzeitig in den Tod treibt.

Verstrickung

Verstrickung ist einerseits der unbewusste und von primärer Liebe getriebene Verstoß gegen die Beziehungsordnung. Das Familiengewissen – das nicht zulässt, dass Menschen, die dazugehören, ausgeschlossen werden oder dass ein schuldig Gewordener die Konsequenz seiner Taten nicht trägt – bewirkt, dass ein Nachgeborener für den Verstoß gegen die Beziehungsordnung sühnt.

Andererseits ist diese unbewusste Sühne wiederum ein Verstoß gegen die Ordnung, indem der Verstrickte sich in die Angelegenheiten anderer einmischt, dabei sich selbst schadet und es auch demjenigen, von dem er übernimmt, nichts nützt (vgl. S. 45).

Das Unbewusste, das Um-Bewusste und die Grosse Seele

C. G. Jung hat den Begriff des „kollektiven Unbewussten" für einen Bereich archetypischer Vorstellungen geprägt, der uns alle in der Tiefe verbindet. – Angesichts der Wechselwirkungswirklichkeit, in der wir – auf einer unbewussten Ebene – immer Teil unserer Umwelt sind, selbst wenn wir uns isoliert und völlig abgetrennt fühlen, könnte man auch von einem Um-Bewussten statt von einem Unbewussten sprechen. – Durch das Familien-Stellen nach Bert Hellinger hat sich der Begriff des Unbewussten noch mehr erweitert: Statt in einer unbewussten Seelentiefe findet man es in einem archetypisch in uns angelegten Familiengewissen, das die Grundordnung durchsetzt. (vgl. den nächsten Abschnitt). Diese Instanz nennt Bert Hellinger „die Große Seele". – Sie macht zum Beispiel die Wirkung unbekannter Familienmitglieder auf einen Nachkommen verständlich, die mit dem persönlichen Unbewussten eines Menschen nicht zu erklären ist. – Die Große Seele entspricht der Arbeit mit dem Familien-Stellen, während die Metapher des Unbewussten oder Um-Bewussten den aus dem NLP abgeleiteten Vorgehensweisen entspricht.

Die Grundordnung und die Bewegung der Seele

Durch lange Erfahrung mit dem Familien-Stellen hat Bert Hellinger herausgefunden, dass es eine archetypisch in uns angelegte Grundordnung der Familienbeziehungen gibt, die er „Ordnungen der Liebe" nennt (vgl. Hellinger 1994). Sie basiert einerseits auf der Zeithierarchie: Wer früher da war, hat den höheren Rang (vgl. S. 51).

Andererseits gilt, dass niemand, der dazugehört, ausgeschlossen werden darf und dass später Gekommene sich nicht in die Angelegenheiten Früherer einmischen dürfen, obwohl die primäre Liebe sie unbewusst dazu bringt, es zu tun. – Beim Familien-Stellen mit Stellvertretern kommt es darauf an, die Ordnung zu finden, in der jedes Mitglied der Ursprungsfamilie das Gefühl hat, am richtigen Platz zu stehen (vgl. Madelung 1996, S. 180). Gelingt dies und ist es dem Rat Suchenden möglich, dieses Ordnungsbild anzuerkennen, so hat er eine wesentliche Lebensressource gewonnen, die ihm die Ablösung ermöglicht. Letztlich geht es dabei primär immer um das Nehmen der Eltern, so wie sie sind oder waren.

In neuerer Zeit hat in den von Bert Hellinger geleiteten Gruppen die Arbeit mit den „Bewegungen der Seele" die Suche nach den „Ordnungen der Liebe" in den Hintergrund gedrängt. Dabei werden nur wenige relevante Personen aufgestellt und aufgefordert, sich ihren inneren Impulsen gemäß zu bewegen, bis sich eine Richtung auf die Lösung hin zeigt, bei der die Unterscheidung zwischen gut und böse bedeutungslos wird. Der Rat Suchende ist in manchen Fällen von Anfang an Teil dieses Prozesses; in anderen Fällen nimmt er das Ganze nur von außen wahr. – In gewissem Sinne ist diese Suche nach der „Bewegung der Seele" in Richtung Lösung den Möglichkeiten des NIG gemäßer als die Suche nach dem Lösungsbild selbst: Man arbeitet nur so lange, bis es deutlich wird, dass bei dem Klienten ein Prozess angestoßen wurde, und vertraut darauf, dass sich zur rechten Zeit die Lösung entwickeln wird (vgl. Hellinger 2002, S. 182).

Empathie und stellvertretende Wahrnehmung

Dass wir ein mehr oder weniger starkes Einfühlungsvermögen haben, wird kaum jemand bestreiten wollen; in vielen Therapierichtungen wird „Empathie" als unverzichtbare Voraussetzung therapeutischer Tätigkeit gesehen. Bedenkenswert ist aber auch die Äußerung Steve de Shazers, dass es „kein Verständnis, sondern nur mehr oder weniger nützliche Missverständnisse" gibt (mündliche Mitteilung). Denn auch in ein noch so gesteigertes Einfühlungsvermögen mischen sich Projektionen und unbewusste Tendenzen, andere beeinflussen zu wollen.

Norbert Bischof und Doris Köhler-Bischof haben erforscht, dass wir mit drei bis vier Jahren eine „theory of mind" entwickeln, das heißt, dass wir fähig werden, uns in andere hineinzuversetzen und damit die eigene Sichtweise von der des anderen zu unterscheiden. (vgl. Bischof 2000, S. 314 f.). Kinder haben in ihrer vitalen Abhängigkeit hochsensible Antennen für die Zustände anderer und fühlen sich – bis zu einem gewissen Alter – dafür schuldig. Man kann vermuten, dass ein Teil der beim Familien-Stellen beobachteten Übernahmedynamiken darauf zurückgehen.

Noch eine andere Erfahrung, die das Familien-Stellen ja überhaupt erst möglich macht, ist die der „stellvertretenden Wahrnehmung" (Sparrer 2002, S. 103). Das heißt, dass in einer Aufstellung die nicht in diesen Beziehungszusammenhang eingebundenen, und daher weitgehend neutralen Personen Gefühle entwickeln, die denen der Personen entsprechen, die sie darstellen. Es gibt dafür vielerlei Erklärungsversuche, die alle nicht befriedigen. Man kann – in Anlehnung an den Begriff des „kollektiven Unbewussten" (C. G. Jung) – eine archetypisch in uns angelegte Beziehungsordnung vermuten, die bewirkt, dass eine neutrale Person Verstöße dagegen wahrnehmen kann. Erklärt ist die Erfahrung allerdings damit nicht.

Aufstellen, Darstellen und Imaginieren

Wir halten es für wichtig, dass man sich als Therapeut oder Begleiter immer wieder klar macht, ob man auf der „biografischen Ebene" oder auf der Ebene „archaischer Beziehungsordnungen" arbeitet (vgl. S. 30). Denn die Einzelarbeit mit Familienbild und Familien-Stellen – sei es durch eine Darstellung mit Symbolen oder Skizzen im Raum oder in der Imagination – ist unseres Erachtens in ihrer Qualität zu unterscheiden von der Arbeit mit stellvertretenden Personen. Die Fähigkeit, „durch die Augen des anderen" zu schauen, ist, wenn es die eigene Familie betrifft, getrübt durch persönliche Verstrickungen und daher oft nicht gleich aussagekräftig wie dieselbe Fähigkeit bei einem in diesen Familienzusammenhang nicht eingebundenen Stellvertreter. Insofern halten wir es auch für richtig, Klienten darauf hinzuweisen und gegebenenfalls die Teilnahme an einer Aufstellungsgruppe vorzuschlagen. – In manchen Fällen aber gleichen die Erfahrung und Intuition des begleitenden Therapeuten dies aus.

Auf der anderen Seite bringt das Selbst-an-einem-bestimmten-Platz-Stehen – zum Beispiel an dem des Vaters oder der Mutter – bestimmte Vorteile gegenüber dem nur Von-außen-Sehen in der

Aufstellung mit Stellvertretern. Klienten, die beides hintereinander gemacht haben, berichten, dass zum Beispiel die Wiederholung des Familien-Stellens im Rahmen der NIG-Übung Reimprinting für sie eine wichtige Ergänzung zur Aufstellung in der Gruppe gewesen ist. Außerdem sind auch durch reines Imaginieren Lösungen möglich (vgl. Franke 2002).

Trotzdem sollte man bedenken, dass eine Familienaufstellung in der Einzeltherapie mit Bodenankern oder Figuren oder auch in der Imagination sich primär im Bereich einer „erfundenen Wirklichkeit" abspielt, da das Medium der stellvertretenden Wahrnehmung des Repräsentanten fehlt. In Begleitung einer erfahrenen oder sehr intuitiven Person jedoch kann sich der Prozess so entwickeln, dass die darunter liegende Ebene der archaischen Beziehungsordnung durchscheint und die „gefundene Wirklichkeit" aufblitzt.

Die paradoxe Struktur der Seele

„Es ist immer umgekehrt wie präsentiert", stellte Bert Hellinger einmal fest, als er über Beziehungszusammenhänge sprach; tatsächlich sind zum Beispiel oftmals die schwach Erscheinenden die eigentlich Mächtigen in einem System oder die Täter die Opfer und die „Guten" die „Bösen". – Das bedeutet, dass nicht nur auf der physikalischen, sondern auch auf der psychischen Ebene unserer Existenz als Kehrseite des Lichtes *immer* auch der Schatten wirksam ist. Zuweilen blicken wir erschüttert in einen Abgrund, wenn wir diese Tatsache an uns selbst oder an anderen erfahren müssen, wie etwa jene Mutter, die erkennt, dass sie ihr Kind gerade durch ihr von Liebe und Sorge getragenes Verhalten geschädigt hat (vgl. S. 144).

Lebensgestaltung?

Der Begriff „Lebensgestaltung" entspricht der systemisch-konstruktivistischen Sicht, die davon ausgeht, dass der Mensch seine Wirklichkeit nicht einfach unveränderbar vorfindet, sondern selbst „konstruiert" durch die Vorstellung, die er sich von ihr macht; oder dass er sie zumindest wesentlich mitgestaltet. Nun sind wir allerdings in unserer Weltsicht nicht autonom, sondern abhängig von unserer physiologischen Ausstattung, unseren Vorerfahrungen und auch unserer Umgebung, das heißt: von der Art und Weise, wie andere uns nahe stehende Menschen (vor allem Mutter und Vater) die Welt sehen und erfahren. – Die konstruktivistischen Möglichkeiten haben also ihre Grenzen, vor allem in körperlichen Gegebenheiten, die wir nicht ändern können, aber auch in bestimmten Prägungen familiärer oder kultureller Art, die abzulegen uns unmöglich ist.

Trotz allem scheint es auf der „biografischen Ebene" einen Gestaltungsspielraum zu geben, der hauptsächlich dann ins Spiel kommt, wenn es uns gelingt, unsere Sicht auf eine bestimmte Lebenssituation zu ändern und einen besseren Umgang mit unseren Vorstellungen zu erlernen. Merkwürdigerweise ändern sich dann manchmal die „äußeren Umstände" mit.

Beim Familien-Stellen dagegen hat man es mit der Ebene der unveränderlichen Beziehungsordnungen zu tun, denen gegenüber es keine Gestaltungsmöglichkeiten gibt, sondern nur die Anerkennung.

Im NIG kommt beides wechselweise zum Tragen.

Zeit

Die Zeit spielt eine wichtige Rolle sowohl aus systemisch-konstruktivistischer als auch aus systemisch-phänomenologischer Sicht. Denn sie ist ein Teil unserer Wirklichkeit, und eine ganze Reihe von Problemen hat damit zu tun, dass wir dieser Tatsache ausweichen wollen.

Im NIG ist es der „Lebensweg", der uns mit der Tatsache der Vergänglichkeit konfrontiert, vor allem wenn das Lebensziel oder die „alte Person" in den Blick kommt.

Beim Familien-Stellen hat Zeit insofern ein besonderes Gewicht, als sie die Rangordnung bestimmt: „Es scheint so, dass die Dinge eine besondere Qualität bekommen durch die Zeit. Das, was länger gedauert hat, hat Vorrang vor dem, was kürzer dauert. Das Frühere bekommt durch die Zeit eine gewisse Fülle" (vgl. Hellinger 2001, S. 98).

Auf Familien bezogen bedeutet dies, dass das Unrecht an Früheren oder der Früheren durch Spätere unbewusst ausgeglichen wird. Frühere haben also Vorrang vor den Späteren, und die Späteren müssen für Frühere bezahlen (Hellinger 1996a, S. 139).

Dies sind zwar Erkenntnisse, die dem Zeitgeist und unserem Gerechtigkeitsempfinden widersprechen, die sich jedoch in den griechischen und auch Shakespeare'schen Tragödien wiederfinden und die auf die archaische Beziehungsordnung des Familien-Stellens hinweisen.

4. Werkzeuge des NIG

Der Bodenanker

Anker sind Sinnesreize, die mit einer physiologischen oder psychischen Reaktion verbunden sind. So begann bei dem berühmten Hund Pawlows, dem man einige Male kurz nach dem Läuten einer Glocke Fleisch angeboten hatte, der Speichel zu fließen, sobald die Glocke ertönte, obwohl er kein Fleisch bekam. – Manche Menschen geraten beim Hören einer Sirene in Angstzustände, weil sie in den Bombennächten des Krieges Schlimmes erlebt haben. – Alltäglich ist die Erfahrung, dass Melodien oder Gerüche bestimmte Gefühle auslösen oder Erinnerungen wecken.

Im NLP wird meist mit Ankern durch Berührung gearbeitet, während Robert Dilts den „Bodenanker" (spacial ancor) entwickelt hat. Darunter versteht er markierte Stellen auf dem Fußboden, die mit bestimmten Vorstellungen gekoppelt werden: Der Klient wird beispielsweise aufgefordert, dem inneren Bild der problematischen Gegenwart, dem der zukünftigen Lösung und dem einer Ressource aus der Vergangenheit eine Stelle auf dem Fußboden zuzuordnen, indem er ein Blatt Papier zur Kennzeichnung benutzt. Die Integration findet dann durch das Hin- und Hergehen zwischen diesen Orten statt. – Von der Metaposition aus – einem neutralen Ort außerhalb – kann man das Ganze überblicken, physisch, psychisch und mental heraus- und hineingehen, d. h. dissoziieren und assoziieren, so wie der Prozess es erfordert.

Es entsteht eine „Psychogeographie", in der man sich nicht nur mental, sondern auch körperlich hin- und herbewegen kann, um – wie im systemtherapeutischen Vorgehen üblich – Vorstellungen zu verbinden, zu mischen oder in den Vordergrund zu rücken.

Im NIG werden statt leeren Blättern oder ausgewählten Symbolen die schon erwähnten spontanen Skizzen verwendet.

„Durch die Augen des anderen schauen"

Diese „Hintergrundmetapher" des NIG ist eine der wesentlichen Botschaften der systemischen Sicht. Gelänge es uns häufiger, bewusst „durch die Augen des anderen zu schauen" und könnten wir dies als eine Gewohnheit in unseren Alltag hineinnehmen, so liefe manches anders.

Als eines der wichtigsten Werkzeuge des NIG wird diese Möglichkeit hier ausführlich beschrieben.

Der Blick durch die Augen eines anderen Familienmitglieds

In den NIG-Elementen „Lebensweg" und „Familienbild" zum Beispiel wird dargestellt, wie die Zielvorstellung, die Gegenwart mit dem Problem und die Ressourcen aus der Vergangenheit durch die Augen anderer Familienmitglieder wahrgenommen werden können und sich dadurch neue Gesichtspunkte ergeben. Abgesehen von der Erweiterung des Blicks dient dies zur Kontextorientierung durch Einbindung in den Familienzusammenhang, das heißt: Die Ebene der Beziehungsordnung kommt ins Spiel.

Der Blick durch die Augen der „alten Person"

Die „alte Person" (Büntig 1995) ist ein innerer Anteil, den man bei verschiedenen therapeutischen Elementen einführen kann. Wird diese „Person, die man selbst kurz vor dem Ende sein wird" in den „Lebensweg" oder das „Reimprinting" eingefügt, so kann dies dem Prozess eine besondere Qualität verleihen. Dieses Vom-Ende-her-Schauen macht unter anderem klar, dass die Lebensspanne bemessen und die verbleibende Zeit kostbar ist.

Der Blick durch die Augen des Kindes

Der Blick durch die Augen des Kindes, das man einmal war, bezeichnet den Beginn des Lebenswegs. Er bringt den Klienten in Kontakt mit einer Seite, die in vielen Menschen auch noch im Alter lebendig ist oder zu mindestens wieder lebendig werden kann: mit Lebensfreude, Neugier und Lebenskreativität.

Der Blick durch die Augen der Ressourcenperson

In der Arbeit mit dem „Lebensweg" und im „Reimprinting" geht es vorrangig darum, den nächsten Schritt aus einem problematischen Zustand heraus auf eine Lösung hin zu finden. Eine „Ressourcenperson" ist diejenige, die einem diese Fähigkeit am ehesten zutraut. Zum Beispiel eine Tante, die immer wieder gesagt hat: „N. wird es schon richtig machen." – Es liegt auf der Hand, dass das Schauen durch ihre Augen dem Klienten Selbstvertrauen vermitteln kann, abgesehen von zusätzlichen Blickwinkeln, die diese Position bietet.

Der Blick aus der „Metaposition"

Die so genannte „Metaposition" ist ein Element, das aus dem mit Bodenankern arbeitenden NLP kommt. Es handelt sich dabei um eine Position, die sich als außerhalb eines bestimmten Zusammenhangs von inneren Anteilen oder Personen befindend vorgestellt wird (vgl. S. 69). Auf ihr stehend sieht man die eigene Situation oder den problematischen Beziehungszusammenhang „dissoziiert", das heißt aus einem Abstand, der eine gewisse Neutralität erlaubt. Kehrt man im Verlauf des Prozesses auf diesen Platz zurück, so hat man die Möglichkeit immer wieder, das Ganze in den Blick zu nehmen, innerlich zur Ruhe zu kommen und Wesentliches von Unwesentlichem zu unterscheiden: Ein Vorgehen, das sich auch für Problemlösungen im Alltag eignet und das mit Lebensweisheit zu tun hat.

Lebende Metaphern

Die Formulierung „lebende Metapher" ist ein Hinweis darauf, dass körperliche Positionen, Haltungen oder Tätigkeiten als „gefühlte Bilder" und damit als „Botschaften an das Unbewusste" (vgl. S. 39) wirken.

So wirkt aus dieser Sicht das konkrete Sich-in-das-Bild-Hineinbegeben, indem man sich darauf stellt und sich zwischen den Bildern bewegt, als lebende Metapher für ganzheitliches Verstehen. Man lernt mit Kopf und Bauch.

Stehen wirkt als lebende Metapher für Selbstständigkeit; sich Bewegen als lebende Metapher für Veränderung. Die lebende Metapher des „Im-Ziele-Seins" wirkt anders als ein nur vorgestellter Ziel- oder Lösungszustand: Man befindet sich körperlich im „Modus der

Zielerreichung" (vgl. Sparrer 2002, S. 97) und hat von hier aus einen anderen Blick auf den „nächsten Schritt" (vgl. S. 80).

Das Verneigen, das im Familien-Stellen eine große Rolle spielt, ist eine lebende Metapher für eine innere Haltung, in der man „die Würde des anderen" sehen kann (Madelung 2001, S. 55 f.).

Zirkuläres Fragen

Das zirkuläre Fragen wurde ursprünglich vom Mailänder Team um Mara Selvini entwickelt. In einer Familientherapie wurde einer der Anwesenden über seine Meinung zur Beziehung zwischen zwei anderen Mitgliedern der Familie befragt. Zum Beispiel fragte man ein Kind nach seiner Ansicht, wie ein anderes Kind der Familie zur Mutter oder zum Vater stehe und umgekehrt. Diese Fragetechnik wurde von manchen Therapeuten zu einer hohen Kunst entwickelt, und sie wurde in Abwandlungen in andere systemische Therapieformen übernommen. Gunther Schmidt lehrt eine von ihm entwickelte Anwendungsmöglichkeit in der Einzeltherapie. Dabei wird zum Beispiel gefragt: „Wenn Ihre Mutter hier wäre, und ich würde sie fragen, wie sie Ihr Problem sieht und was sie als Lösung vorschlägt, was würde sie antworten?" Dadurch wird der Klient angeregt, durch die Augen der jeweiligen Person auf die vermeintlichen oder tatsächlichen Ursachen zu schauen und verschiedenste Lösungswege zu finden, die in den Kontext des Beziehungszusammenhangs eingebettet sind.

Dieses Vorgehen kann auf vielfältige Weise benutzt werden, um die Kontextorientierung der verschiedenen NIG-Elemente zu verstärken.

Rituale

Rituale sind weitgehend festgelegte und damit auch wiederholbare Handlungsabläufe, durch die eine psychische – manchmal auch physische – Wirkung erzielt werden soll. Man kann sie als „Botschaften an das Unbewusste" sehen.

In der therapeutischen Szene ist es üblich geworden, sich mit Ritualen zu beschäftigen. Dies liegt nahe, weil „Heilungsrituale" von jeher in allen Völkern eine große Rolle gespielt haben, und man kann die therapeutischen Elemente des NLP und des NIG oder des Familien-Stellens als eine Art „Mini-Rituale" verstehen.

Zum Beispiel ist die Arbeit mit dem „Lebensweg“ ein Ritual, das man ohne weiteres in Abständen wiederholen kann. – Auch das Familien-Stellen in der Einzelarbeit hat in gewissem Sinn rituellen Charakter, obwohl hier Wiederholung meist zu nichts führt oder womöglich schadet, indem es den unbewussten Prozess der Lösungsfindung stören kann.

Rückgabe eines Steines oder anderen Gegenstandes

Zu den „Mini-Ritualen“ des Familien-Stellens im NIG gehört die Rückgabe eines als Symbol für Übernommenes gewählten Gegenstandes (Stein, Rucksack o. Ä.). Sie ist häufig von starken Emotionen begleitet und wirkt oft unmittelbar befreiend. Allerdings nur unter der Voraussetzung, dass der Klient dabei in Kontakt mit seiner primären Liebe zu dem betreffenden Elternteil ist oder kommt. Der Therapeut sollte die unbewussten Körpersignale des Klienten genau beachten, wenn er mit den Worten: „Ich habe versucht, dir das abzunehmen; aber es ist mir zu schwer; ich bin nur das Kind; es gehört dir und es gehört zu deiner Würde – und ich gebe es dir in Liebe zurück“ den Gegenstand der (in der Imagination!) vor ihm stehenden Mutter oder dem Vater zurückgibt. Liegt zu viel Aggression darin, kann ihm der Satz vorgeschlagen werden: „Ich brauche noch etwas Zeit, bis ich es dir in Liebe zurückgeben kann.“

Verneigen

Das Verneigen vor Vater oder Mutter oder vor einem früh verstorbenen Familienmitglied ist ein anderes, im Familien-Stellen immer wieder vorkommendes Ritual. Es steht nicht etwa für „Unterwerfung“ oder kritiklose Anerkennung von Autorität, sondern für das Anerkennen der Tatsache, dass diese Familienmitglieder früher da waren und damit in der auf Zeit gegründeten Beziehungsordnung höher stehen (vgl. S. 51). Obwohl wir Westeuropäer ja im Allgemeinen nur noch wenig Bezug speziell zu dieser Art „ritueller Handlungen“ haben, bin ich immer wieder erstaunt darüber, wie Teilnehmer an Aufstellungen damit umgehen: Man gewinnt den Eindruck, dass ein inneres Bedürfnis danach besteht.

Eine Kollegin, die sich viel mit der Aufstellungsarbeit beschäftigt hatte, erzählte mir einmal, sie hätte in ihrer Meditationsecke Fotos ihrer Eltern stehen, um sich jeden Morgen davor zu verneigen. „Und jeden Morgen erfahre ich etwas Neues dabei“, fügte sie lächelnd hinzu. „Vor einiger Zeit habe ich meinen erwachsenen Söhnen das erzählt. Sie waren beide etwas befremdet. Aber nach einiger Zeit hat mich der eine in die Oper eingeladen, was ihm vorher nie in den Sinn gekommen ist. Und der andere kam plötzlich mit dem Vorschlag, ein paar Tage Urlaub mit mir zu verbringen. Du kannst dir vorstellen, dass mich das gefreut hat!"

Die Reihe der Mütter oder Väter

(Dieses Ritual ist auf S. 130 beschrieben.)

Rituale in der Imagination

Es gibt ein kleines Ritual, das ich den um ein Kind besorgten Müttern immer wieder empfehle: „Erinnere dich, wann immer dich die Sorgen überwältigen oder einfach zu einer bestimmten Zeit des Tages, an eine Situation, in der dich dieses Kind dankbar angeschaut hat. Denke dabei an eine Farbe, von der du glaubst, dass sie deinem Kind gut tut, und sende sie zu ihm hin." Diese Anweisung ist eine Anleitung zum ressourcenorientierten Umgang mit Vorstellungen. Und wenn sie möglicherweise an der momentanen Situation des Kindes auch nichts ändert, so hilft sie doch den Eltern, das Kind nicht noch mit übermäßiger Sorge zu belasten.

Wer sich dafür interessiert, kann dem Buch *Wenn ich die Augen schließe kann ich dich sehen* (Franke 2002) vielerlei Anregungen – auch bezüglich der Möglichkeit, Aufstellungen in der Vorstellung durchzuführen – entnehmen.

Sätze

Überzeugungen (beliefs)

Im NLP wird mit der Erfahrung gearbeitet, dass sich aus traumatischen Erfahrungen der Jugend heraus bestimmte Überzeugungen bilden, die im Laufe des Lebens beibehalten werden, obwohl sich die äußeren Umstände längst verändert haben. Ein Kind etwa, das die Erfahrung des ausgelacht oder gescholten Werdens macht, wenn es seine Gefühle offen zeigt, wird die Überzeugung: „Ich darf nicht zeigen, was ich fühle" in sein Erwachsenenleben mitnehmen und sich dadurch einschränken, wenn nicht gar schaden. Eine solche negative Überzeugung (negative belief) zu ändern ist ein wichtiges therapeutisches Anliegen in dieser Methode.

Im NIG ist es – zum Beispiel im „Reimprinting" oder in „Zwei Seiten" (vgl. S. 102 u. 112) – durchaus sinnvoll, nach der Überzeugung des Kindes von damals oder der zwei Seiten zu fragen und sie vom Klienten, wenn er auf dieser Position steht, jeweils als Satz formulieren zu lassen. Man sollte dann im Auge behalten, ob sich dieser Satz – der heutigen Situation entsprechend – verändert hat und als positive Überzeugung aus dem Prozess mitgenommen werden kann. Im oben geschilderten Fall würde sie dann etwa lauten: „Bestimmten Menschen gegenüber darf ich meine Gefühle durchaus zeigen."

Lösende Sätze oder Sätze der Kraft

Die aus dem Familien-Stellen stammenden, die Verstrickung auflösenden Sätze, die Bert Hellinger „Sätze der Kraft" genannt hat, sind ein wichtiger Bestandteil des NIG (z. B. Hellinger 1995, S. 89 ff. und Madelung 1996, S. 185). Um damit wirkungsvoll arbeiten zu können, ist es jedoch unserer Ansicht nach notwendig, einige Erfahrung im Familien-Stellen zu besitzen. – Bei entsprechendem Verständnis aus der Lektüre kann man jedoch durchaus dem Klienten einen lösenden Satz vorschlagen, wenn es sich aus der therapeutischen Situation heraus ergibt. Es wird sich zeigen, ob er bei ihm „ankommt" oder nicht.

Die Haltung des Therapeuten

Bert Hellinger stellt an den Begleiter von Aufstellungen die Anforderung, absichtslos, mutig und in Einklang mit der Wirklichkeit zu sein (vgl. „Metagefühle" S. 45). Er muss Zurückhaltung üben und darf nicht einer Einzelperson auf Kosten des Systems helfen wollen. Seine Aufmerksamkeit ist auf das Ganze gerichtet. – Eine damit zusammenhängende Fähigkeit ist die der Reduzierung des vom Klienten Gehörten auf das Wesentliche, das heißt auf Fakten und Geschehnisse, die die ganze Familie betreffen, und auf das Erkennen der relevanten Personen.

Im NLP, in dem es ja darauf ankommt, dass der Klient seine „innere Landkarte von damals" den jetzigen Umständen anpasst, hat der Therapeut oder Begleiter vorrangig die „persönliche Wirklichkeit", das heißt die Biografie seines Klienten, im Auge. Nicht das „Anerkennen, was ist", sondern die Veränderungsmöglichkeiten stehen im Fokus der Aufmerksamkeit.

Im NIG wird man, je nach dem therapeutischen Element, mit dem man gerade arbeitet, zwischen diesen beiden Sichtweisen hin und her wechseln, was – wie im Kapitel „Das existentielle Paradox" (S. 193) dargestellt – der seelischen Wirklichkeit entspricht.

Bei beiden Vorgehensweisen jedoch versteht sich der Begleiter als „Handlanger", der dem Rat Suchenden die der Situation gemäßen Werkzeuge hinreicht.

Beobachten und Schauen

Genaue Beobachtung der unbewussten Körpersignale des Klienten ist die Basis systemtherapeutischer Begleitung. Dabei ist der Blick fokussiert, das heißt scharf ausgerichtet, in Kontakt mit jeder kleinen Veränderung im Gesicht, in der Körperhaltung und im Atem des Klienten.

Besonders für das Familien-Stellen in Gruppen, aber auch in der Einzeltherapie sollte der Therapeut – wie oben schon bemerkt – zusätzlich gelernt haben, auf das Ganze zu schauen. Dies ist sowohl eine innere Haltung als auch eine Fähigkeit, die man erlernen kann, indem man mit „weichem", das heißt nicht fokussiertem, Blick – gewissermaßen aus den äußeren Augenwinkeln – in entspannter Konzentration auf das Ganze blickt.

Der Gebrauch der nicht dominanten Hand

Das Skizzieren oder Schreiben mit der nicht dominanten Hand hat den Zweck, die unbewussten Anteile des Dargestellten mitsprechen zu lassen. Denn die ungeübte, der bewussten Kontrolle weniger unterliegende Hand (bei Rechtshändern die linke, bei Linkshändern die rechte Hand) steht dem Unbewussten näher als die geübte. – Interessant ist, dass man dabei tatsächlich wie ein Kind malt und schreibt. – Für den Klienten ist es auch insofern eine Erleichterung, weil jeder Anspruch auf Perfektion von selbst wegfällt.

Wenn es den Klienten zu sehr irritiert oder wenn man als Therapeut vergisst, es vor Beginn der Übung einzuführen oder daran zu erinnern, macht dies die Skizzen jedoch keinesfalls unbrauchbar. Der Gebrauch der nicht dominanten Hand erhöht nur im Allgemeinen die Aussagekraft.

5. NIG praktisch

Vorgehen

Bevor Sie sich nun mit den so genannten NIG-Übungen oder NIG-Elementen befassen, die in den detaillierten Verlaufsbeschreibungen (S. 67 ff.) nachzulesen sind, finden Sie in diesem Kapitel zunächst einmal allgemein praktische Anregungen für die Arbeit mit NIG. Unabhängig davon, welches der NIG-Elemente Sie auswählen, liegt allen Übungen folgendes Vorgehen zugrunde: Wie bereits mehrfach erwähnt, werden spontane Skizzen, die mit der nicht dominanten Hand angefertigt werden, im Raum ausgelegt. Indem sich der Klient oder Anwender auf eine Skizze stellt, nimmt er sie nicht mehr nur visuell wahr, sondern „erlebt" sie mit seinem ganzen Körper. Auf diese ganzheitliche Weise lässt sich sowohl die Qualität und Ausdruckskraft einer einzelnen Zeichnung als auch das Beziehungsgeflecht zwischen den ausgelegten Skizzen wahrnehmen. Durch die Einführung eines weißen Blattes als Metaposition und das Hin- und Hergehen zwischen allen Blättern wird diese Wahrnehmung noch verstärkt und erweitert.

Material

Obwohl sich natürlich mit jedem Kugelschreiber eine spontane Skizze erstellen lässt, ermutigt eine Auswahl verschiedener Stifte und Kreiden eher zur kreativen Gestaltung. In der Praxis besonders bewährt haben sich Jaxon Pastell-Ölkreiden, die es in großer Farbauswahl zu kaufen gibt, mit ihnen lassen sich mit leichtem Strich sowohl Farbflächen als auch Konturen auf das Papier bringen. Ergänzend oder alternativ können natürlich auch Filzstifte, Wachsmalkreiden oder Buntstifte angeboten werden.

Bei der Papierauswahl ist DIN-A4-Schreibmaschinenpapier eine praktische und preiswerte Lösung. Es hat genau die richtige Größe, um sich darauf zu stellen und ist dabei relativ reißfest.

Falls kein Zeichen- oder Schreibtisch für die Herstellung der Skizzen zur Verfügung steht, tut auch die Papprückseite eines Schulzeichenblocks gute Dienste.

Natürlich ist es von Vorteil, wenn zum Auslegen der Blätter ausreichend Platz auf einem möglichst glatten Fußboden vorhanden ist. Sollte dies nicht der Fall sein, lässt sich sicher so manches räumliche Hindernis durch Improvisation überwinden. Ist ein Klient beispielsweise der Meinung, der erwünschte Lösungszustand sei viel weiter entfernt, als er das in diesem Raum auslegen könne, so ist der Hinweis darauf, dass der Klient sich diese Entfernung einfach vorstellen kann, meist völlig ausreichend.

Variationen und Abwandlungen

Neben den bisher beschriebenen Skizzen lassen sich auch andere Materialien und Techniken verwenden, um die im nächsten Kapitel beschriebenen NIG-Übungen durchzuführen. Obwohl die Zeichnungen aus der Hand des Klienten ihren unbestreitbaren Wert haben, sind sie nicht in jedem Rahmen passend, wie z. B. in der Organisationsberatung oder beim Coaching. Ein weiterer Grund für das Ausweichen auf andere Materialien kann der Faktor Zeit sein, denn die Erstellung der Skizzen benötigt Zeit, die nicht immer zur Verfügung steht. Auch kann man den persönlichen Vorlieben des Klienten entgegenkommen, indem man verschiedene Materialien anbietet.

Eine sehr praktikable Alternative zu den Skizzen sind farbige Filzstücke im DIN-A4-Format, die es in Bastelgeschäften in allen Farbschattierungen relativ preisgünstig zu kaufen gibt. Sie sind in der Anwendung sehr beliebt, da der Klient den Farbton entsprechend des emotionalen Gehalts seiner Aussage auswählen kann. Natürlich lassen sich für diesen Zweck auch farbige Papiere oder andere Stoffstücke verwenden.

Möchte der Therapeut oder Anwender weder mit Skizzen noch mit Filzstücken arbeiten, z. B. in der Beratung und im Coaching von Firmen und Institutionen, so kann er sich abstrakter Symbole oder

Schablonen bedienen, die im jeweiligen Umfeld gebräuchlich und passend sind.

Wie bereits erwähnt, ist ein wichtiger Teil des NIG die Darstellung des Familienbildes und das Familien-Stellen. Die einzelnen Familienmitglieder lassen sich in diesem Zusammenhang entweder durch Skizzen darstellen oder durch Symbole, die man leicht selbst aus Filz ausschneiden kann: ein roter Kreis für die weiblichen, ein blaues Viereck für die männlichen Mitglieder der Familie, beide mit einem Einschnitt versehen, um die Blickrichtung zu markieren.

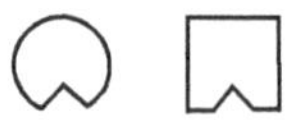

Abb. 3: Kreis und Viereck mit Einschnitt

Eine andere Möglichkeit zur Darstellung von Personen ist es, die farbigen Filzstücke im DIN-A4-Format, farbige Papiere oder Stoffstücke mit einem Einschnitt zur Markierung der Blickrichtung zu versehen.

Last but not least soll an dieser Stelle noch auf die Möglichkeit hingewiesen werden, statt mit Bodenankern mit Repräsentanten in der Gruppe zu arbeiten. In den Fallbeispielen auf S. 167 finden Sie ein praktisches Beispiel dafür, wie aus dem NIG-Element „Zwei Seiten" eine Aufstellung mit Stellvertretern für die inneren Anteile entwickelt wird.

Interviewfragen

Im Anfangsinterview bietet sich für das NIG das modifizierte Vorgehen nach de Shazer an (vgl. de Shazer 1989, S. 67 ff.): Nachdem man die Klientin oder den Klienten kurz den Grund des Kommens schildern lässt, stellt man die Frage: „Wie ist Ihre Vorstellung eines Lösungszustandes in der Zukunft, in dem Sie keine Hilfe mehr brauchen?" Diese Art der Fragestellung wirkt wie eine „Botschaft an das Unbewusste": Der „Aufmerksamkeitsscheinwerfer" wird in den ersten Minuten „aus dem Problembereich in den Lösungsbereich verschoben" (Gunther Schmidt). Die daran zu gegebener Zeit anschließende Frage: „Wann und wo ist es besser?" hat den Sinn, den Lösungsbereich noch klarer werden zu lassen.

Aus der Erfahrung heraus, dass die Mobilisierung von Ressourcen die Basis erfolgreicher Kurztherapie ist, kümmert sich de Shazer nur um Zeiten, in denen es besser war oder in denen es im Verlauf des Tages regelmäßig besser ist. Außerdem fragt er nach, wie ein Wunder, welches das Problem unvermutet beseitigt, sich auswirken würde: „Woran werden Sie es merken?" – „Was werden Sie dann tun?" Auf diese Weise fokussiert man das Unbewusste des Klienten auf eine Lösungsvorstellung hin. – Im NIG kann man den Klienten seine Antworten immer gleich auf Skizzen festhalten lassen, um später dann ein NIG-Element daraus zu entwickeln.

Anders ist die Interviewführung für das Familien-Stellen. Man fragt nach Ereignissen, die die ganze Familie betroffen haben, wie frühe Tode, Vertreibung, NS-Verstrickung, schwere Krankheiten oder Vergehen einzelner Familienmitglieder, Erbschaftsstreitigkeiten und Ähnliches; man hält das Interview mit der Frage: „Was ist in Ihrer Familie passiert?" möglichst kurz. Zu viele Details lenken vom Wesentlichen ab (vgl. Hellinger 2002, S. 198 f.).

Die Skizze

Wie erwähnt, kann man im NIG das Skizzieren des vom Klienten Angesprochenen (Problem, Zielvorstellung usw.) schon ins Anfangsinterview einbeziehen, selbst wenn man noch keine Idee hat, wie man damit weiterarbeiten wird. Damit eröffnet man eine andere Ebene der Kommunikation und kann dann oft organisch in den therapeutischen Prozess übergehen. Bei einiger Erfahrung kann man den Klienten, nachdem einige Skizzen entstanden sind, unmittelbar auffordern, sie seinem inneren Bild gemäß auszulegen, ehe man sich als Begleiter klar ist, welches NIG-Element sich daraus entwickeln wird. Dabei wird man erfahren, wie sich die einzelnen Elemente teilweise überlappen und ergänzen.

Vor allem bei mit der nicht dominanten Hand angefertigten Skizzen werden sowohl dem Therapeuten wie auch dem Klienten bei der Betrachtung hinterher Besonderheiten auffallen, die man als Signale oder Botschaften des Unbewussten sehen kann. Zum Beispiel sprechen die Wahl der Farben, der Strich, die Positionierung von Elementen der Darstellung auf dem Blatt usw. bisweilen Dinge aus, die bisher unbewusst waren oder auch kaum in Worte zu fassen sind.

Während Kinder der Bitte nach Herstellung von Skizzen in der Regel freudig nachkommen, kann es bei Jugendlichen und Erwachsenen durchaus vorkommen, dass sie gegen diesen Vorschlag Einwände erheben, da sie sich für „künstlerisch unbegabt" halten. Der Therapeut erklärt in einem solchen Fall, dass es nicht um künstlerischen Ausdruck, sondern darum gehe, dass der Klient selbst das Problem und seine Lösung auf dem Blatt wiedererkennt. Außerdem zeichne die nicht dominante Hand (also z. B. die linke Hand des Rechtshänders) bei den meisten Menschen sowieso keine „schönen" Bilder im herkömmlichen Sinne. Der Therapeut kann darauf hinweisen, dass jede Art der Darstellung willkommen ist: Symbole wie Kreise, Vierecke, Zahlen oder Buchstaben; einfarbige oder bunte abstrakte Skizzen; konkrete Zeichnungen in allen Größen.

Fühlt sich der Klient trotz der Erklärungen nicht zu den Zeichnungen hingezogen, besteht jederzeit die Möglichkeit, auf andere Materialien auszuweichen, die bereits weiter oben beschrieben wurden.

Umgang mit den Skizzen

In den verschiedenen NIG-Übungen bittet der Therapeut den Klienten nicht nur um Skizzen des Problems und des Lösungszustandes, sondern beispielsweise auch um Darstellungen von Personen, Fähigkeiten oder „positiven Schritten" in der Vergangenheit. Ganz gleich um welche Skizze es sich handelt, beschreibt sie der Klient nach der Fertigstellung mit seinen eigenen Worten. Für ihn selbst ist das ein erster Schritt, seine bildnerische Aussage zu verbalisieren für den Therapeuten wird dadurch klarer, was der Klient mit seiner Skizze ausdrücken will. Die Haltung des Therapeuten ist dabei auf „Verstehen" ausgerichtet, er stellt bei Bedarf klärende Fragen, gibt aber niemals Kommentare oder Wertungen dazu ab.

Nachdem der Klient einen stimmigen Platz für seine Skizzen auf dem Boden gefunden hat, stellt er sich auf seine Skizzen, geht zwischen ihnen hin und her und nimmt seine Reaktionen darauf wahr. Der Klient sollte seine Aufmerksamkeit hierbei in erster Linie auf seine körperlichen Reaktionen richten, dazu gehören Veränderungen des Atems, der Mimik, der Muskelspannung sowie emotionaler Haltungen und Bewegungen; eine wichtige Rolle spielen dabei die Augenbewegungen und die Blickrichtung. Der Körper dient hier als zuverlässiges Messinstrument, das Wesentliches erfasst und eher „kopfgesteuerte“ Interpretationen und Spekulationen über eine Beziehung oder einen Sachverhalt verhindert. Manchmal sind körperliche Reaktionen so minimal, dass sie dem Klienten gar nicht bewusst werden, wie z. B. die Andeutung einer Bewegung des Oberkörpers nach hinten, ein winziges Schwanken, das Stocken des Atems, kaum wahrnehmbare Bewegungen der Finger oder ein leichtes Hochziehen der Schultern. In solchen Fällen ist es hilfreich, wenn der Therapeut den Klienten auf diese Körperreaktionen aufmerksam macht oder ihn bittet, seine minimalen Bewegungen zu verstärken, um auch deren emotionale Botschaft deutlicher wahrnehmen zu können.

Zeitrahmen

Jeder Therapeut hat seinen eigenen Zeitrhythmus, nach dem er die Dauer seiner Sitzungen ausrichtet. In diesen Zeitrahmen lassen sich die NIG-Übungen einfügen, bewährt haben sich Sitzungen zwischen 60 und 90 Minuten. Sollte in dieser Zeit eine Übung noch nicht beendet sein, ist es durchaus möglich, die Arbeit an geeigneter Stelle abzuschließen und den Klienten zu bitten, sich hin und wieder auf seine Skizzen zu stellen oder auch selbstständig neue Skizzen hinzuzufügen. Wird die angefangene Übung in der nächsten Stunde wieder aufgegriffen, ist es oft erstaunlich zu sehen, welche Veränderungen der Sichtweise sich in der Zwischenzeit ergeben haben. Ein erster Impuls in Richtung Lösung hat eben häufig eine größere Wirkung als die vollständig ausgearbeitete Lösungsstrategie.

Die Abstände zwischen den Sitzungen richten sich nach dem Anliegen und den Wünschen des Klienten und nach dem Setting des jeweiligen Therapeuten und seiner Methode. Generell ist es in den lösungsorientierten systemischen Kurztherapien üblich, die Sitzungen in größeren zeitlichen Abständen durchzuführen, um der Selbstorganisation des Klienten genügend Raum zu geben.

Vom Umgang mit starken Gefühlen

Sollten z. B. durch den Kontakt mit traumatischen Erinnerungen aus der Kindheit starke Gefühle freigesetzt werden, sei daran erinnert, dass die Metaposition oder der „neutrale Beobachter“ es immer wieder möglich macht, die eigene Situation dissoziiert, d. h. getrennt von sich, wahrzunehmen. Dieser Perspektivenwechsel kann dem Klienten auch bei als unüberwindlich angesehenen Gefühlen wie Angst oder Wut zu einer erstaunlichen Veränderung seiner Erlebnisweise verhelfen.

Ist ein Klient sehr verstrickt in seine Gefühle (vgl. S. 44) auf den einzelnen Positionen, so ist es durchaus möglich und manchmal sehr hilfreich, zunächst einmal nur auf der Position des „neutralen Beobachters" zu verbleiben. Von diesem Platz aus lässt sich das Gefüge der Blätter „ungefährdet" wahrnehmen und die Lage einzelner Blätter verändern – es lassen sich Einsichten gewinnen und Ratschläge erteilen. Es ist immer wieder erstaunlich zu sehen, welche Klarheit sich auf diesem Platz entwickelt und wie die Kräfte der Selbstorganisation sich auf diesem Platz bündeln.

6. Verlaufsbeschreibungen

Vom Umgang mit den Verlaufsbeschreibungen

Überblick

Die folgenden Verlaufsbeschreibungen der verschiedenen Übungen oder Elemente des Neuro-Imaginativen Gestaltens (NIG) sind als Anleitungen für die ersten praktischen Schritte mit dieser Methode gedacht. Die hier Punkt für Punkt beschriebenen Vorgehensweisen sind keine genau zu befolgenden Rezepte, sondern Grundstrukturen, mit denen man mit wachsender Vertrautheit später auch freier umgehen wird. Fühlt man sich anfänglich unsicher bei der Durchführung, so kann man ruhig Kopien der Verlaufsbeschreibung in den Sitzungen bereithalten, auf die man im Bedarfsfall zurückgreifen kann.

Die Reihenfolge der Elemente ist so aufgebaut, dass der interessierte Leser und Anwender sich vom Einfachen zum Komplexen bewegt. So ist beispielsweise die erste Übung „Die Metaposition" gut geeignet, um auf unkomplizierte Weise ein Grundprinzip des NIG, den „Blick von außen", kennen zu lernen.

Das nächste Element, die „Musterunterbrechung", lässt sich unmittelbar an die Arbeit mit der „Metaposition" anschließen. In dieser Übung kommt neben dem Problem auch die Ausnahme vom Problem in den Blick, in der erweiterten Form wird die „positive Absicht" erstmals eingesetzt.

Das Element „Fähigkeiten entwickeln" führt die Arbeit mit Ressourcen ein, die im daran anschließenden „Lebensweg" eine zentrale Rolle spielen – in der erweiterten Form des „Lebenswegs" wird der Einsatz der Ressourcen dann zunehmend differenzierter.

Die Abschnitte „Familienbild" und „Familien-Stellen" bilden sozusagen das „Herzstück" des NIG, denn hier wird das bisherige

Vorgehen durch die Einbeziehung der Familie erweitert. In der „Darstellung des Familienbildes“ wird das „Schauen durch die Augen“ einzelner Familienmitglieder benutzt, um neue Gesichtspunkte zu gewinnen. Verschiedene Möglichkeiten, das Familien-Stellen nach Hellinger in die Arbeit mit NIG zu integrieren, werden im Anschluss daran für Therapeuten, die Erfahrungen mit Familienaufstellungen haben, vorgestellt.

Im Element „Reimprinting“ wird die Suche nach den Ursachen eines Problems durch Zurückgehen auf der Zeitlinie eingeführt und die Integration des Familien-Stellens in diese Übung beschrieben.

Der Umgang mit Ambivalenz wird im folgenden Abschnitt „Zwei Seiten“ dargestellt. In der Grundstruktur geht es um den Dialog und die „positive Absicht“ beider Seiten, in der erweiterten Form können die Gemeinsamkeiten der „positiven Absicht“ beider Seiten zur Lösung führen. Abgerundet wird die Beschreibung der NIG-Elemente durch eine Zusammenstellung von möglichen „Hausaufgaben“.

Die Verlaufsbeschreibungen sind in der „Sie“-Form gehalten – sie sind als Anleitung des Klienten durch den Therapeuten bzw. im Falle der Selbsthilfe zur selbstständigen Durchführung gedacht. Zur leichteren Orientierung sind der schrittweisen Beschreibung einer Übung Grafiken hinzugefügt worden. Diese Grafiken stellen nur die wichtigsten Schritte des Vorgehens dar und können dem Therapeuten oder Anwender dazu dienen, bei zunehmender Erfahrung das weitere Vorgehen „mit einem Blick“ zu erfassen oder es sich in Erinnerung zu rufen.

Strukturen als Grundlage für kreative Prozesse

Für die ersten Praxisversuche mit NIG ist es sicher sinnvoll, mit den einfacheren Übungen zu beginnen, um nach und nach mit dem praktischen Ablauf und der Wirkungsweise des NIG Erfahrungen zu sammeln. Bei zunehmender Vertrautheit mit den verschiedenen Übungen wird sich der Anwender bei der Entscheidung, welche Übung er auswählt, aber vom Verlauf der Sitzung leiten lassen. So hat es sich in der Praxis bewährt, mit zwei Skizzen, z. B. dem Problem in der Gegenwart und dem Lösungszustand in der Zukunft, zu beginnen und dann zu sehen, welche Richtung das Geschehen nimmt.

Die Beschreibungen der NIG-Elemente sind detailliert und ausführlich, um den Einstieg in das Verfahren zu erleichtern – der tatsächliche Verlauf einer Übung ist aber in hohem Maße abhängig vom Anliegen und den Reaktionen des Klienten sowie der Persönlichkeit und dem fachlichen Hintergrund des Therapeuten.

Vertraut sich der Anwender oder Therapeut dem „Fluss“ des Geschehens in einer NIG-Übung an, so wird er bald bemerken, dass er den vorgegebenen Rahmen immer wieder verlässt oder modifiziert. Beispielsweise ist es nicht immer notwendig, alle ausgelegten Skizzen oder Bodenanker auch zu betreten. Es kann durchaus sinnvoll sein, das ausgelegte Geschehen schwerpunktmäßig einmal nur durch die Augen des „neutralen Beobachters“ oder einer wichtigen Ressourcenperson zu betrachten.

Die Strukturen der Verlaufsbeschreibungen sind also als Grundlage gedacht für den kreativen Umgang mit den NIG-Elementen. Jeder Anwender oder Therapeut wird auf dieser Grundlage seine eigenen Vorgehensweisen entwickeln und die NIG-Elemente mit den ihm zur Verfügung stehenden Arbeitsweisen kombinieren.

Die Metaposition

Der Blick „von außen“

Wie schon erwähnt, ist die Einführung einer „Metaposition“ eine aus dem NLP stammende Grundfigur therapeutischen Vorgehens (vgl. S. 54). Arbeitet man – wie im NIG üblich – mit „Bodenankern“, so lässt man den Klienten erst sein Problem skizzieren und auf dem Boden auslegen. Dann bittet man ihn, ein leeres Blatt so zu positionieren, dass er sich mit seinem Problem aus einem Abstand als „neutralen Beobachter“ wahrnehmen kann, so als wäre er eine andere Person. Hier schaut man also nicht „durch die Augen des anderen“, sondern man sieht sich aus einer Außenperspektive so, *als wäre man ein anderer* (vgl. S. 53). Diese Wahrnehmung lässt sich als dissoziiert bezeichnen.

Stellt sich nun der Klient auf seine Problemposition, so wird sie ihm aus der „Innenperspektive“ bis ins Körperliche hinein spürbar. Diese Erfahrungen können wir als assoziierte oder selbstrepräsentierende Wahrnehmungen bezeichnen.

Der Blick aus der Metaposition verhilft dem Klienten oft zu einer erstaunlichen Veränderung seiner bisherigen Sichtweise. Durch den – eventuell mehrmaligen – Perspektivenwechsel zwischen Innensicht und Außensicht können sich etwa als unüberwindlich angesehene negative Gefühle lösen oder einschränkende Glaubenssätze als stärkende Ressourcen erkannt werden. So erweist sich in manchen Fällen bereits das Einnehmen der Metaposition als ausreichend, um dem Anliegen des Klienten gerecht zu werden. In anderen Fällen ergeben sich dadurch Impulse für die nächsten therapeutischen Schritte.

In der Selbsthilfe kann dieses „Spiel mit Unterschieden" (de Shazer), das heißt: das Hin- und Hergehen zwischen assoziierten und dissoziierten Positionen, sehr hilfreich sein, um zu einer neuen Sicht der eigenen Situation zu gelangen. Auch in Gruppenübungen lässt sich die Metaposition in die verschiedensten Kontexte einbauen.

Die Metaposition lässt sich je nach Anliegen und persönlichen Vorlieben unterschiedlich bezeichnen: Für manche Menschen ist es der „neutrale Beobachter" oder der „neutrale Berater", andere fühlen sich mehr angesprochen von der „weisen Frau" oder vom „klugen alten Mann".

In jedem Fall sollte der Therapeut darauf achten, dass die Metaposition weit genug entfernt vom Geschehen liegt, um den „Blick von außen" auch wirklich zu ermöglichen. Außerdem ist es wichtig, dass der Klient auch sprachlich ausdrückt, dass er aus den Augen einer anderen Person auf sich selbst schaut. Er sagt also beispielsweise als neutraler Berater: „Ich würde Herrn Fischer raten, seine eigenen Bedürfnisse mehr in den Vordergrund zu stellen" oder als weise Frau: „Aus meiner Sicht weiß Brigitte die Lösung bereits, sie braucht nur auf ihre innere Stimme zu vertrauen."

Verlaufsbeschreibung: Metaposition

1. Was ist Ihr Problem und was Ihr Anliegen?
2. Skizzieren Sie mit der nicht dominanten Hand ein Bild Ihres derzeitigen Problems und legen Sie es auf einen stimmigen Platz auf dem Boden.
3. Bestimmen Sie mit einem leeren Blatt in einiger Entfernung davon die Metaposition (neutraler Beobachter o. Ä.).

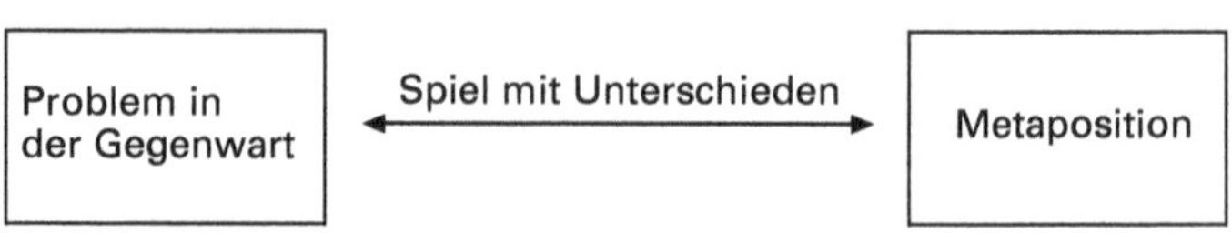

4. Stellen Sie sich auf das Problem und nehmen Sie Ihre körperlichen und emotionalen Reaktionen wahr. Wie ist Ihre Haltung, Ihr Stand, Ihre Atmung, wie fühlen Sie sich?
5. Stellen Sie sich auf die Metaposition. Was ist auf diesem Platz anders, was ist gleich? Wie sieht der neutrale Beobachter das Problem von diesem Platz aus?
6. Kehren Sie wieder auf das Problem in der Gegenwart zurück. Achten Sie auf Ihre Haltung, Ihren Stand, Ihre Atmung, Ihre Gefühle. Wie empfinden Sie Ihr Problem jetzt? Was hat sich verändert, was ist gleich geblieben?
7. Stellen Sie sich noch einmal auf die Metaposition und nehmen Sie Unterschiede wahr. Was können Sie der Person, die das Problem hat, mitteilen? Haben Sie einen Ratschlag, eine Einsicht, eine Empfehlung für diese Person?

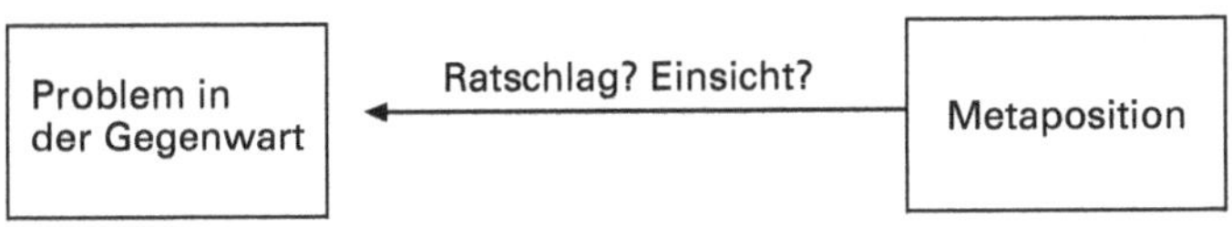

8. Wenn der Zweck der Übung für Sie erfüllt ist, schließen Sie hier ab. – Möchten Sie noch mehr Klarheit schaffen, wiederholen Sie das Hin- und Hergehen zwischen dem Problem und der Metaposition oder fahren mit der folgenden Übung „Musterunterbrechung“ fort.

Musterunterbrechung

Problemmuster und Ausnahmemuster

Die „Musterunterbrechung“ hat, neben NLP-Elementen, auch Elemente aus der lösungsorientierten Kurztherapie nach de Shazer (vgl. de Shazer 1989, S. 91 f.). De Shazer versteht sowohl das Problem, als auch die Ausnahme vom Problem als Verhaltensmuster, die ein bestimmtes Befinden erzeugen. Er nennt diese Arbeit einen „Versuch, die Unterschiede zwischen der Beschwerde und den Ausnahmen zu definieren“ (de Shazer 1989, S. 92). Das heißt: Es geht also im Wesentlichen darum, die unterschiedlichen Verhaltensweisen, die zum Problem und zur Ausnahme vom Problem führen, zu entdecken. Durch dieses „Spiel mit Unterschieden“ wird es dem Klienten möglich, seine eigene Beteiligung an seinem Befinden zu erkennen, anstatt sich als Opfer seinem jeweiligen Befinden ausgeliefert zu fühlen, das – aus seiner bisherigen Sicht – „wie vom Himmel gefallen“ plötzlich auftritt. Durch die Frage: „Wann ist es besser?“ wird er gewahr, wie er durch bestimmte Verhaltensweisen den Weg zur „Ausnahme vom Problem“ findet, während ein anderes Verhalten das Problem „zementiert“. Der Klient wird dadurch motiviert, ein altes Verhaltensmuster zu unterbrechen und seine Aufmerksamkeit auf das Verhalten, das zur Ausnahme führt, zu lenken.

Der Klient zeichnet je eine Skizze seines gegenwärtigen Problems und der Ausnahme von diesem Problem („Wie ist es, wenn es besser ist?“). Mit Hilfe des neutralen Beobachters nimmt er dann die Unterschiede, die Gemeinsamkeiten und die positive Absicht des Problemmusters und des Ausnahmemusters wahr. Der neutrale Beobachter unterstützt ihn auch darin, das unterschiedliche Verhalten der beiden Muster zu entdecken, und gibt ihm eine Verhaltensempfehlung.

In der Übung „Erweiterte Musterunterbrechung“ wird ein weiterer Perspektivenwechsel durch zirkuläres Fragen angeregt. Dabei beschäftigt sich der Klient mit der Sichtweise von Personen, die ihm wichtig sind. Er reflektiert deren Meinungen zu möglichen Verhaltensänderungen und erweitert dadurch sein eigenes Blickfeld.

Verlaufsbeschreibung: Grundstruktur Musterunterbrechung

1. Was ist Ihr Problem und was Ihr Anliegen?
2. Skizzieren Sie mit der nicht dominanten Hand
   - ein Bild Ihres derzeitigen Problems
   - ein Bild der Ausnahme vom Problem („Wie ist es, wenn es besser (gut) ist?“).
3. Legen Sie die Bilder frei im Raum aus.
4. Bestimmen Sie eine Position außerhalb (Metaposition: neutraler Beobachter).

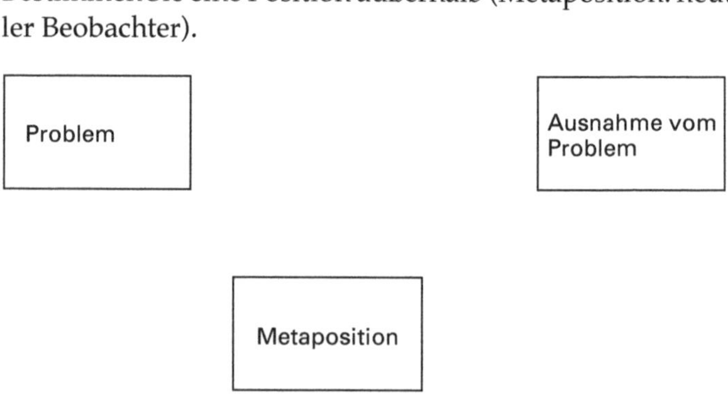

5. Stellen Sie sich auf das Problem und nehmen Sie Ihre körperlichen und emotionalen Reaktionen wahr: Wie ist Ihre Haltung, Ihr Stand, Ihre Atmung, wie fühlen Sie sich?
6. Treten Sie auf die Ausnahme vom Problem und machen Sie das Gleiche.
7. Wechseln Sie zur Metaposition und betrachten Sie die beiden Skizzen von außen.
   - Welche Unterschiede zwischen beiden nehmen Sie wahr?
   - Welche Gemeinsamkeiten stellen Sie fest?
   - Was ist die positive Absicht von beiden?

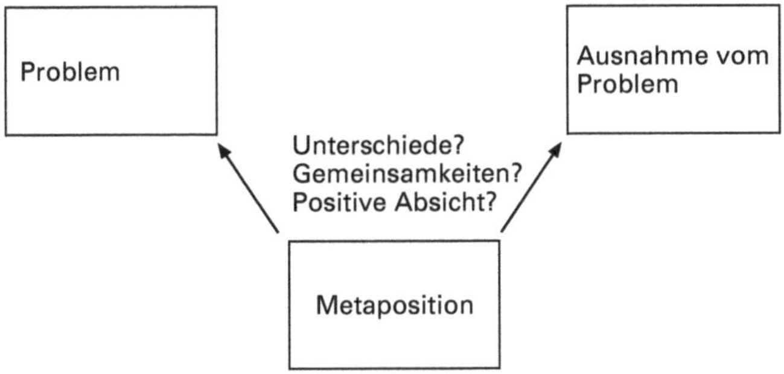

8. Kehren Sie auf das Problem zurück. Welche Unterschiede nehmen Sie wahr? Was ist gleich, was ist verändert?
9. Stellen Sie sich auf die Ausnahme vom Problem und tun Sie das Gleiche.
10. Treten Sie wieder auf die Metaposition.
    - Was hat sich verändert?
    - Welches Verhalten führt zum Problem, welches zur Ausnahme vom Problem?
    - Zu welchem Verhalten raten Sie aus dieser Position heraus?
    - Vielleicht fällt Ihnen eine ganz neue Verhaltensweise ein?

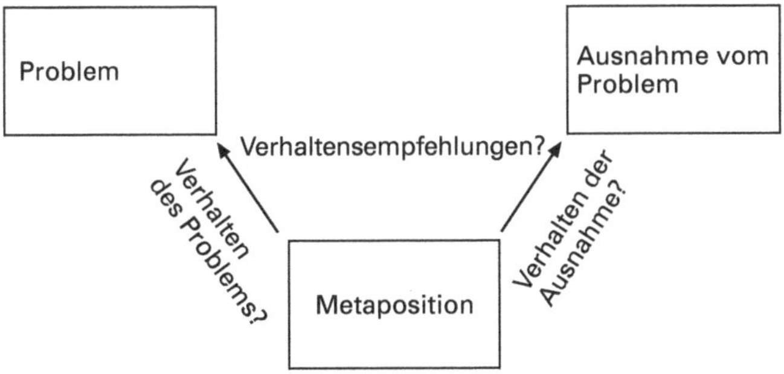

11. Gehen Sie zum Problem zurück. Wie sehen Sie die Verhaltensempfehlung des neutralen Beobachters? Gibt es Zustimmung, Verbesserungsvorschläge oder Einwände?
12. Treten Sie auf die Ausnahme vom Problem und tun Sie das Gleiche.

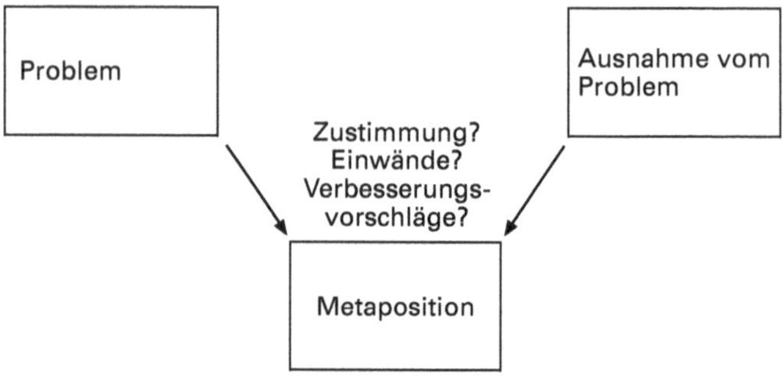

13. Gibt es Einwände gegen die Verhaltensempfehlung, können Sie mit der „Erweiterten Musterunterbrechung“, die im nächsten Abschnitt beschrieben wird, fortfahren.

    Findet die Verhaltensalternative bei beiden Seiten Zustimmung, können Sie hier abschließen. Vielleicht ist es aber auch noch passend, eine Skizze einer relevant erscheinenden Verhaltensänderung herzustellen und ihr einen passenden Platz auf dem Boden zu geben.

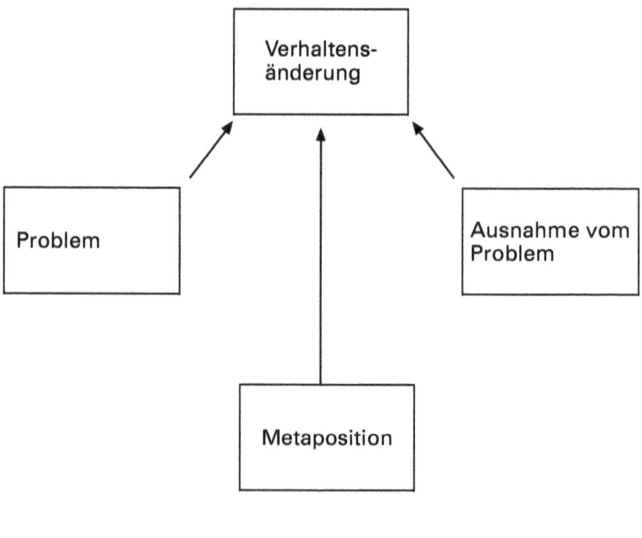

14. Stellen Sie sich auf die Verhaltensänderung. Nehmen Sie Ihre körperlichen und emotionalen Reaktionen wahr.
15. Stellen Sie sich nacheinander auf das Problem und auf die Ausnahme vom Problem. Wie blicken Sie auf die Verhaltensänderung aus der jeweiligen Position?
16. Schließen Sie ab, indem Sie das Ganze von der Metaposition aus wahrnehmen.

Verlaufsbeschreibung: Erweiterte Musterunterbrechung

1. Folgen Sie Punkt 1 bis 12 der Grundstruktur Musterunterbrechung.
2. Gibt es Einwände von Seiten des Problems oder der Ausnahme vom Problem gegen den Vorschlag zur Verhaltensänderung, stellen Sie sich erneut auf die Metaposition.
   - Wie nehmen Sie die Einwände aus dieser Sicht wahr?
   - Welche Einsichten kommen Ihnen?
   - Verändert sich der Vorschlag zur Verhaltensalternative?
3. Wenn ja, stellen Sie sich nacheinander auf die Position des Problems und die Ausnahme davon und nehmen Sie Veränderungen wahr.

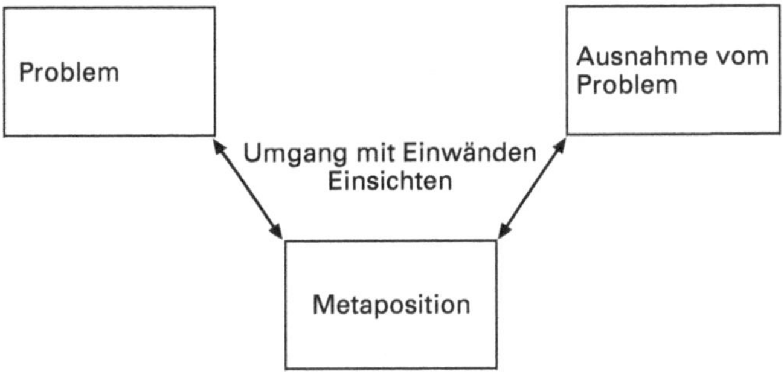

4. Treten Sie auf die Metaposition und denken Sie an eine wichtige Bezugsperson innerhalb oder außerhalb Ihrer Familie. Stellen Sie sich nun folgende Fragen:
   - Wie glauben Sie, sieht die Person … das Problem?
   - Wie glauben Sie, sieht die Person … die Ausnahme vom Problem, also die Phase, in der es gut ist?
   - Wie glauben Sie, sieht die Person … die mögliche Verhaltensänderung?

- Wie glauben Sie, sieht die Person ... die Einwände gegen die Verhaltensänderung?

5. Fertigen Sie eine Skizze dieser Person an und geben Sie ihr einen stimmigen Platz. Treten Sie auf diese Position und achten Sie auf neue Sichtweisen und Informationen.

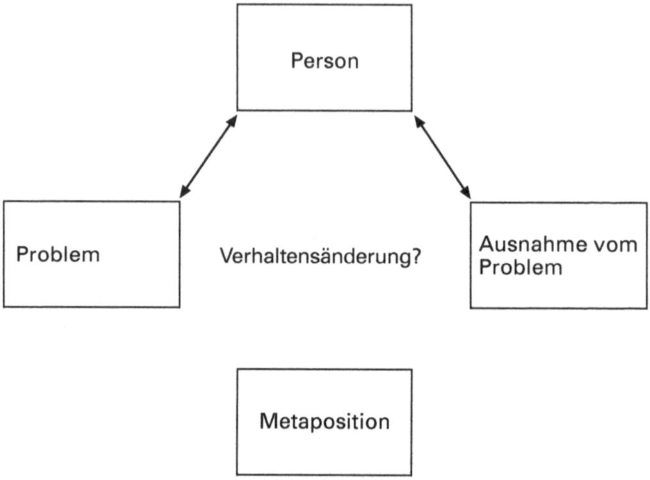

6. Treten Sie nacheinander auf das Problem und auf die Ausnahme vom Problem und nehmen Sie Veränderungen wahr.
7. Beenden Sie die Übung wie in Punkt 13 bis 16 der Grundstruktur Musterunterbrechung beschrieben.

Fähigkeiten entwickeln

Positive Erfahrungen als Anker

Die NIG-Übung „Fähigkeiten entwickeln“ veranschaulicht eine wichtige systemtherapeutische Vorgehensweise: Statt ein „großes“ Problem zu bearbeiten, wird die Aufmerksamkeit auf den Erwerb einer ganz einfachen Fähigkeit gelenkt. Macht der Klient die Erfahrung, dass es ihm gelingt, diese neue Fähigkeit zu erlernen, so kann auch sein Problem für ihn einen anderen Stellenwert bekommen, sich relativieren oder lösen. Das dahinter stehende Konzept ist der zirkulär wechselwirkende Prozess innerhalb der menschlichen Psyche: Die positive Erfahrung in einem Bereich dient als „Anker“ und beeinflusst die anderen Bereiche mit (Dilts 2001, S. 189). In jedem Fall sollte es sich bei dieser Vorgehensweise um Fähigkeiten handeln, die der Klient gerne erwerben will. Auch Fähigkeiten, die er früher besaß und gerne zurückgewinnen würde, eignen sich für diese Übung. Sie lässt sich ebenfalls, ohne dass gerade ein dringendes Problem ansteht, in einer spielerischen Weise als Element bewusster Lebensgestaltung in der Selbsthilfe durchführen.

Im Verlauf der Übung wird – ausgehend von der gewünschten Fähigkeit – die Aufmerksamkeit auf Fähigkeiten oder Tätigkeiten gerichtet, die bereits gut beherrscht werden. Diese dienen dann im weiteren Verlauf als Ressourcen, die das Vertrauen unterstützen, die neue Fähigkeit ebenfalls erlernen zu können. Die Position des neutralen Beobachters begleitet diesen Prozess, indem sie neue Sichtweisen und Erkenntnisse beisteuert.

Verlaufsbeschreibung: Fähigkeiten entwickeln

1. Welche Fähigkeit möchten Sie entwickeln oder vervollkommnen?
2. Finden Sie drei Fähigkeiten oder Tätigkeiten, die Sie gut können und bei deren Ausübung Sie sich wohl fühlen.
3. Versetzen Sie sich in eine dieser Tätigkeiten hinein: Wie bewegen Sie sich dabei, was sehen, hören, empfinden, schmecken und riechen Sie? Fertigen sie mit Ihrer nicht dominanten Hand eine Skizze von sich in dieser Tätigkeit an.
4. Verfahren Sie mit den anderen zwei Tätigkeiten ebenso.
5. Nehmen Sie Kontakt auf zu der Fähigkeit oder Tätigkeit, die Sie entwickeln möchten. Stellen Sie sich vor, wie Sie im Moment imstande – oder nicht imstande – sind, sie auszuführen. Wie bewegen Sie sich dabei, was sehen, hören, empfinden, schmecken und riechen Sie? Fertigen Sie eine Skizze von dieser Fähigkeit an.
6. Legen Sie alle vier Blätter auf dem Fußboden aus. Wählen Sie genau die Anordnung, die Sie als richtig empfinden, und lassen Sie sich dabei von Ihrem Körpergefühl leiten.
7. Bestimmen Sie mit einem leeren Blatt eine Position außerhalb (Metaposition: neutraler Beobachter). Stellen Sie sich auf diese Position und überprüfen Sie, ob jede einzelne Fähigkeit richtig liegt. Stimmen die räumlichen Beziehungen der Fähigkeiten untereinander?

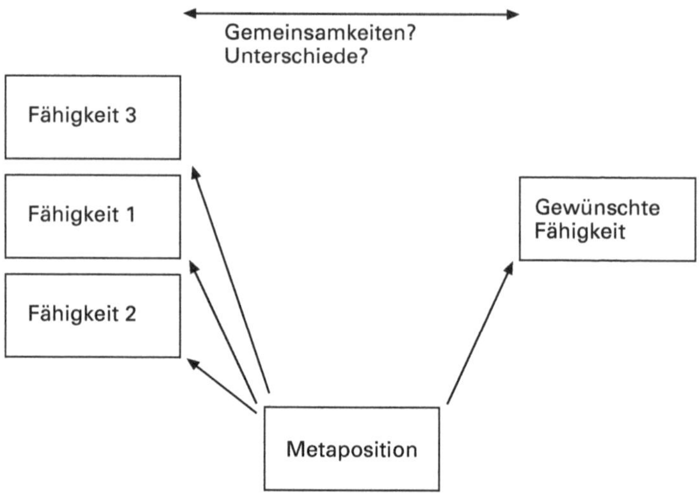

8. Stellen Sie sich der Reihe nach auf die Fähigkeiten 1 bis 3 und dann auf die gewünschte Fähigkeit. Nehmen Sie Ihre körperlichen und emotionalen Reaktionen wahr. Wie ist Ihre Haltung, Ihr Stand, Ihre Atmung, wie fühlen Sie sich? Was sind die Gemeinsamkeiten, was die Unterschiede zwischen den Fähigkeiten?
9. Gehen Sie zurück auf die Metaposition und schauen Sie sich das Geschehen noch einmal von außen an. Hat sich für Sie etwas verändert? Sehen Sie neue Zusammenhänge, neue Qualitäten?

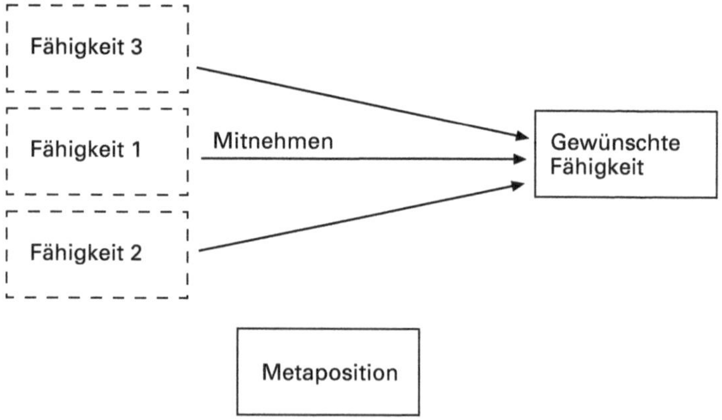

10. Gehen Sie nun zu den Fähigkeiten 1 bis 3 und sammeln Sie sie der Reihe nach ein, indem Sie sich noch einmal kurz darauf stellen und sich den jeweiligen Zustand einprägen. Nehmen Sie die Blätter der Fähigkeiten 1 bis 3 mit sich und gehen Sie zur gewünschten Fähigkeit.
11. Stellen Sie sich – mit den anderen Blättern in der Hand – auf die gewünschte Fähigkeit. Wie fühlen Sie sich jetzt? Wie ist Ihre Haltung, Ihr Stand, Ihre Atmung? Was ist anders als vorher, was gleich?
12. Legen Sie die Fähigkeiten 1 bis 3 ganz in der Nähe der gewünschten Fähigkeit aus und stellen Sie sich auf die Metaposition. Was hat sich verändert?

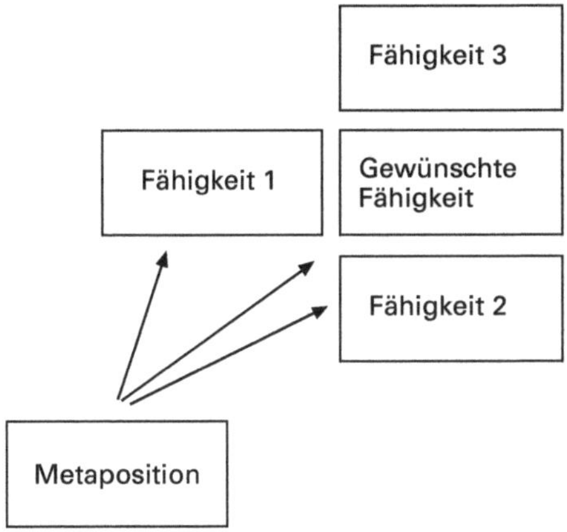

13. Sammeln Sie die Fähigkeiten 1 bis 3 wieder ein und legen Sie sie unter die gewünschte Fähigkeit. Stellen Sie sich auf das „Gesamtpaket". Wie fühlen Sie sich jetzt auf dieser Position? Was sagt Ihnen das?

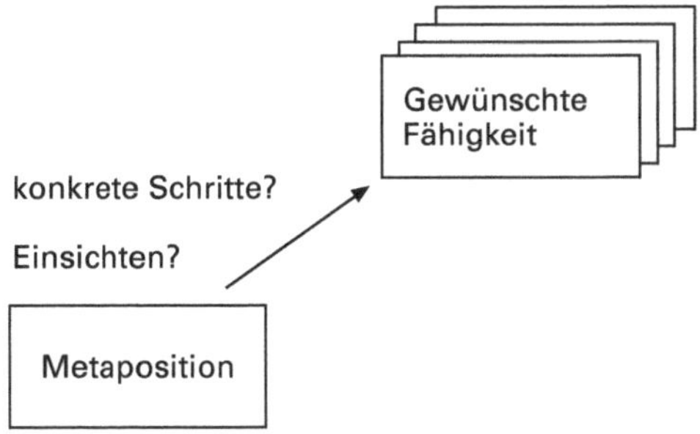

14. Gehen Sie wieder auf die Metaposition. Welche Einsichten kommen Ihnen? Welche konkreten Schritte können Sie in nächster Zeit tun, um die gewünschte Fähigkeit zu erwerben?
15. Tragen Sie die Fähigkeiten 1 bis 3 in nächster Zeit als Ressourcen bei sich, vor allem dann, wenn Sie die gewünschte Fähigkeit in die Tat umsetzen wollen.

Der „Lebensweg"

Der „Lebensweg" als Ressourcensuche für den nächsten Schritt

Der „Lebensweg" basiert auf der „Time Line" des NLP. Er dient dazu, die Kraftquellen oder Ressourcen ausfindig zu machen, die jemand in einer schwierigen Situation benötigt, um den richtigen nächsten Schritt auf ein gemäßes Ziel hin tun zu können. Die Zielvorstellung bezieht sich erst einmal auf die zu lösende Problemsituation und auf ganz konkrete Schritte, die als Möglichkeit der Problemlösung auftauchen. Sie kann aber auch weiter gefasst und auf die Lebensaufgabe oder einen Lebenssinn bezogen werden. Ein gemäßes Ziel ist eine wichtige Ressource und gehört zu den Kraftquellen, die den richtigen nächsten Schritt auf ein gemäßes Ziel hin ermöglichen (vgl. S. 34).

Die Grundstruktur

Ganz gleich, wie komplex sich die Arbeit am individuellen „Lebensweg" gestalten mag, Ausgangspunkt sind immer die drei Komponenten:

- die Gegenwart mit ihrem Problem
- das gemäße Ziel
- die Ressourcen aus der Vergangenheit

Die diese drei Komponenten darstellenden Blätter werden im Raum ausgelegt. Dabei werden zeitliche Abstände zu Abständen im Raum, und man kann sich zwischen Gegenwart, Vergangenheit und Zukunft frei bewegen. Dies verändert die lineare Vorstellung von Zeit, denn es wird nun klar, dass nicht nur die Vergangenheit auf die Gegenwart und die Gegenwart auf die Zukunft wirken, sondern auch umgekehrt die Zukunftsvorstellungen auf unser Befinden in der Gegenwart zurückwirken, und dies wiederum beeinflusst das Bild, das wir uns von unserer Vergangenheit machen. Die den systemischen Therapien eigene Vorstellung einer „zirkulären Zeit", in der Vergangenheit, Gegenwart und Zukunft in Wechselwirkung zueinander stehen, kann in dieser Übung sozusagen „am eigenen Leib" erfahren werden.

Wann im therapeutischen Prozess?

Die Arbeit mit dem „Lebensweg" lässt sich im Prinzip in jede Phase des therapeutischen Geschehens „hineinweben". Steht sie am Anfang einer Sequenz von Einzelsitzungen oder Beratungsstunden, so wird der Klient gleich zu Beginn mit der lösungs- und ressourcenorientierten Arbeitsweise des systemischen Vorgehens bekannt gemacht.

Für Menschen, die gewohnt sind, dass alle ihre Gedanken und Gefühle um ihr Problem kreisen, kann es eine enorme Veränderung und Erleichterung bedeuten, ihre Aufmerksamkeit weg von ihrem Problem und seinen möglichen Ursachen hin zu den Lösungsmöglichkeiten und Kraftquellen zu verschieben. Auch bei der Überwindung von Gesundheitsproblemen kann der „Lebensweg" eine Unterstützung sein: Ein gemäßes Gesundheitsziel wird erarbeitet und Erinnerungen an Gesundungsprozesse in der Verangenheit werden als Ressourcen eingesetzt.

Es ist sinnvoll, zwei bis drei Sitzungen für den „Lebensweg" zu verwenden, damit der Klient zwischen den Stunden Zeit hat, sich mit dem möglichen Ziel und den Kraftquellen seines Lebens intensiver zu befassen.

Stehen zu Beginn der therapeutischen Arbeit andere Aspekte im Vordergrund, so kann der „Lebensweg" auch zu einem späteren Zeitpunkt eingesetzt werden, um das Ergebnis der Therapie zu festigen, und an der Neugestaltung des Lebens zu arbeiten. Ebenso geeignet ist der Einsatz des „Lebensweges" am Ende einer Therapiesequenz, sozusagen als „stärkender Blick nach vorn". Einen besonderen Reiz hat es, den „Lebensweg" wiederholt durchzuführen, sei es nach einigen Wochen oder Jahren. Denn so manches Mal lässt sich dann feststellen, dass sich entweder das Ziel oder die Ressourcen verändert haben! Gerade auch in der Selbsthilfe ist der „Lebensweg" bzw. seine wiederholte Anwendung eine gute Möglichkeit, mit einer aktuellen Krise umzugehen.

Der „Lebensweg“ ist in seiner Grundstruktur auch als Gruppenübung durchführbar, sei es zu Beginn oder als Abschluss einer gemeinsamen Zeit (vgl., S. 125).

Kriterien eines gemäßen Zieles

Jeder Mensch hat ein mehr oder weniger bewusstes Bild von seinem Lebensweg und seiner Zukunft. Dieses innere Bild leitet ihn in seinen Handlungen und Gefühlen, ob er es weiß und will oder nicht. Ein nicht gemäßes Bild von der Zukunft kann schlimme Folgen haben, während eine gemäße Zielvorstellung psychische und physische Energien wachruft. Deshalb sollte auf die Erarbeitung der Zielvorstellung besondere Sorgfalt verwendet werden (vgl. S. 34 f.). Kommt der Klient wegen eines konkreten Problems in die Therapie, so kann man sich das Ziel als einen Zustand vorstellen, in dem das Problem gelöst ist oder sich so verändert hat, dass der Klient selbstständig damit umgehen kann.

Kriterien für ein gemäßes Ziel sind:

1. Ist das Ziel positiv formuliert (z. B. „Ich möchte mir mehr Freizeit gönnen“ statt „Ich möchte weniger arbeiten“)?
2. Werden Sie selber aktiv in Bezug auf das Ziel (z. B. „Ich möchte mein Verhalten meiner Frau gegenüber ändern“ statt „Ich möchte, dass meine Frau sich anders verhält“)?
3. Woran merken Sie, dass Sie am Ziel angekommen sind?
4. Ist das Ziel mit Ihren jetzigen Überzeugungen und Erfahrungen zu vereinen?
5. Stimmen Sie den Folgen für sich und andere zu?

Das letzte Kriterium weist eine Besonderheit gegenüber der Zielfindung im NLP auf: Es berücksichtigt die Folgen, die die Erreichung des Zieles für andere hat. Die systemische Denkweise bezieht die Überlegung mit ein, dass ein gutes Ziel auch anderen nutzen oder ihnen zumindest nicht schaden sollte. Eine gute Lösung ist für alle gut.

Verlaufsbeschreibung: Grundstruktur „Lebensweg"

1. Was ist das Problem und wie sieht Ihre Zielvorstellung aus? Klären Sie anhand der oben genannten Kriterien, ob das Ziel gemäß ist.
2. Skizzieren Sie mit der nicht dominanten Hand
   - ein Bild Ihrer gegenwärtigen Situation mit dem Problem (Problem in der Gegenwart),
   - ein Bild des Zustandes in der Zukunft, in der dieses Problem gelöst ist oder sich so verändert hat, dass Sie selbstständig damit umgehen können (Ziel).
3. Gehen Sie innerlich in Ihre Vergangenheit zurück. Erinnern Sie sich an konkrete Schritte, die Sie damals getan haben, die sich positiv auswirkten und die Sie auf Ihrem Weg weiterführten (z. B. Abschlussexamen, Entschluss zur Heirat usw.). Fertigen Sie von jedem Schritt auf einem gesonderten Blatt eine Skizze (Ressource 1, 2, 3, 4 ...) an.
4. Legen Sie Ihren Lebensweg mit Hilfe der Blätter im Raum aus.

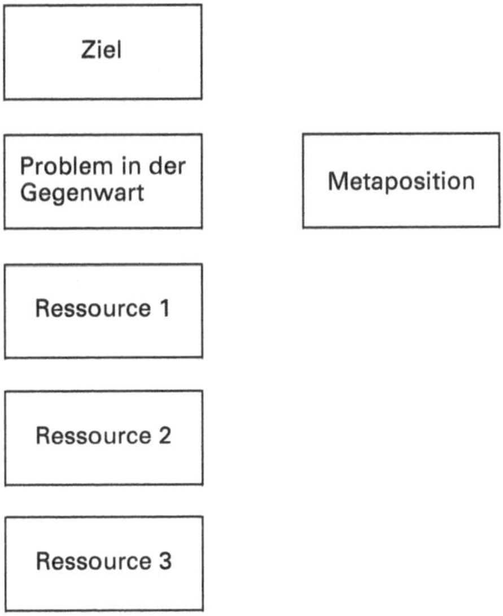

Anmerkung: Diese Grafik stellt die Möglichkeit dar, die Skizzen in einer „Zeitlinie" von der Vergangenheit in die Gegenwart bis zur Zukunft geradlinig auszulegen. In der Praxis kann diese „Zeitlinie" einen durchaus gewundenen Verlauf nehmen; selbst wenn Ressourcen aus der Vergangen-

heit auf den Weg in die Zukunft gelegt werden, hat das meist seine innere Logik.

5. Bestimmen Sie mit einem leeren Blatt eine Position außerhalb (Metaposition). Stellen Sie sich darauf und schauen Sie auf Ihren Lebensweg von dieser Außenperspektive aus. Liegen die Blätter richtig? Was fällt Ihnen auf?
6. Stellen Sie sich auf Ihr Problem in der Gegenwart und nehmen Sie ihre körperlichen und emotionalen Reaktionen wahr. Wie ist Ihre Haltung, Ihr Stand, Ihre Atmung, wie fühlen Sie sich?
7. Gehen Sie vorwärts auf Ihre Zielvorstellung und tun Sie das Gleiche. Welche Unterschiede nehmen Sie wahr?
8. Drehen Sie sich um, schauen Sie zurück auf das Ganze und vor allem auf den „nächsten Schritt" von der Gegenwart zum Lösungszustand, auf dem Sie sich jetzt befinden. Kommt Ihnen eine konkrete Idee, wie dieser Schritt aussehen könnte?
9. Gehen Sie wieder auf die Position des Problems in der Gegenwart zurück und prüfen Sie, wie es sich jetzt anfühlt. Nun bewegen Sie sich weiter zurück in die Vergangenheit zu Ressource 1. Wie fühlen Sie sich hier? Dann stellen Sie sich nacheinander auf jede Ihrer Ressourcen und nehmen die Unterschiede wahr.

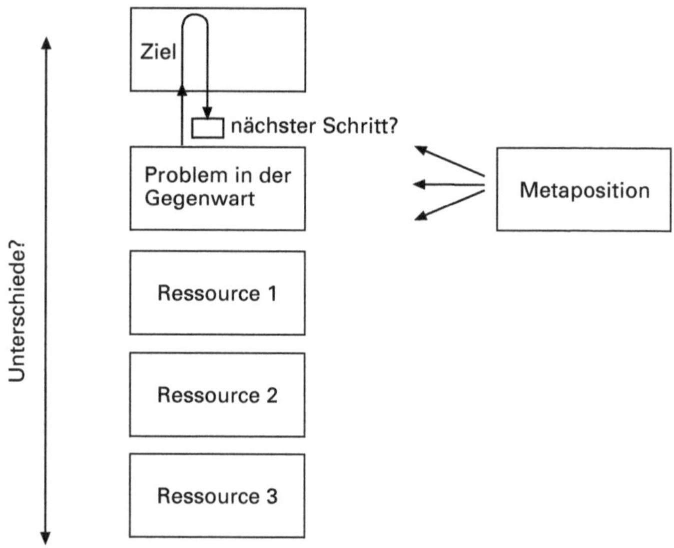

10. Wenn Sie bei der frühesten Ressource angelangt sind, drehen Sie sich um und schauen wieder in die Zukunft. Nehmen Sie das Ganze aus dieser Perspektive in den Blick: Welche Schritte sieht das kleine Kind den Erwachsenen tun, um zur Lösung zu kommen? Gehen Sie langsam in Richtung Zukunft (Ziel) und nehmen Sie Ihre Ressourcen mit, indem Sie die Blätter tatsächlich einsammeln.
11. Bleiben Sie auf dem Gegenwartsbild stehen und legen Sie die Ressourcenblätter unter dieses Bild. Was hat sich verändert? Wie fühlen Sie sich im Vergleich zu vorher an dieser Stelle? Welche konkreten Schritte sehen Sie sich tun, um auf das Ziel zuzugehen?

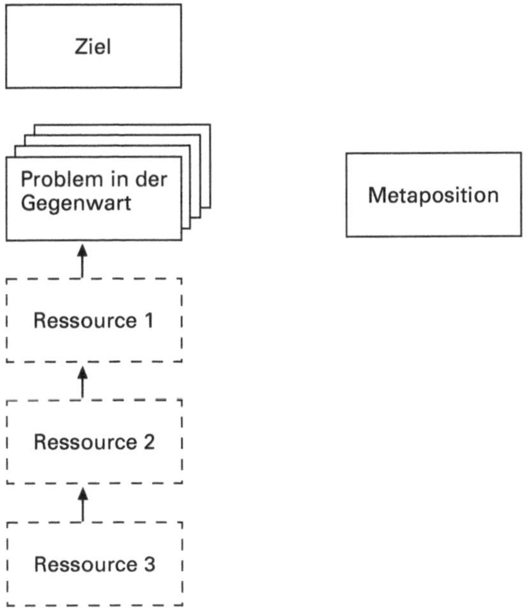

12. Gehen Sie noch einmal in die Zukunft, nehmen Sie dabei die Ressourcen mit und legen Sie sie unter die Skizze des Zieles. Schauen Sie nun – von der erreichten Lösung aus – auf die Gegenwart zurück: Welche Schritte haben Sie getan und welche Ressourcen haben Ihnen dabei besonders geholfen?

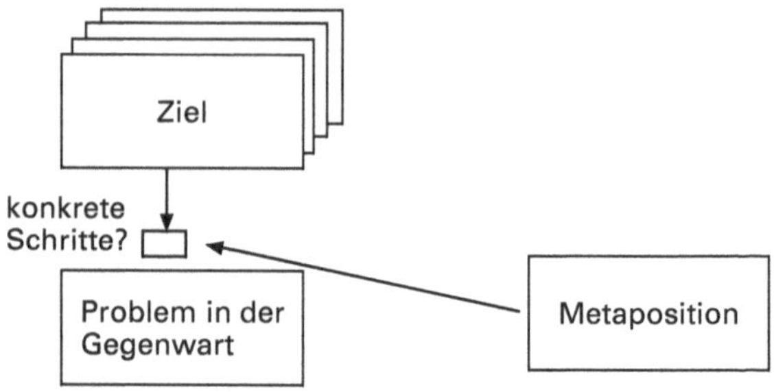

13. Treten Sie auf die Metaposition und schauen Sie sich Ihren Lebensweg von außen an. Hat er sich für Sie verändert? Welche konkreten Schritte sehen Sie sich in nächster Zeit tun?
14. Tragen Sie diese „Blätter der Kraft" eine Zeit lang auf irgendeine Weise bei sich.
15. Wiederholen Sie die Übung eventuell nach einigen Monaten. Welche Schritte haben Sie unternommen? Wie sieht Ihre Zielvorstellung heute aus? Welche Ressourcen haben sich besonders bewährt? Welche neuen Ressourcen tauchen auf? Welche nächsten Schritte ergeben sich?

Verlaufsbeschreibung: Erweiterter „Lebensweg"

Während sich die Grundstruktur des „Lebensweges" neben der Einzel- und Gruppenarbeit auch zur selbstständigen Durchführung eignet, ist die folgende erweiterte Fassung eher eine Anregung für Fachkollegen.

Als Ressourcen werden hier noch eine Ressourcenperson, wichtige andere Personen, Orte, Tiere oder Pflanzen eingeführt. Dies dient vor allem der Kontextorientierung, die in der Grundstruktur des Lebensweges schwächer ausgeprägt ist.

1. Was ist das Problem und wie sieht Ihre Zielvorstellung aus? Klären Sie, ob das Ziel den Kriterien eines gemäßen Zieles entspricht.
2. Skizzieren Sie mit der nicht dominanten Hand
   - ein Bild Ihrer gegenwärtigen Situation mit dem Problem (Problem in der Gegenwart),
   - ein Bild des Zustands in der Zukunft, in der dieses Problem gelöst ist oder sich so verändert hat, dass Sie selbstständig damit umgehen können (Ziel).

3. Gehen Sie innerlich in Ihre Vergangenheit zurück. Erinnern Sie sich an wichtige nächste Schritte, Entscheidungen oder Sinn-Erfahrungen, die sich positiv auswirkten und die Sie auf ihrem Weg weiterführten. Fertigen Sie von jedem Schritt auf einem gesonderten Blatt eine Skizze an.
4. Erinnern Sie sich an Personen, die dazu beitrugen, dass Sie diese Schritte tun konnten. Fertigen Sie von jeder Person eine Skizze auf einem gesonderten Blatt an.
5. Welche dieser Personen würde Ihnen am ehesten zutrauen, dass Sie Ihr jetziges Problem überwinden werden? (Ressourcenperson)
6. Gibt es auch Erinnerungen an Orte, Tiere oder Pflanzen, die Ihnen geholfen haben, diese Schritte zu tun? Fertigen Sie jeweils auf einem gesonderten Blatt eine Skizze davon an.
7. Legen Sie Ihren Lebensweg mit Hilfe der Blätter im Raum aus. Platzieren Sie Orte, Tiere, Pflanzen, die Ressourcenperson oder andere Personen in Bezug auf die positiven Schritte (Ressource 1–3) in der Vergangenheit.

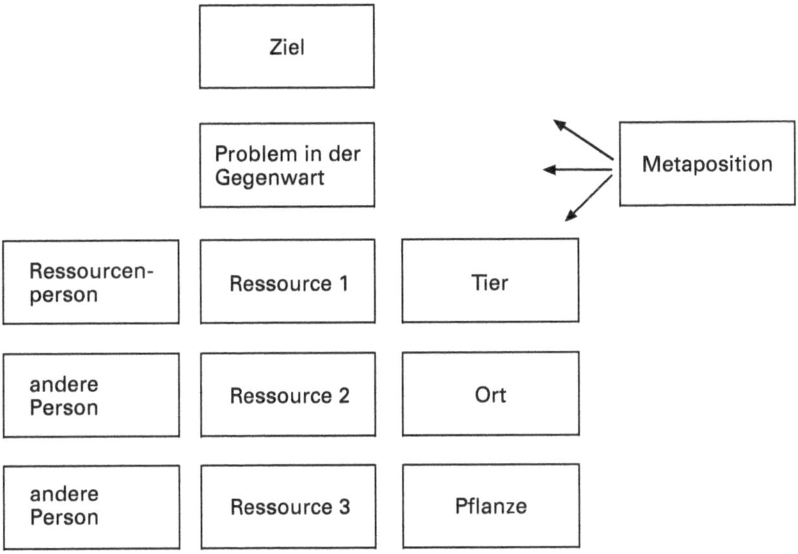

Beachten Sie die Anmerkung auf Seite 83

8. Bestimmen Sie mit einem leeren Blatt eine Position außerhalb (Metaposition). Stellen Sie sich darauf und schauen Sie

auf Ihren Lebensweg von dieser Außenperspektive aus. Liegen die Blätter richtig? Was fällt Ihnen auf?

9. Stellen Sie sich auf das Problem in der Gegenwart und nehmen Sie Ihre körperlichen und emotionalen Reaktionen wahr. Wie ist Ihre Haltung, Ihr Stand, Ihre Atmung, wie fühlen Sie sich?
10. Gehen Sie vorwärts auf Ihre Zielvorstellung und tun Sie das Gleiche. Welche Unterschiede nehmen Sie wahr?
11. Drehen Sie sich um, schauen Sie zurück auf das Ganze und vor allem auf den „nächsten Schritt“ von der Gegenwart zum Lösungszustand, auf dem Sie sich jetzt befinden. Kommt Ihnen eine Idee, welcher konkrete Schritt es sein könnte?
12. Gehen Sie dann wieder zurück über die Gegenwart hinaus zu den Ressourcen und stellen Sie sich nacheinander auf jede einzelne. Wie fühlen Sie sich und welche Unterschiede nehmen Sie wahr?

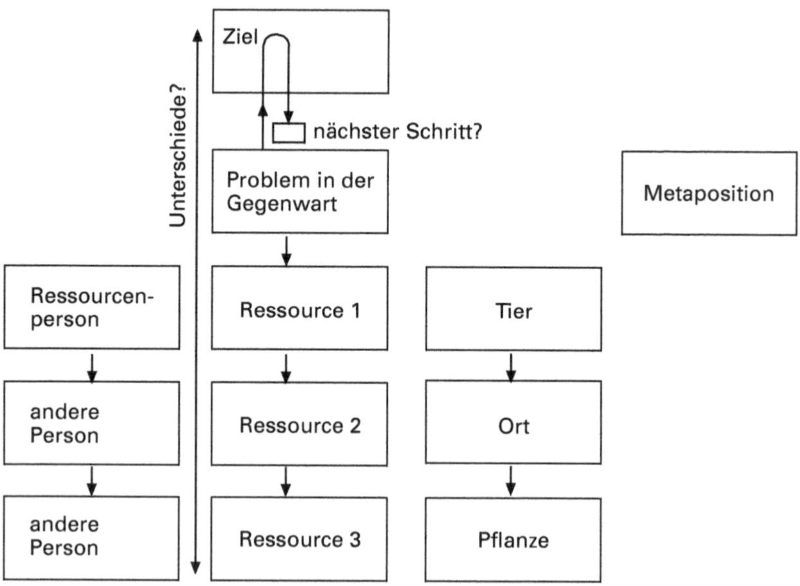

13. Wenn Sie bei der frühesten Ressource angelangt sind, drehen Sie sich um und schauen wieder in die Zukunft. Gehen Sie langsam in diese Richtung und nehmen Sie Ihre Ressourcen mit, indem Sie die Blätter tatsächlich einsammeln. Lassen Sie nur das Blatt mit der Ressourcenperson liegen.

14. Bleiben Sie auf dem Problem in der Gegenwart stehen und legen Sie die Ressourcen unter die Skizze. Was hat sich verändert? Wie fühlen Sie sich im Vergleich zu vorher an dieser Stelle? Gibt es etwas Neues bezüglich des nächsten Schrittes?

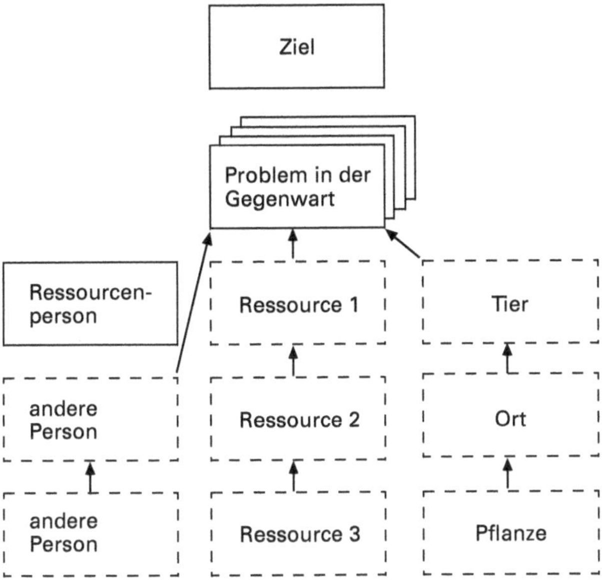

15. Holen Sie nun die Ressourcenperson aus Ihrer Vergangenheit in die Gegenwart und geben Sie ihr hier einen Platz.
16. Stellen Sie sich auf die Position der Ressourcenperson und schauen Sie durch ihre Augen. Hat sie Ihnen etwas mitzuteilen? Führen Sie einen Dialog mit ihr, indem Sie die Positionen wechseln.

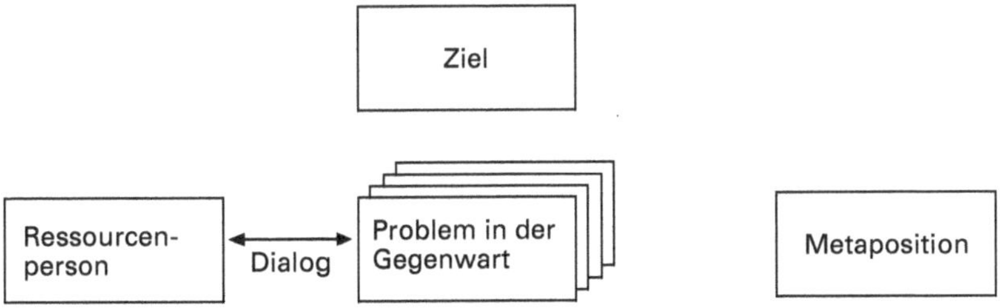

17. Gehen Sie weiter auf die Position der Zielvorstellung , nehmen Sie dabei Ihre Ressourcen mit und legen Sie sie unter

die Skizze. Schauen Sie auf Ihre Gegenwart zurück: Welche konkreten Schritte haben Sie getan, um hierher zu kommen? Welche Ressourcen haben Ihnen dabei besonders geholfen?

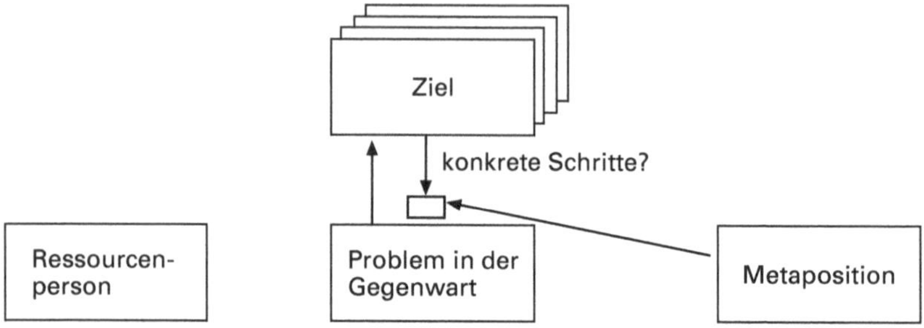

18. Treten Sie heraus auf die Metaposition und schauen Sie sich Ihren Lebensweg von außen an. Hat er sich für Sie verändert? Welche konkreten Schritte sehen Sie sich in nächster Zeit tun?
19. Tragen Sie die Ressourcen eventuell in der nächsten Zeit auf irgendeine Weise bei sich.
20. Wiederholen Sie die Übung nach einigen Monaten. Welche Schritte haben Sie unternommen? Wie sieht Ihre Zielvorstellung heute aus? Hat sie sich verändert? Welche Ressourcen haben sich besonders bewährt? Welche neuen Ressourcen tauchen auf? Welche nächsten Schritte ergeben sich?

Ergänzung des „Lebensweges" durch eine Darstellung des Familienbildes oder durch Familien-Stellen

Wie und in welchem Fall sich der „Lebensweg" durch die Darstellung des Familienbildes oder durch das Familien-Stellen ergänzen lässt, wird in den folgenden Abschnitten erläutert.

Die „Darstellung des Familienbildes"

Um der größeren Klarheit willen unterscheiden wir im NIG grundsätzlich zwei Möglichkeiten, mit dem Beziehungszusammenhang eines Klienten zu arbeiten, die jedoch in der Praxis häufig ineinander übergehen: die „Darstellung des Familienbildes" auf der biografischen Ebene und das Familien-Stellen auf der Ebene der archaischen Beziehungsordnung.

Eine Darstellung des Familienbildes kann einerseits ein diagnostisches Mittel für den Therapeuten sein, denn man weiß mehr und Anderes von seinem Gegenüber, wenn man gesehen hat, wie er seine Familie darstellt.

Das Familienbild kann aber auch – wie im Folgenden beschrieben – als therapeutisches Element eingesetzt werden, und zwar auf verschiedene Art und Weise. In jedem Fall ist zu beachten, dass die „Darstellung des Familienbildes" nicht der Lösung von Verstrickungen dient, wie das beim Familien-Stellen der Fall ist, sondern lediglich der Wahrnehmung von Beziehungen.

Familienbeziehungen „mit anderen Augen" sehen

Die Blickwinkel einzelner Familienmitglieder können benutzt werden, um andere Familienmitglieder und damit den ganzen Beziehungszusammenhang der Familie „mit anderen Augen" zu sehen. Hierfür bittet man den Klienten, Skizzen von sich selbst und den Mitgliedern seiner Herkunftsfamilie herzustellen und sich zu fragen: „Wie meint es jedes einzelne Familienmitglied gut für die Familie?".

Diese Frage zielt zum einen auf die primäre Liebe ab, die alle Familienmitglieder zusammenhält. Die primäre Liebe wirkt unabhängig von Verhaltensweisen wie Streit, Abneigungen oder Vorlieben, die es in jeder Familie gibt. Zum anderen weist die Frage auf die „positive Absicht" hin, die aus der Sicht des NLP alle Teile eines Systems – d. h. alle inneren Anteile, auch die destruktiv erscheinenden – haben. Das bedeutet: Was sich in der „äußeren Familie" als primäre Liebe zeigt, entspricht der „positiven Absicht" jedes inneren Anteiles (vgl. S. 32, 46).

Anschließend legt der Klient die Skizzen der Beteiligten sowie die Metaposition in einer für ihn stimmigen Ordnung auf dem Boden aus und stellt sich dann nacheinander auf die Positionen der einzelnen Personen. Er erlebt dadurch, wie unterschiedlich jedes Familienmitglied die Beziehungen in der Familie wahrnimmt. Möglicherweise bekommt er auch neue Einsichten und Erkenntnisse über die positive Absicht der einzelnen Familienmitglieder, die aus der Sicht des NLP alle Teile eines Systems haben. Beispielsweise kann der Klient das strenge Verhalten seines Vaters, unter dem er als Kind sehr litt, aus dessen Sicht ganz anders sehen: Der Vater hatte immer Angst, dass sein Sohn nicht lebenstüchtig genug werden könnte. Beziehungen in der Familie auf diese Art und Weise mit Hilfe der Darstellung des Familienbildes wahrzunehmen, ist sowohl in der Einzelarbeit als auch in der Gruppe möglich. (Eine ausführliche Verlaufsbeschreibung für dieses Vorgehen in der Gruppe findet sich auf S. 126 ff.).

Verlaufsbeschreibung: Familienbild

1. Stellen Sie sich die Mitglieder Ihrer Herkunftsfamilie vor und fertigen Sie für jede Person, Sie selbst eingeschlossen, eine Skizze auf einem gesonderten Blatt Papier an. Fühlen Sie sich ganz frei in der Gestaltung, es kann ein konkretes oder abstraktes Bild werden oder vielleicht auch ein Symbol.
2. Stellen Sie sich nun vor, Sie schauen durch die Augen jeder einzelnen Person, und stellen Sie sich dabei folgende Fragen:
   - Wie hat es jeder Einzelne in der Familie gut gemeint?
   - Was war seine positive Absicht für die Familie?

   Skizzieren Sie ein kleines Symbol auf das Blatt, das ausdrückt, wie es die Person gut gemeint hat. Überlegen Sie, wo die Person hinschaut, und bringen Sie einen kleinen Pfeil für die Blickrichtung an.
3. Legen Sie die Blätter so auf dem Boden aus, wie es dem inneren Bild, das Sie von Ihrer Familie haben, entspricht. Achten Sie dabei auf die Blickrichtung der Personen, auf die Winkel und Abstände der Blätter zueinander.
4. Legen Sie ein leeres Blatt in einem gewissen Abstand auf den Boden (Metaposition) und schauen Sie auf Ihr Familienbild. Liegt alles stimmig und richtig so?

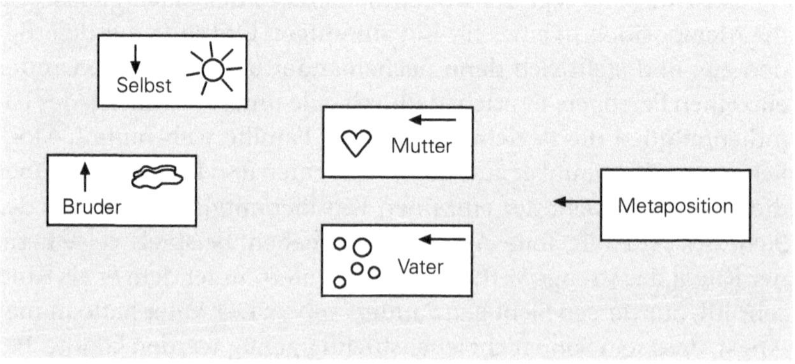

5. Stellen Sie sich auf die Bilder der einzelnen Familienmitglieder und nehmen Sie Ihre körperlichen und emotionalen Reaktionen wahr.
   - Wie sind Ihre Haltung, Ihr Stand und Ihre Atmung?
   - Wie fühlt es sich an, als Vater, Mutter oder Kind in dieser Familie zu stehen?
   - Wenn Sie auf die anderen Familienmitglieder schauen, fühlen Sie sich in Ihrer Position größer, kleiner oder gleich groß?
   - Wie sind die Beziehungen der Familienmitglieder untereinander?
   - Welche Person ist die wichtigste?
6. Treten Sie in die Metaposition und schauen Sie sich die Familie von außen an. Hat sich in Ihrer Wahrnehmung des Ganzen etwas verändert? Welche neuen Informationen haben Sie gewonnen? Gibt es irgendwelche Einsichten oder Erkenntnisse?

Die „Darstellung des Familienbildes" in Verbindung mit anderen NIG-Elementen

Eine weitere Möglichkeit, die Darstellung des Familienbildes zu nutzen, besteht darin, neue Lösungsmöglichkeiten im Rahmen der Arbeit mit anderen NIG-Elementen zu finden. Hat man während der Arbeit mit einer NIG-Übung den Eindruck, dass ein gemäßer nächster Schritt bzw. eine gemäße Zielvorstellung nicht gefunden werden kann, weil irgendetwas noch fehlt, so kann man zusätzlich ein Familienbild auslegen, um neue Gesichtspunkte hinzuzugewinnen.

Man schaut dann „durch andere Augen", d. h. durch die Augen der einzelnen Familienmitglieder, auf die verschiedenen Positionen des „Lebensweges" oder einer anderen NIG-Übung. Dazu lässt man den Klienten seine Ursprungsfamilie mit Hilfe von Blättern, Filzflecken oder anderen Symbolen in einer gewissen Distanz vom „Lebensweg" – oder von dem therapeutischen Element, mit dem man gerade arbeitet – auslegen. Nun wird der Klient aufgefordert, seinen „Lebensweg" durch die Augen einzelner Familienmitglieder wahrzunehmen. Dies dient der Kontextorientierung des Prozesses, und häufig ergeben sich daraus neue Lösungsmöglichkeiten. Manchmal zeigen sich aber auch Verstrickungen (vgl. S. 47), die durch das im nächsten Abschnitt beschriebene Familien-Stellen in der Einzeltherapie oder durch eine Aufstellung in der Gruppe erst gelöst werden müssen, ehe der richtige nächste Schritt – oder die dem jeweils angewandten Element entsprechende Lösung – gefunden werden kann.

Die Darstellung des Familienbildes kann auch von Therapeutinnen und Therapeuten angeleitet werden, die das Familien-Stellen in der Gruppe noch nicht gründlich kennen gelernt haben. Denn man kann dabei auf der „biografischen Ebene" bleiben, auf der ein näheres Vertrautsein mit der Beziehungsordnung nach Bert Hellinger nicht unbedingt notwendig ist.

Verlaufsbeschreibung: Familienbild in Verbindung mit anderen NIG-Elementen

1. Fertigen Sie Skizzen aller Mitglieder Ihrer Kernfamilie (Vater, Mutter, Geschwister – auch die verstorbenen) an oder wählen Sie für diese Familienmitglieder Symbole oder farbige Filzflecken. Legen Sie die gewählten Bodenanker im Raum aus. Legen Sie ein leeres Blatt für die Metaposition aus.

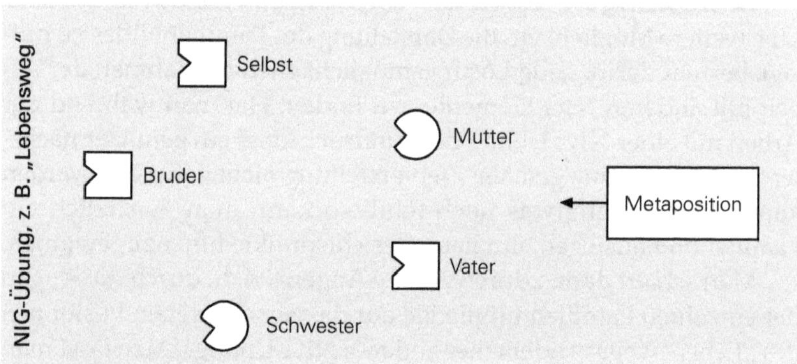

2. Stellen Sie sich auf die Position der einzelnen Familienmitglieder und der Metaposition und benützen Sie deren Blickwinkel, um auf das bisher Ausgelegte durch andere Augen zu schauen. Sie können das Wahrgenommene in einer neuen Skizze festhalten. Kehren Sie mit den neu gewonnenen Sichtweisen und Skizzen zu dem begonnenen NIG-Element zurück und fahren Sie damit fort, indem Sie das Erfahrene integrieren.

Erweiterte „Darstellung des Familienbildes"

Die Darstellung des Familienbildes lässt sich je nach Intention des Therapeuten und individueller Situation des Klienten beliebig erweitern. Zur Herkunftsfamilie gehören beispielsweise auch die Halbgeschwister und deren Vater oder Mutter, außerdem andere Partner der Eltern. Auch die Geschwister der Eltern und die Großeltern sowie eventuelle Pflegeeltern können in das Familienbild hineingenommen werden.

Die Gegenwartsfamilie lässt sich ebenfalls unter dem Aspekt der positiven Absicht betrachten. Dies ist mit der „Kernfamilie" möglich, also dem Ehepartner, sich selbst und den Kindern. Auch hier ist eine Erweiterung denkbar, beispielsweise gehören auch Kinder von anderen Partnern und diese Partner dazu, ebenso andere wichtige Partner.

Der Hinweis, dass alle Familienmitglieder, lebende und verstorbene, dazu gehören, gilt für jede gewählte Familienkonstellation und kann von großer Wichtigkeit sein.

Familien-Stellen

Die Familienaufstellung mit Bodenankern ist ein Versuch, die Ebene der Beziehungsordnungen oder die „Bewegungen der Seele", die in der Gruppe durch neutrale Stellvertreter sichtbar werden, in die Einzeltherapie einzubeziehen. Dabei geht es eher darum, einen zentralen Verstrickungspunkt ausfindig zu machen und eine Bewegung in Richtung Lösung in Gang zu setzen, als ein vollständiges „Lösungsbild" zu finden.

Voraussetzungen

Bei der Einbeziehung des Familien-Stellens in die Einzeltherapie sollten zwei Grundvoraussetzungen gegeben sein. Die erste Voraussetzung betrifft die Qualifikation des Therapeuten: Er sollte über ausreichend Selbsterfahrung, Fortbildung und Supervision im Familien-Stellen in der Gruppe verfügen, um mit Aufstellungen in der Einzeltherapie verantwortlich arbeiten zu können. Ist dies nicht der Fall, so sollte der Therapeut bei Bedarf ein Familienaufstellungsseminar bei einem erfahrenen Aufsteller empfehlen.

Die andere Voraussetzung betrifft die Fähigkeit des Klienten, bis zu einem gewissen Grad „durch die Augen" anderer Familienmitglieder schauen zu können und sich selbst so weit wie möglich "von außen" zu betrachten. Diese Fähigkeit ist jedoch bei den meisten Menschen durchaus vorhanden und lässt sich sehr gut in kleinen Schritten durch verschiedene Übungen des NIG weiterentwickeln.

Eine schwere Verstrickung, die ja dem Klienten, der keine Aufstellung mit Stellvertretern gemacht hat, nicht bewusst ist, kann ein echtes Hindernis für das Familien-Stellen in der Einzelarbeit sein . In einer Aufstellungsgruppe werden die „unsichtbaren Bindungen" in einer Familie durch die Stellvertreter der Familienmitglieder sichtbar. In der Einzelarbeit steht diese Informationsquelle nicht zur Verfügung. Hier bekommt der Klient jedoch dadurch, dass er sich auf die Positionen der einzelnen Familienmitglieder stellt, manchmal über die Körperwahrnehmung Informationen, die ihm bisher nicht zugänglich waren. Beispielsweise sieht er die Familie aus den Augen des Vaters oder der Schwester, er betrachtet die Beziehungen untereinander mit den Augen der Mutter und er spürt den Unterschied, wenn der verstorbene Bruder im Blickfeld ist oder nicht. Diese Informationen sind für ihn von großem Wert, auch wenn seine Körperwahrnehmungen nicht immer frei von eigenem Interesse und Verstrickungen sein mögen. Es ist die Aufgabe eines erfahrenen Aufstellers, solche Tendenzen aufzuspüren und anzusprechen.

Durch die Intuition und Erfahrung des Therapeuten können mit Aufstellungen in der Einzelarbeit aber in vielen Fällen durchaus Lösungen im Sinne Bert Hellingers gefunden werden, die über den reinen Perspektivenwechsel hinausgehen.

Eine ausführliche Darstellung der Grundlagen des Familien-Stellens würde den Rahmen dieses Buches sprengen und ist an anderer Stelle bereits umfangreich geschehen (z. B. Schneider 2009). Auch über die Anwendung des Familien-Stellens in der Einzeltherapie ist empfehlenswerte Literatur erschienen (De Philipp 2008, Franke 2002).

Wann im therapeutischen Prozess?

Wie schon erwähnt, lassen sich Familienaufstellungen prinzipiell in die Arbeit mit allen NIG-Elementen „einschieben". Besonders geeignet sind dafür der „Lebensweg", das „Reimprinting" und die „Zwei Seiten". Der Einsatz einer Familienaufstellung ist beispielsweise auch angebracht, wenn der Therapieverlauf ins Stocken gerät, weil der Klient in sekundären Gefühlen wie Wut oder Vorwürfen gefangen bleibt (vgl. S. 45). Lösend kann eine Aufstellung auch wirken, wenn während der Arbeit mit NIG eine traumatische Erinnerung im Zusammenhang mit Familienmitgliedern auftaucht, die sich emotional stark in den Vordergrund schiebt. Ebenfalls von großem Nutzen kann der systemisch-phänomenologische Blick auf die Familie sein, wenn der Klient oder der Therapeut den Eindruck bekommt, dass zur guten Lösung noch etwas oder jemand fehlt. Ähnlich verhält es sich mit dem Klienten, der Lösungen und Ziele, die ihm durchaus sinnvoll und erstrebenswert erscheinen, nicht annehmen kann oder immer wieder unbewusst boykottiert. Er sollte klären, ob sein Ziel auch in Einklang mit seiner Familie steht, ob er noch den Segen eines Familienmitgliedes dazu braucht oder ob er etwa mit einem Vorfahren, der sich schuldig gemacht, identifiziert ist.

Typische Einwände und Fragen

Der richtige Zeitpunkt für den Einsatz des Familien-Stellens ist für den Therapeuten erkennbar an spezifischen Einwänden und Fragen des Klienten: „Eigentlich ist mir alles klar, und ich weiß auch, was ich tun kann, aber ich tue es nicht" oder „Jetzt läuft alles so gut, aber ich habe Angst, dass sich das schon bald wieder ändert". Diese Äußerungen der Klienten legen die Vermutung nahe, dass der familiäre Beziehungszusammenhang eine Lösung auf der biografischen Ebene verhindert und dass die Einbeziehung einer Aufstellung der nächste therapeutische Schritt ist (vgl. hierzu das Fallbeispiel: Die positive Absicht des Symptoms oder Stress als Helfer, S. 161 f.).

Wenn eine Familienaufstellung therapeutisch ratsam erscheint, lässt sie sich, wie oben erwähnt, unmittelbar in die NIG-Übung, die gerade durchgeführt wird, einbauen. Sollte dies aus zeitlichen Gründen nicht möglich sein, behält der Therapeut diesen Aspekt im Auge und greift ihn zu gegebener Zeit in einer anderen Sitzung wieder auf.

Welche Informationen sind nötig?

Ähnlich wie bei der Aufstellung in der Gruppe sind Informationen des Klienten über Charaktereigenschaften von Familienmitgliedern und Interpretationen von Ereignissen nicht relevant. Stattdessen fragt der Therapeut nach den Geschwistern und Halbgeschwistern, den früheren Partnern der Eltern und nach eventuell Ausgeschlossenen, wie abgetriebene oder früh verstorbene Kinder, Verschollene, Verstoßene. Zentral ist außerdem die Frage: „Was ist passiert?", denn es geht um Ereignisse, die die ganze Familie betrafen: früher Tod, Vertreibung, politische Verstrickung, starke kirchliche Bindung, Auswanderung u. Ä.

Die Auswahl der Personen

In jedem Fall ist es ratsam, die Aufstellung mit möglichst wenigen Personen zu beginnen. Man richtet sich dabei nach den Aussagen des Klienten auf die Frage nach wichtigen Ereignissen, die die ganze Familie betroffen haben. Personen, die der Klient nicht kannte – etwa ein ausgewanderter oder im Krieg gefallener Onkel – sind oft besonders relevant. Eine geliebte Oma etwa, die der Klient womöglich als Erste erwähnt, hat möglicherweise mit seiner Verstrickung nichts zu tun. Sie mag als Ressourcenperson in Frage kommen, so dass über sie der Zugang zur primären Liebe gefunden werden kann, der für den Klienten bei den Eltern womöglich verschüttet ist. Im Sinne der Aufdeckung von Verstrickungen sind jedoch die fehlenden Familienmitglieder besonders relevant, sie sollten repräsentiert werden, denn oft ist schon die Vervollkommnung des Familienbildes ein wichtiger Schritt zur Lösung.

Bei sehr komplexen Dynamiken, bei vielen beteiligten Familienmitgliedern oder familiären Vorgängen, die im Dunkeln liegen, sind Familienaufstellungen in der Gruppe mit Stellvertretern eher zu empfehlen. Kollektive Themen wie Krieg, Verfolgung oder Vertreibung finden im Energiefeld der Gruppe ebenfalls meist einen angemesseneren Platz.

Beispiele von Einsatzmöglichkeiten

Frau Schultheiss möchte sich beruflich neu orientieren, nachdem sie viele Jahre der Erziehung ihrer Kinder gewidmet hat. Sie arbeitet zu diesem Thema mit dem „Lebensweg": Auf der Suche nach Ressourcen für den Neuanfang erinnert sie sich voller Freude an die Geburt ihres ersten Kindes und fertigt eine Skizze davon an. Als sie sich auf dieses Blatt stellt, verwandelt sich ihre Freude jäh in Trauer, und sie beginnt zu weinen. Auf der Metaposition stehend, berichtet Frau Schultheiss, dass dieses Kind gar nicht ihr erstes Kind gewesen sei, sie habe vielmehr ihr erstes Kind durch eine Fehlgeburt verloren. Da dieses Kind nie richtig betrauert wurde, bittet die Therapeutin Frau Schultheiss, ihre Gegenwartsfamilie auf einem gesonderten Platz mit Blättern auszulegen. Frau Schultheiss kann in dieser Aufstellung um das verlorene Kind trauern und ihren lebenden Kindern den richtigen Platz in der Geschwisterreihenfolge geben. Zu einem späteren Zeitpunkt widmet sie sich wieder mit Hilfe des NIG ihrem beruflichen Neuanfang.

Frau Bergmann hat sich in ihrer Ehe immer sehr den Wünschen und Erwartungen ihres Ehemanns angepasst. Da sie feststellt, dass ihr das auf Dauer nicht gut tut, möchte sie lernen, ihre eigenen Bedürfnisse besser wahrzunehmen und auch ihrem Ehemann gegenüber zu äußern. Die Therapeutin begleitet sie durch die NIG-Übung „Fähigkeiten entwickeln". In dieser Übung geht es darum, in der Vergangenheit erworbene Fähigkeiten als Ressourcen für die gewünschte zukünftige Fähigkeit zu nutzen. Die Übung verläuft für Frau Bergmann sehr zufrieden stellend, aber als sie am Ende auf der mit Ressourcen „gepolsterten" gewünschten Fähigkeit steht, fühlt sie außer Vorfreude und Zuversicht auch eine Leere auf ihrer linken Körperseite. Auf die Frage der Therapeutin nach ihrer Mutter, erzählt Frau Bergmann, dass ihre Mutter genau wie sie selbst ihre Bedürfnisse immer zurückgestellt habe. In der anschließenden Aufstellung steht Frau Bergmann der Mutter gegenüber und würdigt mit einer Verneigung die Leistung der Mutter, vier Kinder während des Krieges und in den Nachkriegsjahren allein großgezogen zu haben, da der Vater erst spät aus der Kriegsgefangenschaft zurückkam. „Jetzt sehe ich es. Du konntest gar nicht an dich denken", sagt Frau Bergmann zu ihrer Mutter. Als sie sich danach auf die Position der Mutter stellt, kann sie spüren, wie sehr sich die Mutter darüber freut, dass ihre Tochter in der heutigen Zeit die Möglichkeit hat, sich um ihre Bedürfnisse zu kümmern. Frau Bergmann legt dann die Skizze von sich selbst auf die gewünschte Fähigkeit, die Skizze mit der Mutter legt sie hinter sich. Als sie sich auf ihren eigenen Platz mit der darunter liegenden gewünschten Fähigkeit stellt, geben ihr der Segen und die Kraft der Mutter im Rücken ein warmes und freudiges Gefühl.

Verlaufsbeschreibung: Familien-Stellen

Grundsätzlich kann das Familien-Stellen in der hier beschriebenen Weise natürlich die einzige Intervention sein, die in einer oder in einer Serie von Sitzungen im Mittelpunkt steht. Der Therapeut kann sich aber auch mitten in einer NIG-Übung dazu entschließen, dem Klienten eine Aufstellung seiner Familie vorzuschlagen. Aus den Informationen, die er im Vorgespräch und aus den Reaktionen des Klienten während der Übung erhalten hat, hat er Hypothesen über mögliche Verstrickungen entwickelt. Er lässt sich nun von diesen Hypothesen, seiner Intuition und seiner Erfahrung leiten und führt den Klienten in die Familienaufstellung ein.

Anweisung an den Klienten:

1. Fertigen Sie für jede benötigte Person (inklusive sich selbst) eine eigene Skizze an oder verwenden Sie bereits vorhandene Zeichnungen oder andere Symbole. Geben Sie den Blättern einen stimmigen Platz außerhalb oder innerhalb des bisherigen Geschehens auf dem Boden. Bestimmen Sie mit einem leeren Blatt oder einem Symbol die Metaposition (neutraler Beobachter o. Ä.).
2. Stellen Sie sich nun abwechselnd auf Ihre eigene Position und die Position der anderen Familienmitglieder. Wie reagieren Sie körperlich und emotional, wenn Sie sich zum Beispiel als Vater oder Mutter in diesem Beziehungszusammenhang fühlen? Achten Sie auch auf die Blickrichtung der jeweiligen Person: Geht der Blick in die Weite oder auf den Boden, ist er auf eine andere Person gerichtet? Wie reagieren die Familienmitglieder aufeinander, welche Beziehungsstrukturen werden deutlich?
3. Kehren Sie zwischendurch immer wieder auf die Metaposition zurück und nehmen Sie den ganzen Beziehungszusammenhang von außen wahr. Was hat sich dadurch verändert, dass Sie durch die Augen der anderen Familienmitglieder geschaut haben?
4. Gibt es noch eine andere Person in Ihrer Familie, die Ihrer Wahrnehmung nach fehlt?

Der Therapeut muss in diesem Prozess entscheiden, wie weit er mit seinem Klienten gehen kann. Er lässt sich dabei von den unwillkürlichen Reaktionen des Klienten und von seinen Aussagen auf den verschiedenen Positionen der Familienmitglieder leiten. Er überprüft seine Hypothesen und vertieft seine Vorstellung über die Dynamiken in dieser Familie. Dann muss er entscheiden, ob und wie er durch Umlegen der Blätter, durch Hinzunehmen weiterer Familienmitglieder, durch lösende Sätze oder durch ein Ritual in dem Klienten einen Prozess anstoßen kann, der weg von der Verstrickung in Richtung Lösung führt. Hier bedarf es – außer der Intuition – einer genaueren Kenntnis der Verstrickungsdynamiken, die sich nur in Aufstellungsgruppen nach Bert Hellinger erwerben lässt.

Der Therapeut kann das Familien-Stellen beenden, wenn sich eine Bewegung hin zur Lösung abzeichnet. Wie bei der Aufstellungsarbeit in der Gruppe gilt auch hier: Man schließt ab, wenn die Energie am höchsten ist, das heißt, wenn die Reaktionen des Klienten zeigen, dass ein innerer Prozess in Gang gekommen ist. Man versucht dann nicht mehr, durch Hinzufügen weiterer Interventionen „nachzubessern".

Dient die Aufstellung zur Ergänzung eines NIG-Elementes, so kehrt der Klient mit dem Ergebnis dieses Prozesses als Kraftquelle an den Punkt zurück, an dem die Familienaufstellung eingeschoben wurde. Er wird dabei spüren, wie und ob er die Blätter der Aufstellung in die ausgelegten Blätter der NIG-Übung integriert. Bleibt noch genügend Zeit, so kann die NIG-Übung in der gleichen Stunde fortgesetzt werden, andernfalls lässt sich die Arbeit in einer gesonderten Sitzung weiterführen.

Familien-Stellen und „Lebensweg" als Kernstück des NIG

Obwohl man – wie oben beschrieben – das Familien-Stellen ergänzend zu allen NIG-Elementen oder auch als alleinige Intervention anwenden kann, erweisen sich in der Praxis die ergänzende Anwendung von „Lebensweg" und Familien-Stellen als Kernstück des NIG. Dabei steht der „Lebensweg" beispielhaft für das ressourcen- und kontextorientierte Vorgehen auf der biografischen Ebene. Das Familien-Stellen dagegen steht für die Einbeziehung der Ebene der Beziehungsordnungen in den therapeutischen Prozess (vgl. S. 30). Die „erfundene" und die „gefundene" Wirklichkeit kommen beide – sich gegenseitig ergänzend – in den Blick (vgl. S. 23).

Bei der Arbeit mit dem „Lebensweg" geht es um ganz konkrete Schritte im Alltag. Durch eine Familienaufstellung hingegen wird eine innere Haltung der Anerkennung des Lebenszusammenhanges, in den man hineingeboren wurde, vermittelt. Diese innere Haltung drückt sich vor allem in Respekt und Liebe den Eltern gegenüber aus, falls das nicht möglich ist, so doch mindestens in Akzeptanz ihnen gegenüber.

In manchen Fällen genügt es zwar, das Ergebnis der Aufstellungsarbeit einfach nachwirken zu lassen und abzuwarten, wie und ob sich aus der veränderten inneren Haltung nächste Schritte ergeben. Es gibt jedoch auch Situationen, in denen sich der Klient auf konkretere Problemlösungen angewiesen fühlt. Dann erweist sich die ergänzende Anwendung des „Lebensweges" – oder auch eines anderen der hier beschriebenen therapeutischen Elemente – als sinnvoll.

Reimprinting

Reimprinting und die Änderung der Sicht auf die Traumen der Vergangenheit

Anders als beim NIG-Element „Lebensweg", bei dem die Ressourcensuche im Vordergrund steht, befasst sich das „Reimprinting" mit einer traumatischen Erfahrung der Vergangenheit. Abgesehen davon stellt es eine Schnittstelle zwischen Familien-Stellen und NLP dar, die zum Beispiel auch in dem Buch *NLP und das Familien-Stellen* (Stresius, Castella u. Grochowiak 2001) so beschrieben und therapeutisch genutzt wird.

Imprint bedeutet: prägen, einen Abdruck hinterlassen. Reimprinting – eine Vorgehensweise aus dem NLP, die von Robert Dilts entwickelt wurde (Dilts 2001, S. 71 f.) – bedeutet so viel wie: neu prägen, noch einmal einen Abdruck hinterlassen. Mit Hilfe des Reimprinting werden Überzeugungen, die in traumatischen Erlebnissen der Vergangenheit entstanden sind, bearbeitet, indem sie der heutigen, veränderten Situation angepasst werden. Diese „Neuprägung" ermöglicht einen veränderten Blick auf Vergangenheit, Gegenwart und Zukunft. Gegenüber der von Dilts vermittelten Version ist die NIG-Version des Reimprinting stärker systemisch orientiert und durch die Einführung der „alten Person" modifiziert.

Ausgehend von seinem gegenwärtigen Problem und der Vorstellung von einer guten Lösung, macht sich der Klient auf die Suche nach einer Erfahrung, die ihm als Ursache des heutigen Problems erscheint. Er geht zurück in den damaligen Beziehungszusammenhang und versucht, die Situation auch aus der Sicht der „prägenden", das heißt wesentlich an der traumatisierenden Erfahrung beteiligten, Person zu sehen. Er beginnt, sowohl seine eigene positive Absicht als auch die positive Absicht der prägenden Person in der Vergangenheit zu erleben und seine Sichtweise zu verändern. Dadurch kann er sich von alten Überzeugungen (beliefs) lösen und neue, seiner heutigen Situation angepasste entwickeln. Unterstützt wird er hierbei von dem außenstehenden „neutralen Beobachter" (Metaposition) und der reifen, abgeklärten "alten Person", die er selbst einmal sein wird. Die Einsichten, die der Klient im Laufe dieses Prozesses gewinnt, setzt er dann für die Lösungsfindung in der Zukunft ein.

Reimprinting lässt sich aber nicht nur zur Verarbeitung von traumatischen Erinnerungen aus der Kindheit einsetzen, es kann auch den Einstieg in die Bearbeitung systemischer Zusammenhänge ermöglichen. Beispielsweise kann die unterbrochene Hinbewegung des kleinen Kindes zu seiner Mutter sowohl in einem langen Krankenhausaufenthalt des Kindes begründet sein als auch in der seelischen Unerreichbarkeit der Mutter, die ihre eigene Mutter früh verlor. Bekommt der Therapeut durch das Informationsgespräch einen Hinweis auf einen mit dem Problem zusammenhängenden Verstrickungszusammenhang, so ist das systemisch orientierte Reimprinting das Mittel der Wahl. Erscheint eine Familienaufstellung in der Gruppe für den Klienten sinnvoller, kann das Reimprinting als gute Möglichkeit zur Vorbereitung oder Nacharbeitung der Aufstellung betrachtet werden.

Verlaufsbeschreibung: Grundstruktur Reimprinting

1. Was ist das Problem und wie ist Ihre Vorstellung einer guten Lösung? *(Zielkriterien beachten, S. 82)*
2. Skizzieren Sie mit der nicht dominanten Hand
   - ein Bild Ihrer Gegenwart mit dem Problem,
   - ein Bild des Zustandes in der Zukunft, in dem dieses Problem gelöst ist oder sich so verändert hat, dass Sie selbstständig damit umgehen können,
   - ein Bild der alten Person, die Sie einmal sein werden.
3. Legen Sie die Bilder im Raum aus.
4. Bestimmen Sie eine Position außerhalbund treten Sie auf diese Metaposition: Was fällt Ihnen auf? Gemeinsamkeiten, Unterschiede?

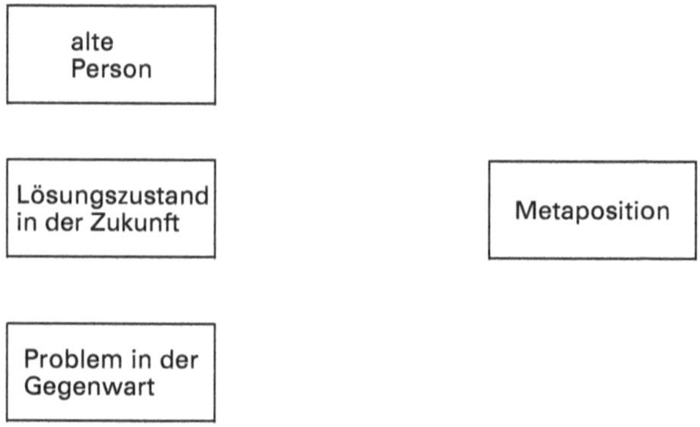

Beachten Sie die Anmerkung auf S. 83.

5. Treten Sie auf die Position des Problems in der Gegenwart und nehmen sie Ihre körperlichen und emotionalen Reaktionen wahr: Wie ist Ihre Haltung, Ihr Stand, Ihre Atmung, wie fühlen Sie sich?
6. Treten Sie auf den Lösungszustand in der Zukunft und machen Sie das Gleiche.
7. Gehen Sie rückwärts bis an einen Ort, an dem eine Erinnerung auftaucht, die Ihnen als Ursache Ihres jetzigen Problems erscheint.
   Wie fühlen Sie sich dort? Wer war die prägende Person in dieser Zeit? Wo steht diese Person: vor, neben oder hinter Ihnen? Fertigen Sie eine Skizze des Kindes an, das Sie damals gewesen sind. Fertigen Sie eine weitere Skizze der prägenden Person an und platzieren Sie beide Blätter an einem stimmigen Ort.

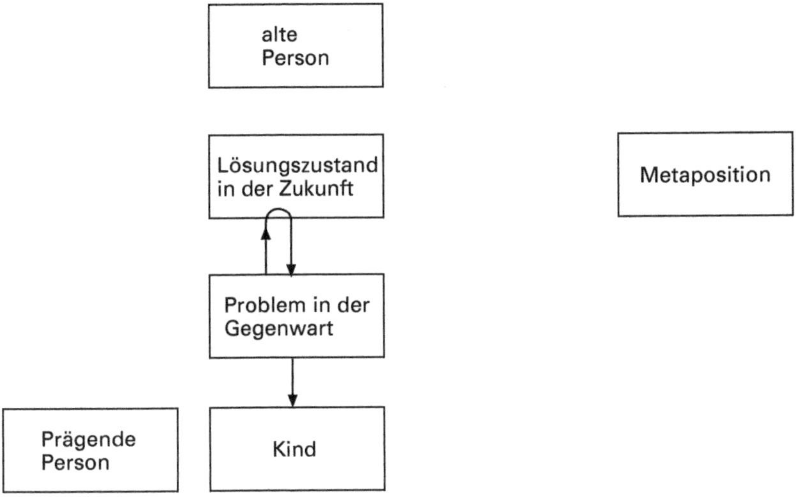

8. Treten Sie abwechselnd auf die Position des Kindes und der prägenden Person. Wie fühlen Sie sich auf der jeweiligen Position? Wie reagiert die prägende Person auf das Kind, wie das Kind auf die prägende Person? Welche Überzeugungen hat das Kind, welche die prägende Person?
9. Stellen Sie sich auf die Metaposition und betrachten Sie die prägende Person und das Kind von außen: Was ist die positive Absicht von beiden?
10. Stellen Sie sich auf die Position der alten Person und betrachten Sie die prägende Person und das Kind: Was ist die positive Absicht von beiden aus dieser Sicht?
11. Stellen Sie sich abwechselnd auf die Position des Kindes und der prägenden Person: Welche positive Absicht können Sie jetzt bei beiden wahrnehmen?

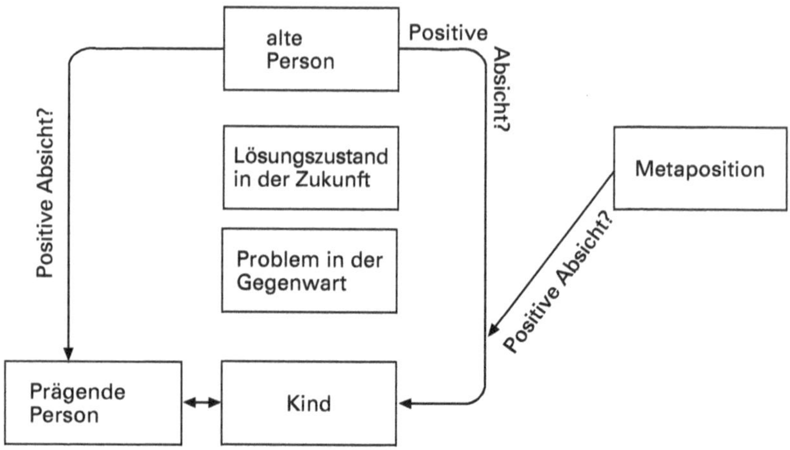

12. Kehren Sie auf die Position des gegenwärtigen Erwachsenen mit seinem Problem zurück. Was hat sich verändert? Welche Einsichten kommen Ihnen? Welche Handlungsmöglichkeiten ergeben sich? Welche Schritte in Richtung Lösung sehen Sie sich tun?
13. Gehen Sie langsam auf die Position des Lösungszustandes in der Zukunft. Schauen Sie wieder zurück. Wie fühlen Sie sich? Wie erscheint Ihnen der räumlich-zeitliche Abstand zum Problem in der Gegenwart: gerade richtig, zu groß oder zu klein? Welche konkreten Schritte haben Sie getan, um vom Problem zur Lösung zu gelangen?
14. Kehren Sie auf die Metaposition bzw. auf die Position der alten Person zurück: Welche konkreten Schritte sehen Sie sich von hier aus tun?

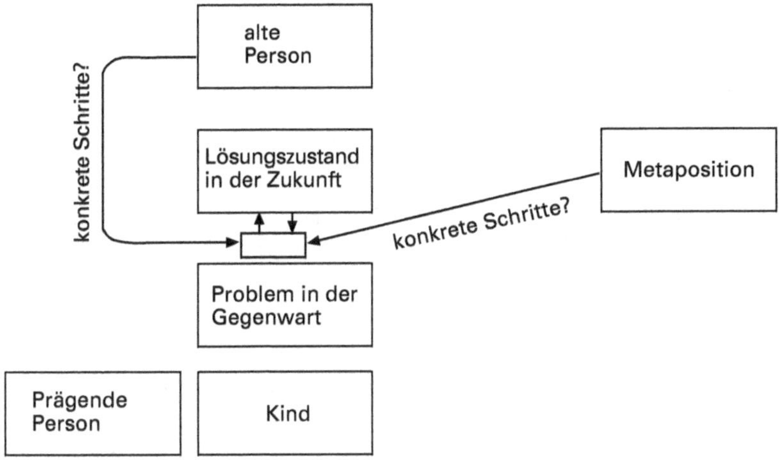

Grundsätzliches zu Reimprinting und Familien-Stellen

Die Vorgehensweise des Reimprinting beinhaltet durch die Einbeziehung des Klienten als Kind und der „prägenden Person" aus der Vergangenheit häufig schon eine „Mikro-Aufstellung", denn meistens tritt als „prägende Person" ein Elternteil, ein Geschwister oder sonst ein naher Verwandter auf. Auf welche Weise nun damit umgegangen wird, hängt von vielen Faktoren ab: vom Klienten und seinem Thema, aber auch von der Vorerfahrung und dem Schwerpunkt des Therapeuten.

In der Grundstruktur des Reimprinting, die im vorhergehenden Abschnitt vorgestellt wurde, wird die Änderung der Sicht im systemisch-konstruktivistischen Sinne erarbeitet, durch den Dialog der Beteiligten und durch das Herausfinden der positiven Absicht. Im Reimprinting und Familien-Stellen wendet sich der Klient im systemisch-phänomenologischen Sinne seiner Familie zu. Durch Umlegen der Skizzen oder Hinzunehmen weiterer Familienmitglieder werden möglicherweise bisher nicht bewusste Familiendynamiken und Verstrickungen sichtbar. Das Anerkennen und Würdigen dieser Dynamiken kann zu einer großen Entlastung des Klienten führen. Häufig lassen sich auch „heilende Sätze" finden, die der Klient von seinem Platz in der Vergangenheit mitnehmen kann in seine Gegenwart. Diese „heilenden Sätze" dienen ihm dann als Ressource beim Blick in die Zukunft, in der dieses Problem gelöst ist oder sich so verändert hat, dass er selbstständig damit umgehen kann.

Beispiel für Reimprinting und Familien-Stellen

Herr Miltner sieht die Ursache für seine heutigen Probleme bei seinem Vater, der ihn sehr streng erzogen hat. Herr Miltner bzw. das Kind, das er damals war, nimmt Kontakt mit dem Vater auf, wie es in der „Grundstruktur Reimprinting“ beschrieben ist. Es wird deutlich, dass der Vater für das Kind unerreichbar ist und das Kind sich resigniert abwendet. An dieser Stelle trifft der Therapeut die Entscheidung, zu einer Familienaufstellung überzugehen. Er fragt Herrn Miltner, was sich im Leben des Vaters Schweres ereignet habe und erfährt, dass der Vater des Vaters nicht aus dem Krieg zurückkam. Der Therapeut bittet den Klienten daraufhin, eine Skizze seines Großvaters anzufertigen und zu den Blättern von sich und seinem Vater dazuzulegen. Durch Hin- und Herwechseln zwischen den Personen wird Herrn Miltner klar, wie stark der frühe Tod des Großvaters auf die Beziehung von Vater und Sohn wirkt. Er kann seinem Vater sagen: „Jetzt sehe ich deinen Schmerz“, und das Schicksal des Vaters und des Großvaters anerkennen. Nach dem lösenden Satz schauen sich Vater und Sohn voller Zuwendung an. Herr Miltner wendet sich, den Rücken gestärkt von Vater und Großvater, seinem Problem in der Gegenwart auf andere Weise zu.

Verlaufbeschreibung: Reimprinting und Familien-Stellen

1. Was ist das Problem und wie ist Ihre Vorstellung einer guten Lösung? *(Zielkriterien beachten, S. 82)*
2. Skizzieren Sie mit der nicht dominanten Hand
   - ein Bild Ihrer Gegenwart mit dem Problem,
   - ein Bild des Zustandes in der Zukunft, in dem dieses Problem gelöst ist oder sich so verändert hat, dass Sie selbstsständig damit umgehen können.
3. Legen Sie die Bilder im Raum aus.
4. Bestimmen Sie eine Position außerhalb (Metaposition: neutraler Beobachter).

Anmerkung: siehe S. 83.

5. Treten Sie auf das Problem in der Gegenwart und nehmen Sie Ihre körperlichen und emotionalen Reaktionen wahr: Wie ist Ihre Haltung, Ihr Stand, Ihre Atmung, wie fühlen Sie sich?
6. Treten Sie auf die Position des Lösungszustandes in der Zukunft und machen Sie das Gleiche.
7. Gehen Sie rückwärts auf der Zeitlinie bis an einen Ort, an dem eine Erinnerung auftaucht, die Ihnen als Ursache Ihres jetzigen Problems erscheint. Wie fühlen Sie sich dort? Wer war die Person aus Ihrer Familie (Gegenwarts- oder Herkunftsfamilie), die mit diesem Problem verknüpft ist? Wo steht diese Person: vor, neben oder hinter Ihnen?
   - Fertigen Sie eine Skizze der jüngeren Person oder des Kindes an, das Sie damals gewesen sind (der Einfachheit halber wird diese Person im weiteren Verlauf als „Kind" bezeichnet).
   - Fertigen Sie eine weitere Skizze der Person aus Ihrer Familie an und platzieren Sie beide Blätter an einem stimmigen Ort.

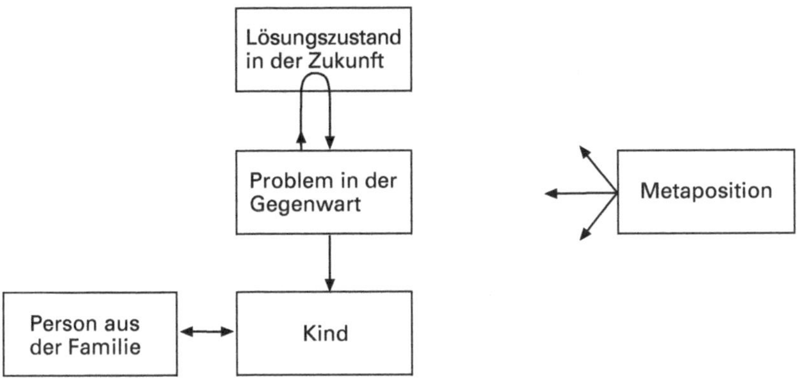

8. Treten Sie abwechselnd auf die Position des Kindes und der Person aus der Familie. Wie fühlt sich der eine, wie der andere? Nehmen Sie Kontakt auf: Wie reagieren beide Personen aufeinander?
9. Stellen Sie sich auf die Metaposition und betrachten Sie die Szene von außen.
10. An dieser Stelle kann nun bei Bedarf mit einer Familienaufstellung weitergearbeitet und womöglich ein oder mehrere Familienmitglieder dazugenommen werden (vgl. S. 107).

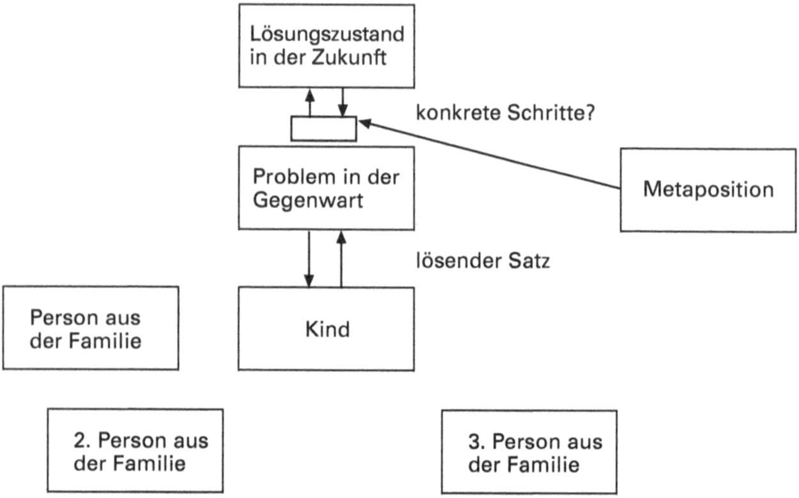

11. Kehren Sie auf das Problem in der Gegenwart zurück und nehmen Sie die Veränderungen wahr. Haben Sie einen lösenden Satz gefunden, so wiederholen Sie ihn, indem Sie auf das Familiengeschehen in der Vergangenheit blicken.
12. Drehen Sie sich um und gehen Sie langsam auf die Position des Lösungszustandes in der Zukunft. Schauen Sie wieder zurück.
    Wie erscheint Ihnen der räumlich-zeitliche Abstand zum Problem in der Gegenwart: gerade richtig, zu groß oder zu klein?
    Welche konkreten Schritte haben Sie getan, um vom Problem zur Lösung zu gelangen?
13. Kehren Sie auf die Metaposition zurück: Welche konkreten nächsten Schritte sehen Sie sich von hier aus tun?

Vertiefende Übung: Die Heilung des inneren Kindes

Nachdem der Klient im „Reimprinting" Kontakt aufgenommen hat zu dem Kind, das er einmal war, ist die „Heilung des inneren Kindes" nach Erika Chopich (Chopich u. Paul 1997, S. 140) sehr gut geeignet als vertiefende Übung. Sie lässt sich auch in der Gruppe oder als Selbsthilfeübung durchführen.

Die Übung entfaltet ihre Wirkung besonders, wenn sie über einen längeren Zeitraum aufrechterhalten wird, so dass sich der Kontakt zum inneren Kind als eine „innere Gewohnheit“ etablieren kann. Das innere Kind meldet sich im Alltag in der Regel als Unwohlsein, Müdigkeit, Angst, Traurigkeit, Scheu oder Enttäuschung. Tritt eines dieser Gefühle auf und wird ihm auf eine Weise Beachtung geschenkt, die die Bedürfnisse des inneren Kindes berücksichtigt, hat es seinen „Auftrag“ erledigt und kann verschwinden.

1. Entspannen Sie sich, indem Sie sich dem Kommen und Gehen Ihres Atems anvertrauen. Stellen Sie sich einen sicheren Ort vor, an dem Sie sich wohl fühlen und der Ihnen Kraft gibt.
2. Nehmen Sie Kontakt auf zum verletzten Kind von damals und stellen Sie es durch eine Farbskizze dar.
3. Entspannen Sie sich bewusst noch einmal, heißen Sie ihr inneres Kind willkommen und führen Sie ein Gespräch mit ihm auf folgende Weise:
   - Das fürsorgliche Erwachsenen-Ich schreibt mit der dominanten Hand die Frage,
   - das innere Kind schreibt mit der nicht dominanten Hand die Antwort.

   Sie können für jede Hand einen anderen Stift oder eine andere Farbe verwenden.
4. Stellen Sie dem inneren Kind folgende Fragen:
   - Wer bist du?
   - Wie fühlst du dich?
   - Warum fühlst du dich so?
   - Was kann ich für dich tun?
5. Teilen Sie Ihrem inneren Kind als Antwort auf die letzte Frage genau mit, was Sie konkret tun werden, um seine Bedürfnisse zu stillen. Machen Sie Ihrem inneren Kind keine leeren Versprechungen!
6. Vereinbaren Sie eine Zeit, in der Sie sich wieder mit Ihrem inneren Kind treffen werden.

   Danken Sie Ihrem inneren Kind für sein Kommen und verabschieden Sie sich.

Liebes inneres Kind, wie fühlst du dich heute?

Ich fühle mich klein und hilflos und ich möchte dass du mir hilfst

Wie kann ich dir helfen?

Bitte nimm mich in den Arm

Ich nehme dich in den Arm und halte dich.
Was kann ich noch für dich tun?

Du sollst mich ganz oft streicheln und sanft zu mir sein.
Bitte schau mich an.

„Zwei Seiten"

Ambivalenz als Entscheidungsunfähigkeit

Ambivalenz ist Entscheidungsunfähigkeit oder das unentschlossene Hin- und Herschwanken zwischen zwei Möglichkeiten. Dies ist ein Problem, das Menschen veranlassen kann, eine Beratung aufzusuchen.

Im Umgang mit Ambivalenz gibt es unterschiedliche Lösungen: Die Entscheidung kann für eine der beiden Möglichkeiten fallen, es findet sich eine Synthese aus beiden Möglichkeiten, es taucht eine bisher nicht gesehene Lösung auf oder die Polarität bleibt bestehen, bis sich eine Lösung in der Zukunft entwickelt. Allen Möglichkeiten gemeinsam ist aber, dass eine Lösung nur dann tragfähig ist, wenn „die positive Absicht" beider Anteile gesehen und gewürdigt wird, selbst wenn einer von beiden selbstzerstörerisch oder in anderer Weise destruktiv erscheint.

Innere Anteile als zwei Seiten derselben Medaille

Wird das Problem vom Klient nicht als Ambivalenz, sondern beispielsweise als Notwendigkeit einer Verhaltensänderung präsentiert (wie z. B. Fressanfälle endlich zu überwinden oder seine Streitsucht dem Partner gegenüber abzulegen), kann der Berater oder Therapeut auch daraus sehr leicht eine „Zwei-Seiten-Situation" herausarbeiten. Auf de Shazer zurückgreifend, fragt er: „Wann und wo ist es besser?" oder: „Wann und wo haben Sie das Problem nicht?" In den Antworten auf diese Fragen zeigt sich ein innerer Anteil, der die Lösung schon kennt; der andere Anteil, der im Problem steckt, ist dem Klienten meist wesentlich präsenter. Im weiteren Verlauf werden diese beiden Seiten auf Blättern skizziert und mit dem unten beschrieben NIG-Element bearbeitet.

Der Schatten

Häufig wird eine Seite leicht, licht und anziehend erlebt, während die andere schwarz, erschreckend und abstoßend dargestellt wird. „Wo viel Licht ist, ist auch viel Schatten", sagt ein Sprichwort, und spätestens seit C. G. Jungs Lehre vom „Schatten" wissen wir um die Kraft, die sich durch die Integration unseres dunklen, abgelehnten Teils in uns entwickeln kann. Menschen, denen es gelingt, ihre lichte und ihre schwarze Seite als Teil der „paradoxen Struktur der Seele" (vgl. S. 196) anzunehmen, sind von besonderer Kraft und Ausstrahlung. Das Herausarbeiten und Annehmen der „positiven Absicht" des dunklen Anteiles kann ein Schritt auf diesem Weg sein.

Der Dialog mit den inneren Anteilen

Die Verlaufsbeschreibung „Zwei Seiten" zeigt beispielhaft, wie in der systemischen Therapie die Lösung innerer Konflikte durch die Eröffnung eines Dialoges zwischen unvereinbar erscheinenden Polen gesucht wird. Es geht immer darum, beide Seiten zu Wort kommen zu lassen. Wird die positive Absicht, die jede Seite für das Ganze hat, anerkannt und gewürdigt, dann lassen sich auch die Gemeinsamkeiten beider Seiten bezüglich ihrer positiven Absicht herausarbeiten.

Im Folgenden ist zuerst eine Möglichkeit der Durchführung beschrieben, an deren Ende eine von de Shazer abgeleitete Beobachtungs- und Voraussageaufgabe steht. Sie setzt darauf, dass die Lösung sich im Verlauf einer gewissen Zeit wie von selbst einstellen wird. Dieses Vorgehen lässt der „Autonomie des Unbewussten" (Robert Dilts) einen Freiraum und ist sinnvoll, wenn konkrete Schritte sich noch nicht unmittelbar abzeichnen.

Danach finden Sie eine Variante, in der es schon um einen konkreten nächsten Schritt gehen kann. Denn manchmal tragen die sich zeigenden Gemeinsamkeiten beider Seiten die Lösung bereits in sich, und der Klient kann sich mit den nächsten konkreten Schritten auf eine Lösung hin befassen.

Verlaufsbeschreibung: Grundstruktur „Zwei Seiten"

1. Stellen Sie sich die beiden inneren Anteile, um die es Ihnen geht, möglichst bildhaft vor.
2. Skizzieren Sie mit Ihrer nicht dominanten Hand beide auf einem gesonderten Blatt.
3. Legen Sie die beiden Blätter frei im Raum aus und bestimmen Sie mit einem leeren Blatt in angemessener Entfernung die Metaposition (neutraler Beobachter).

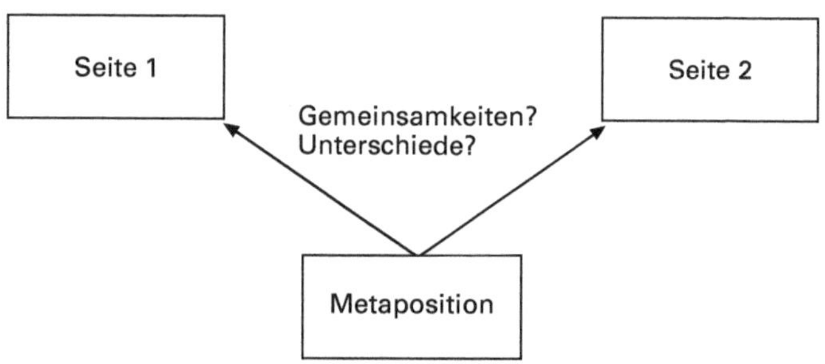

4. Stellen Sie sich auf die Metaposition und betrachten Sie das Ganze.
   – Wie nehmen Sie die beiden Seiten von dieser Position aus wahr?
   – Welche Unterschiede, welche Gemeinsamkeiten können Sie feststellen?
5. Treten Sie auf eine der beiden Seiten und nehmen Sie Ihre körperlichen und emotionalen Reaktionen wahr. Wie ist Ihre Haltung, Ihr Stand, Ihre Atmung, wie fühlen Sie sich? Wechseln Sie auf die andere Seite und tun Sie das Gleiche.
6. Kehren Sie zur Metaposition zurück und betrachten Sie wieder beide Seiten.

- Gibt es einen Unterschied zwischen Ihrer jetzigen und Ihrer vorherigen Wahrnehmung der zwei Seiten?
- In welchen Situationen oder mit welchen Personen sind diese Seiten hinderlich?
- In welchen Situationen oder mit welchen Personen sind diese Seiten hilfreich?

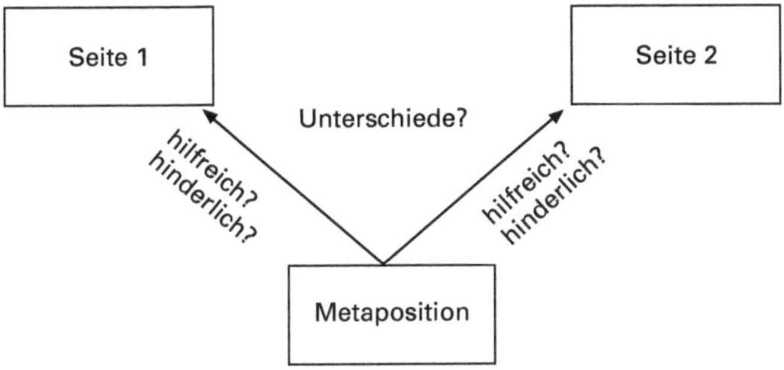

7. Stellen Sie sich nun wieder auf die eine Seite, schauen Sie hinüber zur anderen Seite und teilen Sie ihr Ihre positive Absicht mit. Tun Sie dasselbe von der anderen Seite her. Lassen Sie die beiden Seiten einen Dialog führen, indem Sie mehrmals hin und her wechseln, die positive Absicht mitteilen und die Reaktion der anderen Seite wahrnehmen.
8. Kehren Sie dann auf die Metaposition zurück: Wie sehen Sie das Ganze jetzt? Was haben Sie über die positive Absicht beider Seiten erfahren? Welche konkreten Lösungsmöglichkeiten tauchen auf?

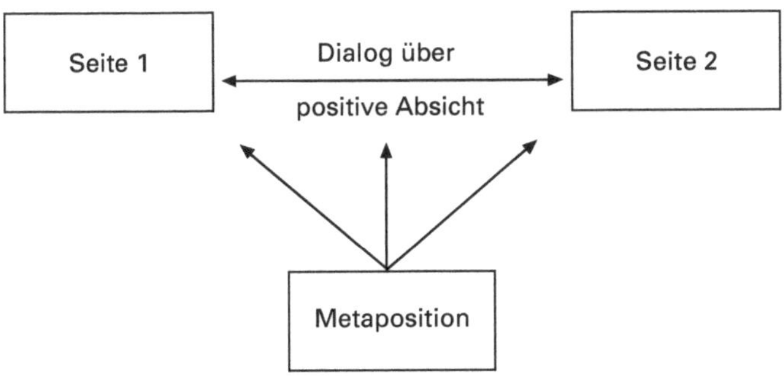

9. Vertiefende Übung: Benutzen Sie die beiden Blätter, um am Ende des Tages zurückzuschauen und zu prüfen, welche Sei-

te wann und wo im Vordergrund stand und wie sich das auf Ihre Umgebung und auf Sie selbst auswirkte. Ergänzen Sie die Skizzen oder stellen Sie neue Skizzen her, wenn sich ein oder beide Teile wesentlich verändert haben. Stellen Sie sich den nächsten Tag vor und machen Sie eine Vorhersage, wie – in Bezug auf das Wechselspiel beider Teile – der nächste Tag verlaufen wird. Notieren Sie diese Vorhersage und wiederholen Sie diesen Vorgang für einige Tage, indem Sie Ihre Vorhersage mit Ihren Beobachtungen des Tagesverlaufs vergleichen. Welche Veränderungen ergeben sich daraus?

Verlaufsbeschreibung: Erweiterung von „Zwei Seiten"

Führen Sie die Schritte 1 bis 8 wie oben dargestellt durch.

9. Ergänzen Sie beide Skizzen durch Symbole, die die positive Absicht beider Seiten darstellen.

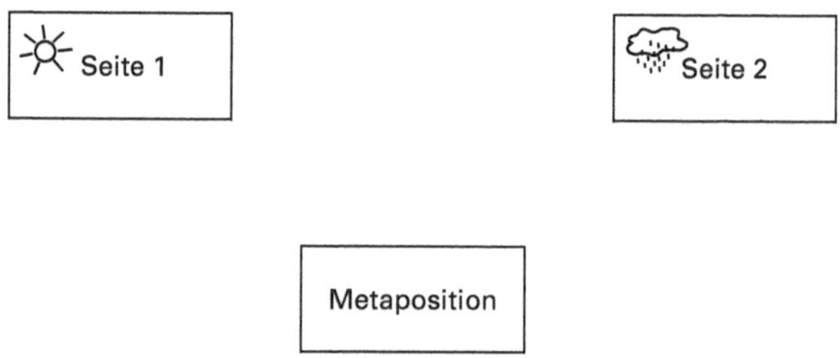

10. Kehren Sie wieder auf die Metaposition zurück und betrachten Sie das Ganze.
    Welche Gemeinsamkeiten haben beide Seiten in Bezug auf ihre positive Absicht?
    Fertigen Sie eine Skizze an, die diese Gemeinsamkeiten darstellt.
    Platzieren Sie die Skizze auf dem Fußboden. Stellen Sie sich dabei vor, dass sich aus diesen Gemeinsamkeiten ein Zustand in der Zukunft entwickelt, in dem sich der Konflikt der zwei Seiten gelöst oder so weit verändert hat, dass Sie ihn nicht mehr als Problem erleben.

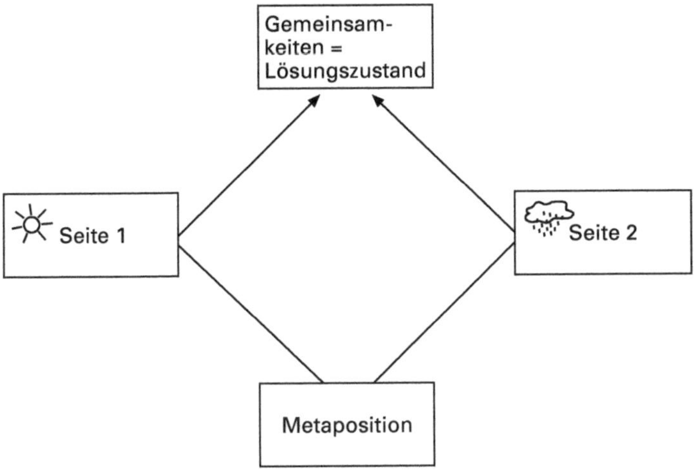

11. Stellen Sie sich auf das Blatt des Lösungszustandes und nehmen Sie Ihre körperlichen und emotionalen Reaktionen wahr. Wie ist Ihre Haltung, Ihr Stand, Ihre Atmung, wie fühlen Sie sich? Schauen Sie zurück auf die zwei Seiten Ihrer momentanen Gegenwart.
    Welche konkreten nächsten Schritte sehen Sie sich aus der Gegenwart in den Lösungszustand tun?
12. Kehren Sie auf jede der beiden Seiten in der Gegenwart zurück und schauen Sie auf den Lösungszustand.
    Welche konkreten nächsten Schritte in Richtung Lösung kommen Ihnen in den Sinn?
13. Treten Sie auf die Metaposition und betrachten Sie das Ganze von außen. Stimmen die Abstände noch? Zu welchen nächsten Schritten in Richtung Lösung raten Sie aus dieser Position? Möchten Sie als neutraler Beobachter irgendwelche Einsichten oder Erkenntnisse mitteilen?

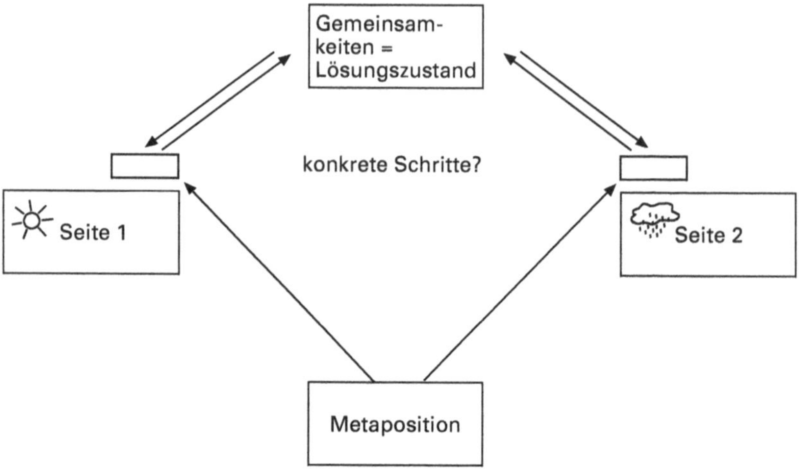

„Zwei Seiten" als Phasen auf dem „Lebensweg"

Hat man als Therapeut die Vermutung, dass einer der Teile – oder auch beide – mit einem Stadium oder einer Erfahrung der Kindheit zu tun haben, so kann man den Klient fragen: „Wie alt ist dieser Teil?" und „Wie alt ist der andere?" Kann der Klient ein oder zwei verschiedene Altersstufen angeben, so liegt es nahe, einen „Lebensweg" daraus zu entwickeln. Wichtig ist, dass die Ressourcenqualität *beider* Teile herausgearbeitet wird, z. B. über die „positive Absicht".

Man lässt ein Gegenwartsbild anfertigen, auf dem die beiden Teile in ihrer Beziehung zueinander dargestellt sind, und eine Skizze von dem zukünftigen Lösungszustand, in dem der Klient „keine Beratung mehr braucht", und fordert den Klienten auf, sie zusätzlich zu den beiden Teilen, die nun verschiedene Lebensphasen der Vergangenheit symbolisieren, auszulegen. Gelingt dies, so kann man den „Lebensweg", wie in der Verlaufsbeschreibung auf Seite 83 dargestellt, abschließen. Gelingt es nicht, so ist eventuell „Reimprinting" oder Familien-Stellen angesagt.

Innere Anteile im systemischen Bezug

Weiter oben wurde schon beschrieben, dass die „innere Familie", als die man innere Anteile bezeichnen kann, häufig einen Bezug hat zur „äußeren Familie", aus der man stammt (vgl. S. 32). So kann sich in der Arbeit mit „Zwei Seiten" zeigen, dass einer oder beide Teile in enger Beziehung zu verstrickten Personen stehen (vgl. Fallbeschreibung S. 156). Wie dort beschrieben, kann man dann eine Mini-Aufstellung, ähnlich wie im „Reimprinting", einschieben und wieder zur Arbeit mit den „Zwei Seiten" zurückkehren. Eine andere Möglichkeit wäre, ganz zum Familien-Stellen überzugehen.

In der Aufstellung mit Stellvertretern ist es ebenso möglich, mit inneren Anteilen zu beginnen. Zum Beispiel lässt man Stellvertreter auswählen für den Anteil, der die Lösung kennt, und den, der sie verhindert, und einen dritten Stellvertreter für die Person selbst (Ich oder Fokus) und bittet den Klienten, sie aufzustellen. Aus den verbalen Rückmeldungen und spontanen Bewegungen – denen zu folgen man die Stellvertreter auffordert – ergibt sich meist schnell ein systemischer Bezug, so dass man die Konstellation mit den für die Verstrickung relevanten Familienmitgliedern ergänzen kann (vgl. Fallbeschreibung S. 167). Für dieses Vorgehen muss der Leiter mit der Art und Weise, wie man „Bewegungen der Seele" in der Gruppenarbeit anleitet, vertraut sein.

Polarität stehen lassen

Unabhängig davon, welches Vorgehen Sie in der Arbeit mit den „Zwei Seiten" gewählt haben, ist es möglich, dass der Lösungsprozess ins Stocken gerät. Es kann in einem solchen Fall eine durchaus effektive Intervention sein, die Polarität der beiden Seiten erst einmal stehen zu lassen. Zur bisherigen Sichtweise sind durch die Arbeit neue Informationen hinzugekommen, die zunächst für Verwirrung sorgen und die Zeit brauchen, um in das Vorhandene integriert zu werden. Wird das Thema zu einem späteren Zeitpunkt noch einmal aufgegriffen, haben sich im Feld dieser Anregung möglicherweise Lösungen in die eine oder andere Richtung oder etwas Drittes entwickelt.

Hausaufgaben

„Hausaufgaben" werden dem Klienten vorgeschlagen, um ein neues Verhaltensmuster zu erproben und zu festigen. „Sie haben das Ziel, der Annahme der Klienten, sie hätten ihr Verhaltensrepertoire für die Problemlösung bereits ausgeschöpft, entgegenzuwirken" (von Schlippe u. Schweitzer 2002, S. 37). Hat der Klient beispielsweise in der Arbeit mit NIG Empfehlungen für Verhaltensveränderungen oder für den nächsten Schritt auf das Ziel hin gefunden, so können diese durch die Hausaufgaben mit Leben gefüllt werden. Der Klient kann durch relativ kleine Übungen immer wieder in der Erfahrung bestärkt werden, dass er in der Lage ist, durch sein eigenes Handeln sein Befinden zu verändern (de Shazer 1989, S. 187–191).

Beobachten und Vorhersagen

Die im Folgenden beschriebene NIG-Version der de-Shazer'schen Voraussageübung (de Shazer 1989, S.189) hat sich in der Praxis vielfach bewährt. Für diese Hausaufgabe können die im NIG-Element „Zwei Seiten" (S. 114) hergestellten Skizzen der beiden inneren Anteile benutzt werden. Zwei innere Anteile lassen sich auch in einem Gespräch herausfinden und skizzieren: Der Teil, der das Problem vertritt, und der Teil, der die Lösung kennt. Der „Lösungsteil" sollte nicht bloße Phantasie sein, sondern auf dem bisherigen Lebensweg irgendwann einmal schon vorhanden gewesen sein. Man findet ihn beispielsweise durch die Fragen: „Wann oder wo ist es besser?" – „Wann oder wo war es schon besser?" – „Wie sieht der innere Anteil aus, der das ermöglicht?". Hilfreich ist es dabei, eine relativ kurze Zeitspanne wie einen Tag oder eine Woche in den Blick zu nehmen und auch kürzere Zeiträume zu registrieren, in denen der „Lösungsteil" in den Vordergrund trat.

Sind der „Problemteil" und der „Lösungsteil" gefunden und skizziert, schlägt der Therapeut dem Klienten vor: „Nehmen Sie sich vor dem Schlafengehen Zeit, beide Bilder vor sich hinzulegen und erst einmal zu prüfen, ob die beiden Anteile sich inzwischen verändert haben. Ist dies der Fall, stellen Sie neue Skizzen her. Blicken Sie dann zurück auf den vergangenen Tag und erinnern Sie sich, wann und wo welcher Teil jeweils im Vordergrund stand und Ihr Befinden und Ihr Verhalten bestimmte. Machen Sie sich eine Notiz davon. – Machen Sie dann eine Voraussage, wie die beiden Anteile am kommenden Tag in den Vorder- oder Hintergrund treten werden, und notieren Sie auch dieses. – Bringen Sie die Blätter das nächste Mal mit." Das Ergebnis dieser Hausaufgabe bezieht der Therapeut dann in die nächste Stunde mit ein.

Diese Übung wirkt einerseits in vielen Fällen als eine „indirekte Suggestion" in Richtung Besserung, andererseits gewinnt der Klient durch sie Einsichten in und ein Gespür für die Kontextgebundenheit seines Problems. Häufig tritt der Lösungsteil in den Vordergrund, ohne dass der Klient bewusst versucht, etwas zu ändern. Dadurch ist die Übung auch als Selbsthilfe geeignet.

Überraschungen

„Machen Sie etwas ganz anderes!" (von Schlippe u. Schweitzer 2002, S. 37). Verhalten Sie sich anders als bisher, überraschen Sie täglich einmal sich selbst, einen oder mehrere Ihrer Mitmenschen mit einem ungewohnten Verhalten. Schreiben Sie das neue Verhalten und seine Wirkung auf.

Selbstständig weitermalen

Legen Sie von Zeit zu Zeit Ihre Blätter aus, betrachten Sie sie, stellen Sie sich darauf. Hat sich Ihre Wahrnehmung in der Zwischenzeit verändert? Wenn ja, legen Sie die Blätter um, verändern Sie die Abstände oder fügen Sie neue Skizzen hinzu. Bei der neuen Zeichnung kann es sich um weitere Ressourcen oder Ressourcenpersonen handeln, um eine veränderte Zielvorstellung, um den nächsten konkreten Schritt dorthin oder um eine neue Verhaltensalternative. Wie wirkt sich das neue Blatt auf das Ganze aus.

7. Anwendungsbereiche des NIG

NIG in Einzeltherapie und Beratung mit Erwachsenen

Da NIG vorwiegend ein Instrument der Einzeltherapie ist, wurde zu diesem Thema das Wesentliche schon gesagt. Für die Beratungen in Firmen oder Institutionen sei hier angemerkt, dass man zum Beispiel auch anfänglich auf die Gestaltung der Bodenanker durch Skizzen verzichten und vorgefertigte Symbole wie verschiedenfarbige Kreise und Vierecke verwenden kann, oder was immer sich in den Usus des jeweiligen Umfeldes einfügt. Hat man mit der Arbeit einmal begonnen, so kann man an geeigneter Stelle darauf hinweisen, dass das linkshändige Skizzieren ein professioneller Kunstgriff ist, durch den die ganzheitlich wahrnehmende, rechte Gehirnhälfte angesprochen und die Effektivität der Arbeit erhöht wird. – Außerdem sollte man mit Ritualen wie Verneigen oder auch dem Nachsprechen von Sätzen vorsichtig umgehen, um Menschen, die ja nicht gekommen sind, um Therapie zu machen, nicht vor den Kopf zu stoßen.

Im Übrigen gilt das weiter unten im Abschnitt über Supervision Gesagte auch hier.

NIG mit Kindern

Wie in Kapitel 5 „NIG praktisch" bereits erwähnt, eignet sich das Neuro-Imaginative Gestalten sehr gut für die Arbeit mit Kindern, wenn man die einzelnen NIG-Übungen sprachlich kindgemäß vermittelt und in ihrer Durchführung vereinfacht.

Kinder bis zum Alter von zehn bis zwölf Jahren sind in ihrer Wahrnehmungs- und Ausdrucksweise noch vorwiegend kinästhetisch orientiert. Fragt man sie, wie es ihnen denn gehe, dann fallen die verbalen Antworten darauf oft recht einsilbig aus, die Anregung, dazu ein Bild zu malen, wird aber sofort begeistert aufgegriffen. Kinder drücken ihre Situation, ihr Umfeld und ihre Ziele sehr spontan und manchmal auch drastisch in ihren Zeichnungen aus.

Auch das Hin- und Hergehen zwischen den Blättern kommt dem kindlichen kinästhetischen Wahrnehmungsmodus entgegen. Auf der Skizze stehend, nehmen die meisten Kinder körperliche Veränderungen deutlich wahr, die verbalen Mitteilungen darüber fallen dann vielleicht nicht so differenziert aus, aber die Sätze: „Hier will ich weg" oder „Hier ist es gut" übermitteln eine eindeutige Botschaft. Kinder hängen ihre „Werke" zu Hause gerne auf und leben auf diese Weise noch eine Weile mit dem Thema, manchmal bringen Sie auch weiterführende Zeichnungen in die Praxis mit.

Die Skizzen lassen sich sowohl in der Einzel- und Gruppentherapie mit Kindern als auch im pädagogischen Bereich, in der Lern- und Erziehungsberatung, auf vielfältige Weise einsetzen. Eltern und im pädagogischen Bereich Tätigen sei das Buch *Weil ich Euch beide liebe – Systemische Pädagogik für Eltern, Lehrer und Erzieher* (Innecken 2007) empfohlen; hier wird ausführlich auf die Anwendung des Neuro-Imaginativen Gestaltens (NIG) in der Arbeit mit Kindern eingegangen.

NIG in der Paartherapie

Die NIG-Elemente der „Lebensweg" und die „Darstellung des Familienbildes" sowie das Familien-Stellen können erfolgreich in eine Paarberatung einbezogen werden. Zum Beispiel kann man beide Partner ihren „Lebensweg" getrennt auslegen und dabei auf Parallelen oder Divergenzen achten lassen. Gibt es Gemeinsamkeiten in den Zielvorstellungen? Was bedeuten die Zielvorstellungen des anderen für beide wechselseitig? Korrespondieren oder divergieren die Darstellungen der Problemsituation in der Gegenwart? Sind die Ressourcen eher trennend oder verbindend? Ergibt sich ein beiden gemäßer nächster Schritt?

Auch die „Zwei Seiten" sind für die Paartherapie geeignet. Ist ein Paar zum Beispiel ambivalent in der Frage, ob Heiraten an der Zeit ist oder nicht, so kann erst einmal einer der Partner seine beiden Seiten skizzieren. Gleichzeitig kann die Partnerin oder der Partner aufgefordert werden darzustellen, wie sie oder er die beiden Seiten des Partners sieht. Werden die Blätter nun frei im Raum ausgelegt, so hat der Partner die Gelegenheit, sich selbst durch die Augen der Partnerin zu sehen. Daraus werden sich neue Gesichtspunkte bezüglich der Stimmigkeit der Beziehung ergeben. Therapeutische Kreativität ist gefordert, um den Prozess zu einem beide Partner einbeziehenden Abschluss zu bringen.

NIG als Selbsthilfe

Da die meisten Elemente des NIG in hohem Maße selbstorganisiert ablaufen und der Therapeut sich dabei weitgehend als Begleiter versteht, ist es durchaus auch möglich, sie in Krisensituationen als Werkzeug der Selbsthilfe zu verwenden. Denn durch das Skizzieren mit der nicht dominanten Hand, durch das Horchen auf die Reaktionen des Körpers, durch das Schauen durch die Augen des anderen und durch die mit der Metaposition gegebene Möglichkeit, Abstand von sich selbst und dem Problem zu gewinnen, findet ein ständiger Dialog mit dem Unbewussten statt, der unter bestimmten Bedingungen die Gegenwart eines Begleiters überflüssig macht (vgl. S. 43). Die Anwesenheit einer vertrauten Person, die eventuell die Verlaufsbeschreibung vorliest, ist aber sicherlich hilfreich, um die Konzentration zu erhöhen.

Wie in der Verlaufsbeschreibung schon geschildert, kann man den „Lebensweg" nach einiger Zeit für sich allein wiederholen, um sich über die inzwischen zurückgelegte Strecke Rechenschaft abzulegen und gegebenenfalls die Ziel- oder Lösungsvorstellung dem jetzigen Zustand anzupassen oder neue Ressourcen einzufügen. Die NIG-Elemente „Zwei Seiten", „Fähigkeiten entwickeln" und eventuell auch die „Musterunterbrechung" eignen sich ebenfalls gut für die Selbsthilfe. Nicht geeignet sind hingegen die erweiterte Form des Reimprinting und das Familien-Stellen. Sie bedürfen des Blickes des erfahrenen und intuitiven Begleiters, der durch den Dialog mit dem eigenen Unbewussten nicht ersetzt werden kann. Anders steht es mit der „Darstellung des Familienbildes", gesetzt den Fall, man verwendet die Positionen der Familienmitglieder nur als Blickwinkel und versucht nicht, einen Verstrickungszusammenhang damit aufdecken oder gar lösen zu wollen. – Wir sind uns natürlich bewusst, dass trotz – oder vielleicht gerade wegen – dieser Warnung der eine oder andere es doch versuchen wird!

NIG in der Gruppe

Der Einsatz von verschiedenen NIG-Elementen

Im Prinzip lassen sich alle Elemente des Neuro-Imaginativen Gestaltens, die in den Verlaufsbeschreibungen (Kap. 6) aufgeführt sind, nicht nur in der Einzel-, sondern auch in der Gruppenarbeit einsetzen. In diesem Fall werden die Anleitungen nicht für eine Einzelperson, sondern vom Gruppenleiter für die ganze Gruppe gleichzeitig gegeben. Dies ist organisatorisch und vom Ablauf her sehr gut machbar. Es ist dabei nur zu beachten, dass die Anleitungen klar formuliert werden und die Aufgabenstellung so vereinfacht wird, dass nur die unbedingt nötigen Blätter skizziert und ausgelegt werden. Für den Anfang ist es empfehlenswert, einen bestimmten Aspekt einer Übung herauszugreifen und zu erproben, z. B. die Wirkung der Metaposition oder die Arbeit an einem gemäßen Ziel.

Wie in der Einzelarbeit, so geht es auch in der Gruppenarbeit darum, mit den einzelnen NIG-Elementen kreativ umzugehen. Mit wachsender Erfahrung kann der Gruppenleiter mit den NIG-Elementen immer leichter „jonglieren“ und sie den Bedürfnissen und Zielsetzungen seiner Gruppe anpassen.

Die Arbeit mit der Metaposition ist eine sehr einfache und lohnende Übung, um Teilnehmern von Gruppen die frappierende Wirkung des „Blicks von außen“ bewusst zu machen. Durch den Perspektivenwechsel werden nicht nur persönliche Probleme mit anderen Augen gesehen, sondern auch die Beweggründe und innere Logik anderer Menschen und Systeme. Die Metaposition lässt sich daher sowohl im Selbsterfahrungs- und Therapiebereich als auch in der Weiterbildung, im Coaching und Consulting Gewinn bringend einsetzen. Ähnliches gilt für das Vorgehen der „Musterunterbrechung“, auch hier geht es um eine veränderte Sichtweise und sich daraus entwickelnde Empfehlungen zur Verhaltensänderung.

Die Arbeit mit dem „Lebensweg“ ist in vereinfachter Form ebenfalls für die Gruppe geeignet und zwar sowohl für die Arbeit an persönlichen Zielen als auch für die Beschäftigung mit beruflichen oder sachlichen Zielsetzungen. Empfehlenswert ist in jedem Fall die Reduzierung der Ressourcen, um den Verlauf des Prozesses übersichtlich zu halten.

Erscheint der „Lebensweg“ als Ganzes für den Einsatz in einer spezifischen Gruppensituation als zu aufwendig, so ist es auch möglich, nur einen Schwerpunkt zu setzen, z. B. die gemäße Zielvorstellung. In diesem Fall werden die Kriterien für ein gemäßes Ziel gemeinsam erarbeitet und besprochen, das Ziel wird skizziert und durch Einnehmen der Position und Perspektivenwechsel erprobt.

Im folgenden Abschnitt wird exemplarisch gezeigt, wie die Anleitung zu Neuro-Imaginativem Gestalten in der Gruppe aussehen kann.

Familienbild

Diese Übung zeigt eine Möglichkeit auf, wie im Rahmen einer Gruppe jeder Teilnehmer ganz individuell zu seiner Herkunftsfamilie Kontakt aufnehmen kann. Es geht dabei um die Wahrnehmung von Beziehungen in der Familie aus verschiedenen Blickwinkeln, aus der sich eine veränderte Sichtweise ergeben kann.

In der ersten Phase wird die gesamte Gruppe in eine Tiefenentspannung geführt (Bökmann 1999), damit die Teilnehmer mit ihrer eigenen Kernfamilie (leiblicher Vater, leibliche Mutter, Kind) in Kontakt kommen können. In einer erweiterten Form lassen sich auch noch die Geschwister oder andere Familienmitglieder hinzunehmen. Zu beachten ist dabei, dass später geborene Geschwister oder Halbgeschwister eventuell zu dem Zeitpunkt, an den sich der Teilnehmer erinnert, noch nicht in der Familie anwesend sind. Der Gruppenleiter sollte darauf hinweisen, alle Geschwister miteinzubeziehen.

Jeder Teilnehmer skizziert die beteiligten Personen und beschäftigt sich anschließend mit der Frage: „Wie hat es jedes einzelne Familienmitglied gut gemeint für die Familie?"

Hat ein Teilnehmer die Frage nach der „positiven Absicht" eines Familienmitgliedes für sich beantwortet, so fügt er der Skizze ein kleines Symbol dafür hinzu. Kann er bei einem oder mehreren Familienmitgliedern nichts Derartiges finden, so sagt das etwas über seine Beziehung zu dieser Person aus, nicht über ihren Charakter. Es kann ein Hinweis auf eine schwer wiegende Verstrickung sein.

In der nächsten Phase der Übung legt jeder Teilnehmer die Skizzen seiner Familienmitglieder in einer für ihn stimmigen Ordnung auf dem Boden aus. Von der in einem angemessenen Abstand ausgelegten Metaposition aus prüft dann jeder Teilnehmer, ob die Blätter alle richtig liegen. Dabei kommt die „Psychoästhetik" als wichtige Fähigkeit ins Spiel: Jeder Mensch hat ein sehr ausgeprägtes Gefühl dafür, ob ein Blatt dem inneren Bild entsprechend „richtig" liegt oder nicht (vgl. S. 38).

Durch das Einnehmen der Position jeder einzelnen beteiligten Person und anschließenden Wechsel in die Metaposition erlebt der Teilnehmer unterschiedliche Wahrnehmungen der Beziehungen in der Familie und bekommt im besten Falle neue Einsichten oder Erkenntnisse. Diese lassen sich dann im weiteren Verlauf je nach Schwerpunkt der Gruppenarbeit aufgreifen, denkbar sind in diesem Zusammenhang Selbsterfahrungsgruppen, Gruppentherapien und

Erwachsenenbildungskurse. Wird das Familienbild im Rahmen eines Familienaufstellungsseminars eingesetzt, ist zu beachten, dass die Zielsetzung dieser Übung nicht die Lösung von Verstrickungen ist, die sich auf diese Weise nicht immer zeigen, sondern die Wahrnehmung von Beziehungen (vgl. S. 90 und S. 95).

Mit dieser Art von Selbsterfahrung befindet man sich auf der „biografischen Ebene", in einer sich daran anschließenden Familienaufstellung mit Stellvertretern werden Verstrickungen klarer sichtbar und Lösungen können aus dem „wissenden Feld" (Albrecht Mahr) heraus entstehen.

Die Arbeit mit dem Familienbild ist, wie oben beschrieben, zu Beginn der Gruppe möglich, sie lässt sich aber auch als Impuls bei laufenden Prozessen einsetzen.

Verlaufsbeschreibung: Grundstruktur des Familienbildes in der Gruppe

Vorbereitetes Material: Jeder Teilnehmer hat vor sich eine Unterlage (gut geeignet sind z. B. die Papprückseiten von Schulzeichenblöcken), vier weiße DIN-A4-Blätter, drei farbige Stifte oder Kreiden liegen. Die Teilnehmer sitzen zunächst in der gewohnten Sitzordnung, der Gruppenleiter begleitet die Gesamtgruppe mit den folgenden Anleitungen (betonte Worte sind *kursiv* hervorgehoben):

1. Setzen Sie sich so hin, dass Sie bequem *sitzen* und Ihre Füße fest auf dem Boden *ruhen*. Indem Sie all das *hinter sich lassen*, was Sie am heutigen Tag erlebt haben und all die Gedanken *loslassen*, die Ihnen durch den Kopf gegangen sind, *atmen Sie tief aus* ... Sie können dabei spüren, wie dieser tiefe Atemstrom alles mitnimmt, was in diesem Moment *überflüssig geworden ist* ...
   Während Sie nun langsam Ihre Augen schließen und Ihre Aufmerksamkeit nach innen richten, gehen Sie hinunter in Ihre Füße ... spüren, wie sie auf der Erde *ruhen und getragen und gehalten werden*. Gehen Sie nun nach oben und spüren Sie, wie auch die *Sitzfläche* und die *Lehne* Ihres Stuhles Sie *tragen und halten* ... Und während Sie wahrnehmen, wie sich langsam Ihre Muskeln *entspannen*, können Dinge, die *überflüssig* geworden sind, *abfließen* ... Und während Ihr Atem kommt und geht, leicht und *wie von selbst*, gehen Sie mit jedem Atemzug in Ihre Vergangenheit zurück ... und so wie der Boden unter Ihnen

Sie *trägt*, so sind wir alle in unserem Leben schon *einmal getragen worden*, wir alle ohne Ausnahme … als wir im Bauch unserer Mutter waren … und so, wie wir alle eine Mutter haben, haben wir auch einen Vater, jeder von uns ohne Ausnahme, unabhängig davon, wie das Leben dann für uns weiterging … *Sie lassen sich treiben* … bis Sie auf *irgendeine Weise*, die nur Sie kennen, die Familie sehen, aus der Sie kommen: Vater, Mutter und Kind. Wie alt sind Sie … schauen Sie sich um – wer war damals da in der Familie, wer war vielleicht schon gestorben? Sehen Sie sich selbst als der oder die Kleine von damals, sei es eher in der Erinnerung oder als Foto. Und wenn Sie das Gefühl haben, diese drei sind lebendig geworden, dann öffnen Sie in Ihrem eigenen Tempo langsam die Augen und beginnen, Ihre inneren Bilder aufs Papier zu bringen.

2. Nehmen Sie die nicht dominante Hand und fertigen Sie, jeweils auf einem gesonderten Blatt, eine Skizze von Ihrer Mutter, Ihrem Vater und sich an. Fühlen Sie sich ganz frei in der Gestaltung, es kann ein konkretes oder abstraktes Bild werden oder vielleicht auch ein Symbol.
3. Wenn Sie fertig sind, legen Sie Ihre Blätter so vor sich auf den Boden, dass Sie alle drei sehen können.

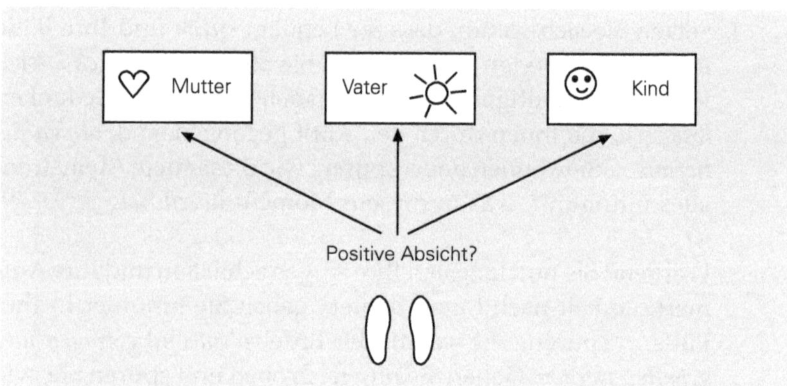

4. Stellen Sie sich nun vor, Sie schauen durch die Augen jeder einzelnen Person und stellen sich dabei folgende Fragen:

– Wie hat es jeder Einzelne in der Familie gut gemeint?
– Was war seine positive Absicht für die Familie?

– Wie hat sich die Liebe von Vater und Mutter ausgedrückt, so dass Sie aufwachsen konnten?

Skizzieren Sie ein kleines Symbol auf das Blatt, das ausdrückt, wie es die Person gut gemeint hat. Überlegen Sie, wo die Person hinschaut und bringen Sie einen kleinen Pfeil für die Blickrichtung an.

5. Verteilen Sie sich so im Raum, dass Sie genügend Platz um sich haben. Legen Sie die Blätter so auf dem Boden aus, wie es dem inneren Bild, das Sie von Ihrer Familie haben, entspricht. Achten Sie dabei auf die Blickrichtung der Personen, auf die Winkel und Abstände der Blätter zueinander. Achten Sie auch auf genügend Abstand zum Familienbild Ihres Nachbarn. Legen Sie das leere Blatt in einem gewissen Abstand auf den Boden (Metaposition) und schauen Sie auf Ihr Familienbild. Liegt alles stimmig und richtig so?

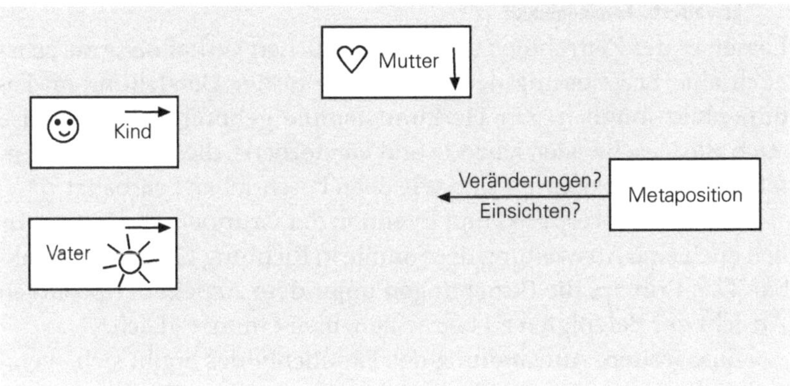

6. Stellen Sie sich auf die Position des Vaters und nehmen Sie Ihre körperlichen und emotionalen Reaktionen wahr. Wie ist Ihre Haltung, Ihr Stand und Ihre Atmung? Wie fühlt es sich an, in dieser Familie zu stehen? Welche Person ist die wichtigste?
7. Treten Sie auf die Metaposition und schauen Sie sich die Familie von außen an. Hat sich etwas dadurch verändert, dass Sie auf der Position des Vaters standen?
8. Stellen Sie sich auf die Position der Mutter und nehmen Sie wieder Ihre körperlichen und emotionalen Reaktionen wahr.

Wie fühlen Sie sich als Mutter in der Familie? Wie nehmen Sie die Beziehung zwischen Ihrem Mann und Ihrem Kind wahr?

9. Kehren Sie auf die Metaposition zurück. Hat sich in Ihrer Wahrnehmung des Ganzen etwas verändert?
10. Stellen Sie sich auf die Position des Kindes von damals und nehmen Sie wieder Ihre körperlichen und emotionalen Reaktionen wahr. Wie ist die Beziehung zum Vater und zur Mutter? Wenn Sie auf die Eltern schauen, fühlen Sie sich dann größer, kleiner oder gleich groß? Steigen Erinnerungen auf?
11. Kehren Sie auf die Metaposition zurück und schauen Sie noch einmal auf das Ganze. Was hat sich verändert? Gibt es irgendwelche Einsichten oder Erkenntnisse?
12. Kehren Sie mit Ihren Blättern auf Ihren Platz zurück und teilen Sie Ihre Erfahrungen mit.

Erweiterte Familienbilder

Lassen es der Zeitrahmen und die räumlichen Verhältnisse zu, so ist auch eine Erweiterung der Kernfamilie in der Darstellung im Familienbild möglich. Zur Herkunftsfamilie gehören beispielsweise auch alle Geschwister, lebende und verstorbene, diese werden ebenfalls auf Blätter skizziert und wie oben beschrieben bearbeitet.

Je nach Schwerpunkt und Intention der Gruppenarbeit ist natürlich auch eine Ausweitung der Familie in Richtung Großeltern denkbar. Das Prinzip, die Beziehungen unter dem Aspekt der positiven Absicht der Beteiligten zu betrachten, bleibt immer gleich.

Eine weitere Abwandlung des Familienbildes ergibt sich, wenn weibliche Teilnehmer die Reihe ihrer weiblichen Vorfahren skizzieren und auslegen: die Mutter, die Großmutter, die Urgroßmutter ... – männliche Teilnehmer tun das Gleiche mit Ihren männlichen Vorfahren. Diese Ahnenreihe des eigenen Geschlechts (Baxa, Essen u. Essen S. 1999, S. 26) kann sich als enorm stärkende Ressource erweisen.

NIG in der Supervision

Das Darstellen eines Beziehungszusammenhanges durch Auslegen von Skizzen oder anderen Symbolen ist ein wertvolles Werkzeug für die Supervision. Der Supervisand kann zum Beispiel sein Bild der Ursprungsfamilie eines Klienten in Beziehung zu sich selbst auslegen. Eventuell können die Institutionen, für die er arbeitet, die Krankenkasse o. Ä., auch repräsentiert werden. Durch das Schauen durch die Augen der verschiedenen Teile dieses Systems und die Rückmeldungen des Supervisors kann der Supervisand zum einen Aufschluss über seinen guten Platz in diesem Beziehungszusammenhang erhalten, zum anderen ergeben sich oft Hinweise darauf, ob die Beziehungsordnung dieses Systems vom Klienten gesehen und anerkannt wird oder nicht.

Kann sich ein Supervisand nicht entscheiden, ob er mit einem Klienten weiterarbeiten kann oder nicht, so ist die „Zwei-Seiten-Übung“ nützlich. Es gibt dann eine Seite, die weiterarbeiten möchte, und eine andere Seite, die spürt, dass es nicht oder nicht mehr geht.

Der Supervisand kann in diesem Fall auch eine Skizze anfertigen, wie er den Klienten sieht, eine zweite, wie er denkt, dass der Klient ihn sieht, und eine dritte, wie er denkt, dass der Supervisor ihn und den Klienten aus seiner Schilderung wahrnimmt. Legt man diese Positionen zusammen mit einer Metaposition frei im Raum aus, so kann der Supervisor vorerst offen lassen, welches NIG-Element sich im Hin- und Hergehen zwischen den Positionen daraus entwickelt. Die Erfahrung zeigt, dass sich meist „wie von selbst“ ein relevantes Ganzes daraus gestaltet, das dem Supervisanden neue Impulse für seine Arbeit gibt. Wesentlich ist dabei, dass man gesammelt bleibt und der „Autonomie des Unbewussten“ oder dem „inneren Künstler“ Raum gibt. Außerdem sollte man sich dessen bewusst sein, dass das Ergebnis eines solchen Prozesses in erster Linie eine Aussage über die Beziehung zwischen Therapeut und Klient ist. Ob sich der Verstrickungszusammenhang des Klienten auf diese Weise zeigen kann, ist fraglich. Es können sich jedoch durchaus Hinweise ergeben, in welcher Richtung die Lösung zu suchen ist. – Trotzdem sollte man in der nächsten Stunde mit dem Klienten behutsam mit einer solchen Information umgehen und den Wahrheitsgehalt sorgsam prüfen.

8. Die ergänzende Anwendung mit anderen Methoden

NIG als Möglichkeit der Integration des Familien-Stellens in andere Methoden

Kolleginnen und Kollegen verschiedenster Therapierichtungen haben den Wunsch oder sind schon dabei, das Familien-Stellen bzw. die dadurch gewonnenen Erkenntnisse in die von ihnen verwendeten Methoden zu integrieren. Das NIG-Element „Familienbild" und das Familien-Stellen sind dazu praktikable Möglichkeiten, ohne dass dabei die anderen NIG-Elemente auch genutzt werden müssten. Man wird – womöglich schon beim Lesen – merken, was zu der eigenen Praxis am besten passt.

NIG als ergänzende Methode zum Familien-Stellen

Andere Kolleginnen und Kollegen wollen das Familien-Stellen zum Schwerpunkt ihrer therapeutischen Arbeit machen und fragen sich, was man als Ergänzung in der Einzelarbeit dazunehmen sollte. Hierzu sind die Elemente des NIG besonders geeignet, denn dafür wurden sie entwickelt. – Trotzdem sollte das therapeutische Repertoire insgesamt größer sein. Denn das NIG ist keine in sich geschlossene und selbstständige Methode (vgl. S. 14).

Die Praxis der Integration

Wie schon gesagt, gibt es – außer dem NIG – vielerlei Möglichkeiten, verschiedenste therapeutische Methoden durch das Familien-Stellen zu ergänzen, und auch umgekehrt, das Familien-Stellen durch Elemente anderer Methoden zu bereichern. Ein prominentes Beispiel dafür ist die von Matthias Varga von Kibéd und Insa Sparrer entwickelte „Systemische Strukturaufstellung (SySt)", die in die „Lösungsfokussierte Kurztherapie (SFT)" nach de Shazer integriert wird (Sparrer 2002, S. 100 ff.).

Es bietet sich in der Praxis auch immer wieder an, das NIG durch Elemente der Methode, mit der man vorwiegend arbeitet, zu ergänzen. Beispielsweise können im Rahmen einer durch NIG ergänzten Kunsttherapie die Skizzen einzeln zur Weiterarbeit „am Bild" benutzt werden (vgl. S. 24).

Oder man kann im körpertherapeutischen Kontext mit Haltungen (z. B. „von oben herab" nach unten schauen) oder Bewegungen (z. B. das Verneigen) weiterarbeiten. Muskelverspannungen, die sich als mit einer Verstrickungsdynamik zusammenhängend zeigen, können über Massage oder bioenergetische Übungen aufgelöst werden.

NIG und Traumatherapie

Im Zusammenhang mit der ergänzenden Anwendung des NIG mit anderen Verfahren soll im folgenden Abschnitt beispielhaft etwas ausführlicher gezeigt werden, wie das Neuro-Imaginative Gestalten und die Traumatherapie sich in der Praxis ergänzen und gegenseitig befruchten können.

Dass das Thema Aufstellungsarbeit und Traumatherapie seit einiger Zeit in den Fokus sowohl des NIG als auch der Gemeinschaft der Systemaufsteller gerückt ist, freut uns außerordentlich. Unsere Arbeit mit dem NIG erfährt eine verantwortungsvolle Erweiterung zum Wohl unserer Klienten, wenn wir die Ergebnisse der Traumaforschung und die Erfahrungen traumatherapeutischer Ansätze berücksichtigen und integrieren.

Unsere diesbezüglichen Überlegungen und praktischen Anregungen fußen zum einen auf den Erkenntnissen des Somatic Experiencing nach Peter Levine und der Psychotraumatologie PITT nach Luise Reddemann. Zum anderen sind sie aus unseren Beobachtungen und Erfahrungen mit der Traumatherapie und dem NIG entstanden.

Aufstellungen in der Einzelarbeit mit dem NIG haben traumatherapeutisch gesehen einige Vorteile gegenüber Aufstellungen in der Gruppe, dazu gehören beispielsweise:

- ein geschützter Rahmen in der 1:1 Begegnung mit der Therapeutin
- mehr Zeit für individuell dosierbare kleine Schritte
- sorgfältiges Herausarbeiten von adäquater Distanz und Nähe zu den Mitgliedern des Systems
- die sehr wertvolle Metaposition, die es ermöglicht, die Dynamiken des Systems aus sicherer Entfernung zu reflektieren

Zusätzlich zu diesen offensichtlichen Vorteilen sind wir im Umgang mit dem NIG aber gut beraten, uns zusätzlich traumatherapeutische Grundlagen anzueignen und diese in unserer NIG-Aufstellungsarbeit umzusetzen. In unseren NIG-Weiterbildungen legen wir großen Wert auf die Integration traumatherapeutischer Aspekte. Im Folgenden stellen wir Ihnen hierzu einige praktische Beispiele vor.

Stabilisierung durch Körperübungen

Unsere Klienten kommen nicht immer entspannt in unsere Praxis, im Gegenteil, sie können sich traurig, deprimiert oder zornig fühlen oder auch keine Worte für das finden, was sie bedrückt.

Diese Gefühlsausdrücke und ganz besonders auch Übererregung oder Erstarrung unserer Klienten können wichtige Hinweise auf Traumasymptome sein. In solchen Fällen ist es erfahrungsgemäß hilfreich, zur Stabilisierung des Klienten mit einigen Körperübungen zu beginnen. Diese Übungen helfen den Klienten, in Kontakt zu ihrem Körper und damit auch wieder ins Gleichgewicht zu kommen. Die einfachen traumatherapeutischen Übungen überraschen immer wieder in ihrer Wirkung: Erregungsenergie kann abgebaut und Anspannung gelöst werden, Unbeweglichkeit kann sich auflockern.

> Ich lade dich ein, deine Aufmerksamkeit nach innen zu richten. Wie nimmst du deinen Körper im Moment wahr? Welche Körperteile sind dir bewusst, wo fühlst du Kontakt? Zu welchen Teilen des Körpers hast du im Moment weniger Kontakt? Wie erlebst du deinen Atem? Nimm alles einfach nur wahr, ohne es zu verändern.
>
> Geh jetzt mit deiner Aufmerksamkeit zu den Füßen und fühle den Kontakt zum Boden. Wo genau kannst du den Kontakt spüren, am Ballen, an der Ferse, in den Zehen, mehr außen oder mehr innen? Bewege deine Zehen und deine Fußgelenke leicht. Beobachte, wie du den Kontakt der Füße zum Boden nach der Bewegung wahrnimmst.

Geh jetzt mit deiner Aufmerksamkeit zu den Sitzhöckern und fühle den Kontakt zum Stuhl. Wo genau kannst du den Kontakt spüren, im vorderen Bereich Richtung Oberschenkel oder im hinteren Bereich Richtung Rücken, mehr rechts oder mehr links? Mach eine kleine Bewegung mit dem Becken nach vorne und hinten und finde einen Balancepunkt. Mach eine kleine Bewegung mit dem Becken nach rechts und links und finde einen Balancepunkt. Beobachte, wie du den Kontakt der Sitzhöcker zum Stuhl nach dieser kleinen Bewegung wahrnimmst.

Geh nun mit der Aufmerksamkeit zum Kopf. Wie nimmst du ihn wahr? Stell dir eine Verbindung zwischen dem Kopf und den Sitzhöckern vor. Bewege den Kopf dann ganz wenig und leicht nach rechts und links, nach vorne und nach hinten und sei dir dabei der Verbindung zu den Sitzhöckern bewusst. Beobachte, wie du den Kopf nach diesen kleinen Bewegungen wahrnimmst.

Nimm nun zum Schluss noch einmal den ganzen Körper wahr. Welche Körperteile sind nun für dich präsent, wo fühlst du Kontakt? Gibt es Beziehungen zwischen den gefühlten Körperteilen? Zu welchen Körperteilen hast du keinen Zugang? Nimm die Unterschiede zum Beginn der Übung wahr, ohne etwas zu verändern.

Stabilisierung durch Ressourcen und Distanzierung

Zur weiteren Stabilisierung des Klienten haben wir eine Verlaufsbeschreibung entwickelt, in der verschiedene traumatherapeutische Vorgehensweisen eingesetzt werden können wie z. B. Distanzierungstechniken und ressourcenorientierte Angebote.

In welchem Kontext wäre ein Einsatz der Verlaufsbeschreibung „Umgang mit Traumamaterial“ sinnvoll?

- Wenn der Klient mit einer belastenden traumatischen Erfahrung in die Praxis kommt
- Wenn sich im Verlauf eines Prozesses die Erinnerung an eine traumatische Erfahrung einstellt (Traumatrigger)
- Wenn er/sie auf einer Position stehend sehr starke Gefühle oder Anzeichen von Kampf, Flucht oder Erstarren zeigt

Wichtig: Der Klient erzählt sehr kurz von dem Ereignis – kein „Traumatalking“. Der Therapeut würdigt die Betroffenheit/das Leiden des Klienten durch das Geschehen und zeigt eine mitfühlende Haltung.

Verlaufsbeschreibung: Umgang mit Traumamaterial

1) Erstellen Sie mit Ihrer nicht-dominanten Hand eine Skizze der von Ihnen als traumatisch erlebten Erfahrung. Legen Sie die Skizze auf dem Boden aus.
2) Installieren Sie in größtmöglicher Entfernung auf einem erhöhten Platz eine Metaposition. Stellen Sie sich vor, Sie schauen aus der Vogelperspektive auf die Skizze: von einer Wolke, einem Kran, einem Turm, einem Heißluftballon, einem Hubschrauber, einem Berg, fliegend aus der Luft o.Ä. Beschreiben Sie aus einer passenden Rolle (Adler, Pilot, Kranführer etc.) die Situation/den Verlauf des Ereignisses so sachlich wie möglich.
3) Bleiben Sie auf der Metaposition, betreten Sie die Skizze des Ereignisses nicht. Wen oder was hätte die Person damals gebraucht, was hätte ihr damals gutgetan?
4) Erstellen Sie eine Skizze von der Antwort der Metaposition auf die Frage und legen Sie sie als Ressource auf dem Boden aus.
5) Kehren Sie auf die Metaposition zurück und reflektieren Sie die Veränderungen, die sich durch die Ressourcenskizze ergeben.
6) Nur bei positiver Bewertung der Ressource durch die Metaposition: Stellen Sie sich auf die Ressourcenskizze und nehmen Sie deren Qualität wahr.
7) Wiederholen Sie bei weiterem Bedarf Punkt 3–6 mit folgenden Ressourcenfragen:

- Wie hat die Person die Kraft gefunden, mit dem Ereignis klarzukommen?
- Wer oder was hat ihr Mut gemacht?
- Was sind ihre Stärken, was kann sie besonders gut? Welche Stärke war für sie in ihrem Leben besonders hilfreich?
- An welchem sicheren Ort könnte die Person das Ereignis vorübergehend aufbewahren? (Tresor, Kiste, Raum, besonderer Ort ...)
- Fassen Sie auf der Metaposition stehend den Prozess so sachlich wie möglich zusammen. Wie ist Ihr Blick auf das Ganze jetzt, nehmen Sie Veränderungen wahr?

Grafische Darstellung in Kurzform

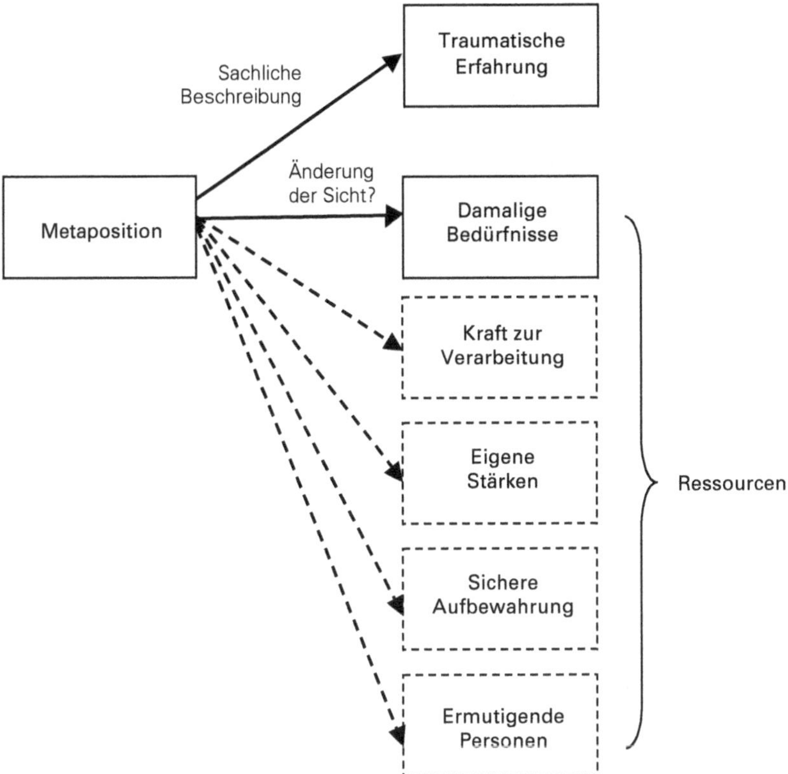

Weiterführende Anregungen

Wie schon mehrfach erwähnt, ist das NIG keine in sich geschlossene, sondern eine offene Methode. Es ist aus dem Zusammenfließen verschiedener Therapierichtungen entstanden und kann sich durch Wechselwirkungen mit anderen Methoden weiterentwickeln und damit zu therapeutischer Kreativität anregen.

Vielleicht haben die praktischen Beispiele für die Integrationsmöglichkeiten des NIG und der Traumatherapie Sie angeregt, sich kreativ mit der Zusammenführung der beiden Vorgehensweisen zu befassen und sie an die jeweilige Situation anzupassen.

Um fundiert mit beiden Methoden arbeiten zu können, wäre eine traumatherapeutische Ausbildung ratsam. Um sich mit den traumatherapeutischen Grundlagen vertraut zu machen, empfehlen wir eine Weiterbildung im Rahmen unserer NIG-Fortbildungsangebote.

Peter Levine, der Begründer des traumatherapeutischen „Somatic Experiencing“ gibt uns einen guten Einstieg in die Materie, indem er Trauma folgendermaßen definiert:

„Bei einem Trauma geht es kurz gesagt um den Verlust einer Verbindung: Verbindung zu uns selbst, unserem Körper, zu unseren Familien, zu anderen Menschen, zu der uns umgebenden Welt.“

Basierend auf dieser Definition beschäftigen wir uns beispielsweise in unseren Weiterbildungen mit folgenden weiterführenden Themen:

- Wie kommt es zu Traumatisierung?
- Das Notfall-Programm im Gehirn
- Kampf-, Flucht- oder Totstellreflex

- Woran erkennen wir Traumasymptome?
- Traumakategorien
- Unterschiedliche Traumasymptome

- Wie vermeiden wir Retraumatisierungen?
- Sicherheit von Klient und Therapeut
- Umgang mit Übererregung
- Umgang mit Dissoziation
- Ressourcenorientierung

Last but not least empfehlen wir folgende Publikationen zum Thema:

- Barbara Innecken: Traumaspezifische Vorgehensweisen in Aufstellungen. In: Trauma und Begegnung (Vandenhoek & Ruprecht). Auch kostenlos als PDF-Download erhältlich: www.nig-institut.de
- Peter A. Levine: Sprache ohne Worte. Wie unser Körper Trauma verarbeitet und uns in die innere Balance zurückführt (Kösel).
- Andreas Krüger: Powerbook. Erste Hilfe für die Seele, Band 1. (Elbe & Krüger).

- Luise Reddemann und Cornelia Dehner-Rau: Trauma heilen. Ein Übungsbuch für Körper und Seele (Thieme).
- Bessel van der Kolk: Verkörperter Schrecken. Traumaspuren in Gehirn, Geist und Körper und wie man sie heilen kann. (Probst).

9. Fallbeispiele

Fallbeispiele Barbara Innecken

Die nachfolgenden Fallbeispiele aus der therapeutischen Praxis zeigen, wie vielfältig die Gestaltungsmöglichkeiten in der Arbeit mit NIG sein können.

Die ersten vier Fallbeschreibungen folgen relativ genau den Verlaufsbeschreibungen der NIG-Übungen, wie sie in Kapitel 6 nachzulesen sind: „Metaposition", „Musterunterbrechung", „Lebensweg" und „Zwei Seiten".

Das Fallbeispiel „Die positive Absicht des Symptoms" zeigt die Möglichkeit, einen Teil eines NIG-Elementes herauszugreifen und damit als besonderen Schwerpunkt zu arbeiten. Außerdem ist in diesem Beispiel eine Variante des NIG enthalten, abstrakte Symbole (z.B. runde und eckige Filzflecken) statt Skizzen als Bodenanker zu verwenden. Die sich anschließende, ebenfalls dokumentierte Sitzung zeigt beispielhaft das Familien-Stellen in der Einzelarbeit.

Der Fall „Zwei Seiten oder : Einsamkeit und Gemeinsamkeit ..." steht exemplarisch für die Möglichkeit, Übungen des NIG auch mit Stellvertretern in der Gruppe aufzustellen. In diesem Fall werden zwei Seiten oder innere Anteile von Repräsentanten dargestellt und mit dem Familiengeschehen der aufstellenden Klientin in Verbindung gebracht.

Die letzte Fallbeschreibung „Die Lösungslinie oder: Alle gehören dazu" möchte verdeutlichen, dass die vorgegebenen Strukturen des NIG als Anregungen gedacht sind. Indem der Therapeut kreativ und flexibel auf das Anliegen und die Persönlichkeit des Klienten reagiert, kann sich etwas Eigenes, Neues entwickeln.

In allen Fallbeispielen, außer der Aufstellung der „Zwei Seiten", werden die Ausgangslage, das Anliegen und das Vorgehen beschrieben sowie über die Wirkung der Arbeit und ihren Platz im therapeutischen Prozess berichtet.

Namen und Lebensumstände der Klienten wurden verändert, um die Anonymität der Beteiligten zu gewährleisten.

Die Metaposition oder: Die Ratschläge der weisen Frau

Ausgangslage/Problem

Frau Miller, 37 Jahre alt, verheiratet, zwei Kinder, möchte aus der gemeinsamen Wohnung mit ihrem Mann ausziehen: „Ich habe das Gefühl, keine Luft mehr zu bekommen. Die Eltern meines Mannes wohnen im gleichen Haus, vieles dreht sich nur um sie, mein Mann arbeitet sehr viel. Wir haben uns entfremdet und reden nicht mehr viel zusammen." Ihr Ehemann möchte nicht, dass sie auszieht, er ist mit der Situation zufriedener als sie.

Anliegen

Frau Miller möchte herausfinden, ob es richtig ist auszuziehen. Im Moment scheint es ihr der einzig gangbare Weg für sich selbst zu sein, sie hat aber gleichzeitig Angst, dass die Beziehung dadurch völlig auseinander geht, was sie zum gegenwärtigen Zeitpunkt auch nicht möchte.

Vorgehen

Die Therapeutin bittet die Klientin zunächst, ihre gegenwärtige Situation mit ihrem Mann zu skizzieren. Frau Miller porträtiert mit schwarzem Stift sich und ihren Mann im Profil: Ihr Mann blickt von hinten auf sie, sie selbst schaut von ihm weg nach vorn.

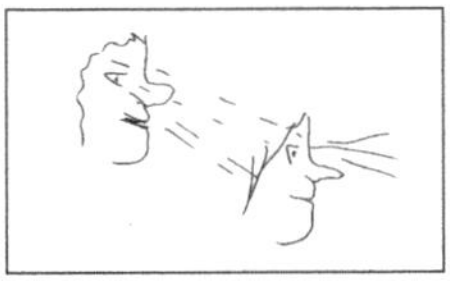

Gegenwart

Als sich Frau Miller auf die Skizze ihrer gegenwärtigen Situation stellt, empfindet sie einen Druck auf der Brust, der ihr das Atmen erschwert; besonders unangenehm ist ihr das Frösteln im Rücken: „Mein Mann schaut so von hinten auf mich, das mag ich gar nicht!"

Die Therapeutin fragt sie, ob denn ihre Beziehung schon immer so gewesen sei oder ob es auch andere, bessere Zeiten gegeben habe. Sie nickt, und ihr Gesicht hellt sich auf: „Oh ja, die erste Zeit unserer Beziehung, als wir noch keine Kinder hatten und noch nicht bei den Schwiegereltern wohnten, war ganz anders: Wir waren ein glückliches junges Paar!“ Als Symbol für diese glückliche Zeit skizziert Frau Miller einen Fluss, oberhalb davon fließt, ebenfalls als Fluss, ihre Beziehung, in Gelb und Rot gehalten. Gebeten, sich ihre Ehe in der Gegenwart und in der Vergangenheit auf einer Zeitlinie angeordnet vorzustellen, legt die Klientin das Blatt der Vergangenheit in relativ großem Abstand zum Blatt der Gegenwart auf den Boden.

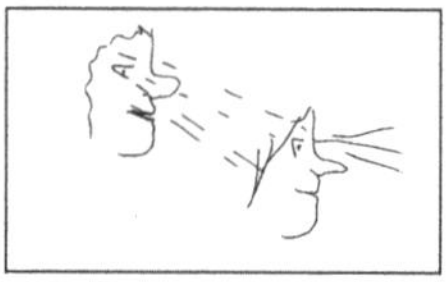

Gegenwart

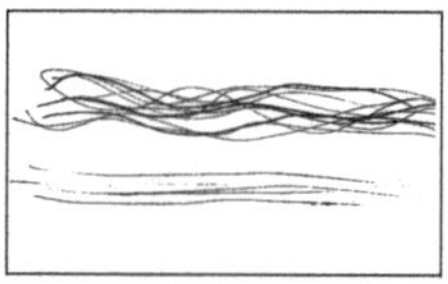

Vergangenheit

Als Frau Miller sich auf die Position der Vergangenheit stellt, breitet sie die Arme aus und erklärt: „Es fühlt sich so heiter und im guten Fluss an!“

Nach diesen beiden scheinbar so unvereinbaren Empfindungen fragt die Therapeutin sie: „Wenn Sie sich jetzt vorstellen, Sie könnten in die Zukunft schauen, was wäre denn dann eine gute Lösung für Sie?“ Die Klientin schaut noch einmal nachdenklich auf die Darstellungen der gegenwärtigen und der vergangenen Beziehungsqualität und skizziert dann eine gelbe lachende Sonne, in die hinein sie zwei Menschen im Profil zeichnet, die sich anblicken. Für dieses Blatt findet sie einen Platz in relativer Nähe zur Gegenwart.

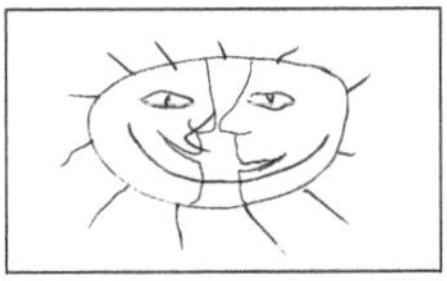

Gute Lösung

Metaposition

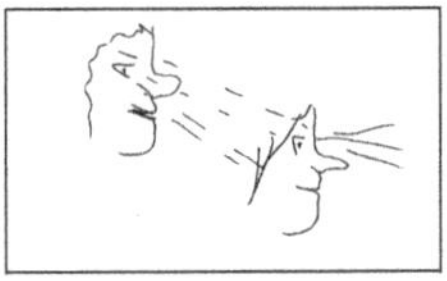

Gegenwart

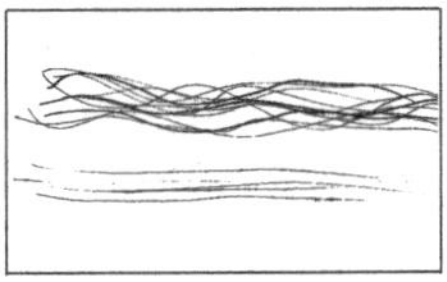

Vergangenheit

Als sich die Klientin auf die „Gute Lösung" stellt, richtet sie sich auf, ihre Stimme wird fest und ernst: „Ja, das wäre eine gute Lösung. Die beiden schauen sich jetzt an, sie gehen ihren Weg miteinander."

Die Therapeutin bittet Frau Miller nun, ein weißes, unbeschriebenes Blatt so auszulegen, dass sie die ausgelegte Zeitlinie von außerhalb überblicken kann (Metaposition). „Dies ist der Platz der weisen Frau, sie kennt das Leben, sie kennt die Männer und die Frauen, wie sieht sie wohl die Beziehung dieser beiden Menschen?" – mit diesen Worten leitet die Therapeutin den Perspektivenwechsel ein, den Frau Miller dann auch gerne erprobt.

Vom Platz der Metaposition aus, in der Rolle der „weisen Frau", zieht sie dann sehr deutlich und klar Bilanz: Dieses Paar, dessen Geschichte in verkürzter Form vor ihr ausgebreitet liegt, möchte wieder zusammenkommen, möchte sich miteinander befassen. Sie haben in rot-gelber Harmonie begonnen, befinden sich im Moment in einer Krise, wie die schwarze Farbe zeigt, und sind bereit, sich in der Zukunft wieder als reife Menschen zu begegnen, wobei die Farben Rot und Gelb die Gleichen sind wie die Farben am Anfang ihrer Beziehung. Gefragt, ob sie als weise Frau der Ehefrau einen Rat geben kann, um von der Krise zur guten Lösung zu gelangen, schlägt Frau Miller Folgendes vor:

- Die Ehefrau soll sich und ihrem Mann Zeit geben.
- Sie soll mehr auf sich selbst schauen, anstatt auf die Familie des Mannes, sie hat dann mehr Kraft für sich, die auch ihrem Ehemann zugute kommt.

Die Ratschläge der „weisen Frau" empfindet die Klientin als eindeutige und hilfreiche Antwort auf ihr Anliegen, die Therapiestunde wird beendet.

Wirkung

Nach fünf Wochen kommt Frau Miller wieder in die Praxis. Sie berichtet, dass sie die Ratschläge der „weisen Frau" befolge und sich die Beziehung zu ihrem Mann dadurch deutlich entspanne, an Auszug denke sie im Moment nicht. Durch die Beschäftigung mit sich selbst sei sie aber in Kontakt mit ihren Ängsten gekommen, die ihr jetzt sehr zu schaffen machen. In der anschließenden Arbeit mit Psychokinesiologie stellt sich ein Zusammenhang ihrer Ängste mit dem Selbstmord ihres Vaters heraus, an denen sie dann kinesiologisch und mit einer Aufstellung mit Bodenankern arbeitet. Die Ängste lösen sich in der Folgezeit langsam. Einige Monate später kommt das Ehepaar zu einer Familienaufstellung in die Gruppe. Es zeigt sich, dass Frau Miller ihren Mann nicht anschauen kann, da sie nur Augen hat für ihre verstorbenen Brüder. Erst als sie die Brüder mit vielen Tränen betrauert hat, schaut sie ihren Mann voller Liebe an. Auch Herr Miller muss erst die Identifizierung mit der ersten Liebe seiner Mutter lösen, bevor er seine Frau glücklich in den Arm nehmen kann.

Musterunterbrechung oder: Die Rucksäcke

Vorbemerkung

Die Wege, ein „Beschwerdemuster", wie es de Shazer nennt, zu verändern, sind äußerst vielfältig. Im vorliegenden Fall beginnt die

Musterunterbrechung durch die Frage nach der Ausnahme: „Gibt es in Ihrem Leben Zeiten oder Situationen, in denen Sie Ihrem Sohn anders begegnen?" (de Shazer 1989, S. 114–116). Die Klientin beschäftigt sich daraufhin ausführlich mit diesem „Ausnahmemuster": Sie fertigt eine Skizze an, positioniert diese im Raum und erfährt deren Wirkung durch Wahrnehmung ihrer körperlichen Reaktionen. Dieses Vorgehen bestätigt sie aber zunächst nur in ihrer bisherigen Sichtweise auf das Problem. Die Therapeutin unterstützt sie daher in ihrem Bemühen um eine Lösung durch zirkuläres Fragen: „Wie erlebt Ihr Sohn wohl diese Ausnahme?" Dieser Perspektivenwechsel, der sich nicht nur auf das eigene innere Erleben beschränkt, sondern auch das Erleben des Sohnes miteinbezieht, ermöglicht es der Klientin, das bisherige Problem ganz anders wahrzunehmen. Die gewisse Verwirrung, die sich durch die Unterbrechung des bisherigen Musters bei der Klientin einstellt, relativiert und löst sich zum Schluss in der dissoziierten Position der „neutralen Beobachterin".

Wie in Kapitel 4 im Abschnitt „Durch die Augen des anderen schauen" (S. 53) beschrieben, kann es von therapeutischem Wert sein und lösend wirken, wenn es dem Klienten gelingt, sein Problem aus verschiedenen Perspektiven zu betrachten. Im vorliegenden Fall ist die Klientin erleichtert, dass der Sohn gerne seinen kleinen Rucksack trägt, Lust hat loszulaufen und sich gut begleitet fühlt. Sie stimmt genau wie der Sohn dem gemeinsamen Schicksalsweg der Familie zu.

Auf der tieferen Ebene der systemischen Beziehungsordnungen ergibt sich nach drei Monaten in einer Familienaufstellung ein unerwarteter Zusammenhang, den die Klientin nach einem Jahr in einer Art innerer Familienaufstellung für sich noch einmal integriert und verarbeitet.

Ausgangslage/Problem

Frau Kern, 42 Jahre alt, verheiratet, ist sehr in Sorge um ihren Sohn, elf Jahre alt, der immer wieder an Migräneanfällen leidet. Sie fühlt sich mitverantwortlich für diese Anfälle ihres Sohnes, da sie als Kind ebenfalls darunter litt und nun das Gefühl hat, das Leiden weitergegeben zu haben. Frau Kerns Familie mütterlicherseits wurde im Dritten Reich verfolgt, Frau Kern hat dieses Thema bereits mehrfach kinesiologisch und in Familienaufstellungen bearbeitet. Sie hat aber nun die Befürchtung, dass das Schicksal ihrer Herkunftsfamilie bis auf ihren Sohn wirkt und sie selbst ihm keine starke Mutter sein kann.

Anliegen

Frau Kern möchte ihrem Sohn eine Stütze sein, ohne ihn durch ihre eigenen Befürchtungen zu belasten.

Vorgehen

Die Therapeutin bittet die Klientin zunächst, eine Skizze des Problems aus ihrer Sicht anzufertigen. Auf der Zeichnung, die ganz in Blau gehalten ist, ist eine gebeugte Frau zu sehen, die sich auf ihren Stock stützt; ihr gegenüber steht der Sohn. Da Frau Kern bereits während des Zeichnens sehr bewegt ist und weint, fragt die Therapeutin sie nach der Ausnahme vom Problem: „Gab oder gibt es in Ihrem Leben Zeiten oder Situationen, in denen Sie ihrem Sohn anders begegnen können als so problembeladen?"

Frau Kern hält inne und zeichnet mit freudigem Gesicht sich selbst, wie sie ihren Sohn umarmt. Für dieses Bild wählt sie nur rote Farbkreide. Sie legt dann beide Blätter auf dem Boden aus.

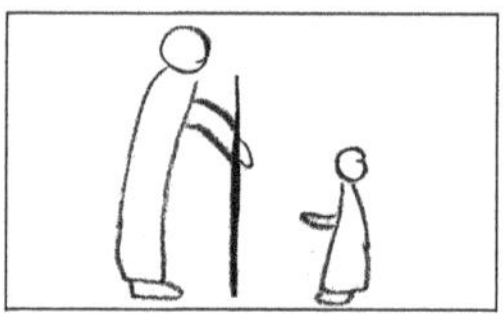

Problem

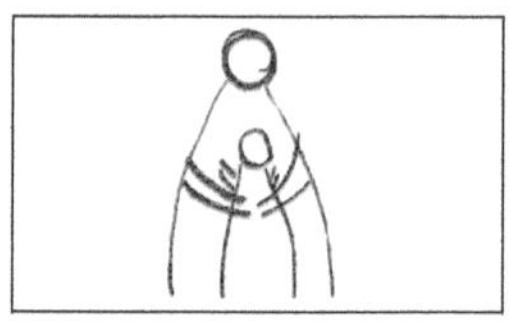

Ausnahme vom Problem

Als die Klientin sich auf ihre Skizzen stellt, fühlt sie sich auf der Position des Problems wie erwartet beladen und um Haltung bemüht, doch auf der Ausnahme vom Problem erlebt sie eine Überraschung: Die Ausnahme vom Problem fühlt sich nicht zentriert und beschützend an, so wie sie sich das vorgestellt hat, sondern beengt und bedrückend. Durch diese unerwartete Erfahrung sieht sich Frau Kern in ihrer negativen Sichtweise von sich als Mutter bestätigt: „Wie ich es auch mache, es ist für meinen Sohn immer schlecht!"

Die Therapeutin entschließt sich daraufhin zum Perspektivenwechsel durch zirkuläres Fragen: „Was glauben Sie, wie erlebt Ihr Sohn wohl die Zeiten, in denen Sie ihn in den Arm nehmen wie auf dieser Zeichnung?" Frau Kern greift diese Anregung sichtlich erfreut auf und beantwortet die Frage mit einer Skizze, die eine flache Schale ganz in Rot zeigt (Ausnahme vom Problem aus der Sicht des Sohnes).

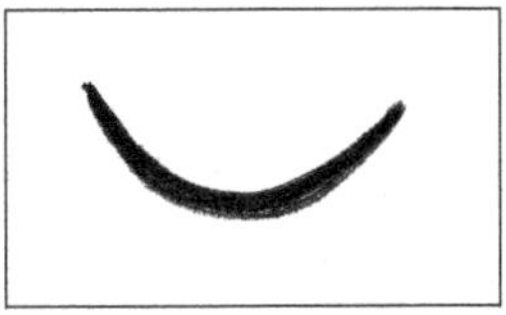

Ausnahme vom Problem aus der Sicht des Sohnes

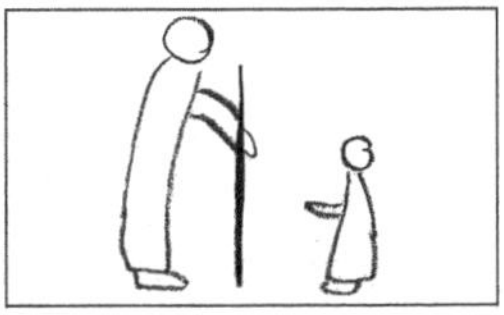

Problem aus der Sicht der Klientin

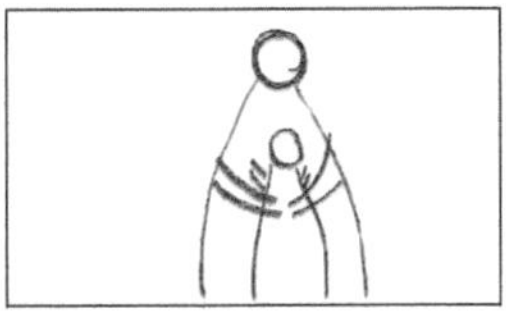

Ausnahme vom Problem aus der Sicht der Klientin

Als sich die Klientin auf diese Zeichnung stellt, empfindet sie eine angenehme Wärme im ganzen Körper, aber auch eine Einengung. Sie verspürt den Wunsch nach mehr Raum, um sich bewegen zu können. Trotz des Gefühls der Einengung richtet sich Frau Kern aber deutlich sichtbar auf, und ihr Gesichtsausdruck entspannt sich.

Da es für die Klientin offensichtlich hilfreich ist, auf ihr Anliegen von einem veränderten Blickwinkel aus zu schauen, fragt die Therapeutin: „Sie haben vorhin Ihr Problem gezeichnet, wie es sich aus Ihrer Sicht darstellt. Was glauben Sie, wie sieht das Problem wohl aus der Sicht Ihres Sohnes aus?"

Die Überraschung über diese Frage spiegelt sich im Gesicht der Klientin wider, sie braucht aber nicht lange zu überlegen, um die nächste Zeichnung (Problem aus der Sicht des Sohnes) fertig zu stellen: Ganz in Blau skizziert sie sich und ihren Sohn, die zusammen auf einem Weg wandern, jeder mit einem Rucksack auf dem Rücken.

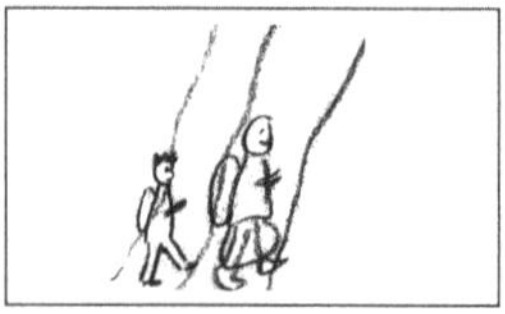

Problem aus der Sicht des Sohnes

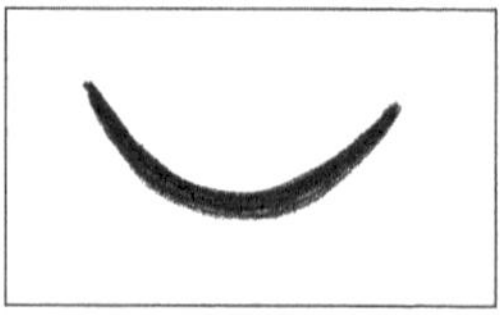

Ausnahme vom Problem aus der Sicht des Sohnes

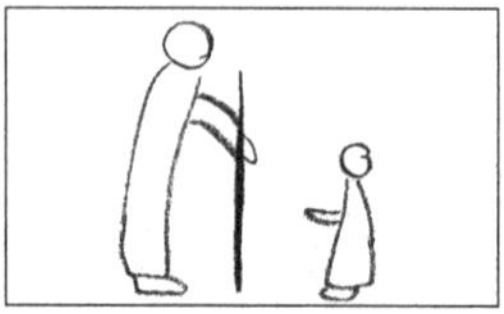

Problem aus der Sicht der Klientin

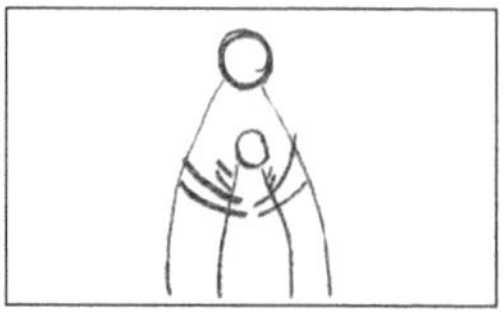

Ausnahme vom Problem aus der Sicht der Klientin

Als sich Frau Kern auf das „Problem aus der Sicht ihres Sohnes" stellt, nimmt das Geschehen eine verblüffende Wende: Sie fühlt sich leicht und in Übereinstimmung, sie nickt ein um das andere Mal und meint: „Ja, so ist es gut. Ich habe jetzt genug Platz und auch Lust, loszulaufen. Mein Rücken fühlt sich warm an, und ich fühle mich gut begleitet!" Diese äußerst positive Wahrnehmung des Problems durch den Sohn bringt Frau Kern sichtbar durcheinander.

Um ihr die Möglichkeit zu geben, ihre unterschiedlichen Eindrücke zu reflektieren, bittet die Therapeutin sie, sich die ganze Sache einmal von außen, sozusagen aus der Sicht der neutralen Beobachterin, anzuschauen. Ein weißes, unbemaltes Blatt markiert die Metaposition.

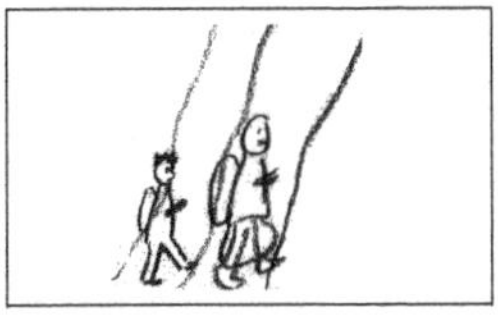

Problem aus der
Sicht des Sohnes

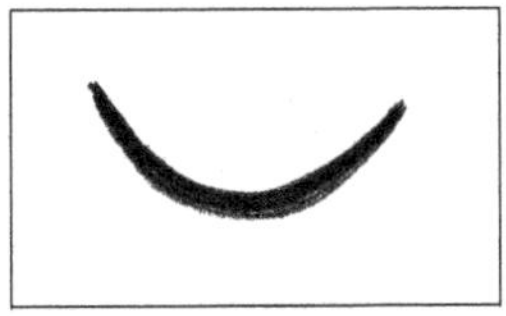

Ausnahme vom Problem
aus der Sicht des Sohnes

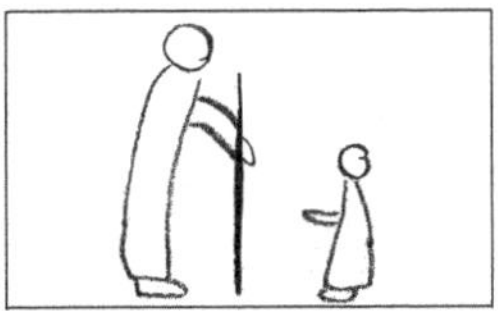

Problem aus der
Sicht der Klientin

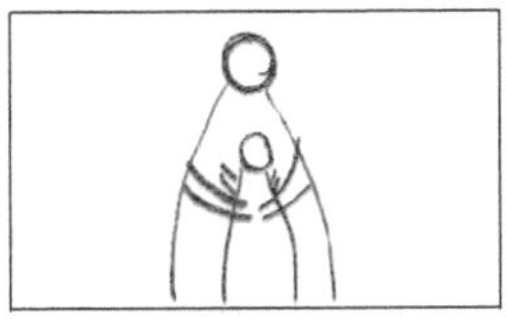

Ausnahme vom Problem
aus der Sicht der Klientin

Metaposition

Als Frau Kern auf dem Platz der neutralen Beobachterin steht, entpuppt sich das „Problem aus der Sicht des Sohnes" endgültig als Lösung: Das alte Muster der Klientin, eine belastete Mutter mit einem Krückstock zu sein, erweist sich durch die Sicht des Sohnes als nicht haltbar. Als neutrale Beobachterin stellt Frau Kern fest: „Beide, Mutter und Sohn, sind sehr zufrieden und nehmen ihre Situation an, wie sie ist. Sie gehen auf einem gemeinsamen Weg, der jedoch auch deutlich getrennt ist. Beide tragen einen Rucksack, jeder in der für ihn richtigen Größe. Wo ist das Problem?"

Wirkung

Frau Kern spürt durch diese Therapiestunde eine deutliche Entlastung von ihren Ängsten.

Nach ungefähr drei Monaten meldet sie sich gemeinsam mit ihrem Mann zu einer Familienaufstellung an, da sich der Gesundheitszustand des Sohnes verschlechtert hat. In dieser Aufstellung zeigt sich das Symptom in einem völlig neuen Zusammenhang: Der Vater von Frau Kern hatte einen Onkel, der sich am Ende des Zweiten Weltkriegs umbrachte und von dem nur bekannt war, dass er überzeugter Nationalsozialist und Parteimitglied war. In der Aufstellung wird sichtbar, in welch starkem Maß das Schicksal und die Täterschaft dieses Onkels auf die Familie wirken, vor allem auf Frau Kern und ihren Sohn. Es wird klar, wie wichtig es für Frau Kern und damit für ihren Sohn ist, auf die Täterseite ihrer Familie zu schauen, da sie bisher immer nur die Opferseite ihrer Familie mütterlicherseits im Blick hatte.

Nach ungefähr einem Jahr berichtet Frau Kern der Therapeutin, dass die Migräne ihres Sohnes nur noch selten und in abgeschwächtem Maße auftrete. Sie selbst habe ein besonderes Erlebnis gehabt: In einer Art „innerem Film" habe sie in ihrer Vorstellung ihren Sohn um seinen Rucksack gebeten. Als sie gemerkt habe, dass das Tragen ihres eigenen und des Rucksacks ihres Sohnes ihre Kräfte bei weitem übersteigt, habe sie sich dazu entschlossen, beide Rucksäcke ihrem Vater zu Füßen zu legen. Sie habe das in großer innerer Erregung getan und habe sich dann lange verneigt. Seitdem fühle sie sich auf besondere Art erleichtert und schaue ihrem Sohn vertrauensvoll beim „Großwerden" zu.

Der Lebensweg oder: Liebe ist alles, was ein Kind braucht

Die Arbeit mit dem „Lebensweg" kann, wie bereits erwähnt, in sehr unterschiedlichen Entwicklungsphasen eines Menschen hilfreich sein: z. B. in einer akuten Krise, um die Aufmerksamkeit vom Problem auf die Lösung zu lenken, oder nach einer Phase von therapeutischen „Aufräumarbeiten" in der Vergangenheit, um neue Kraft durch den Blick nach vorn zu entwickeln. Im vorliegenden Fallbeispiel geht es wohl eher um ein Innehalten auf dem Lebensweg, um nach einer anstrengenden Wegstrecke in der Vergangenheit Raum und Kraft zu finden für neue Weichenstellungen.

Ausgangslage/Problem

Frau Gruber ist eine 56-jährige Geschäftsfrau, sie ist verheiratet und hat eine 20-jährige Tochter. Ihr Mann erlitt vor einigen Jahren einen schweren Unfall, er kämpft seitdem mit körperlichen und seelischen

Schmerzen, die sich erst seit kurzem gebessert haben. Frau Gruber bemerkt jetzt erst richtig, wie sehr sie seit Jahren auf ihren Mann und das Familienwohl geschaut hat und wie wenig sie dabei ihr eigenes inneres Wohlergehen im Blick hatte. Sie meint aber auch, dass sie sich schon immer in ihrem Leben leichter um andere kümmern konnte als um sich selbst. In früheren Jahren hat Frau Gruber bereits eine Gesprächstherapie und einige Familienaufstellungen gemacht.

Anliegen

Frau Gruber möchte sich mehr um sich selber kümmern und sich selbst wahrnehmen.

Vorgehen

Die Therapeutin bittet Frau Gruber, ihr gegenwärtiges Problem und ihre Zielvorstellung von der Zukunft mit ihrer nicht dominanten Hand zu skizzieren und im Raum auszulegen. Ein leeres Blatt soll die Metaposition markieren, in diesem Fall ist es eine weise, alte Frau, die das Leben und die Menschen kennt.

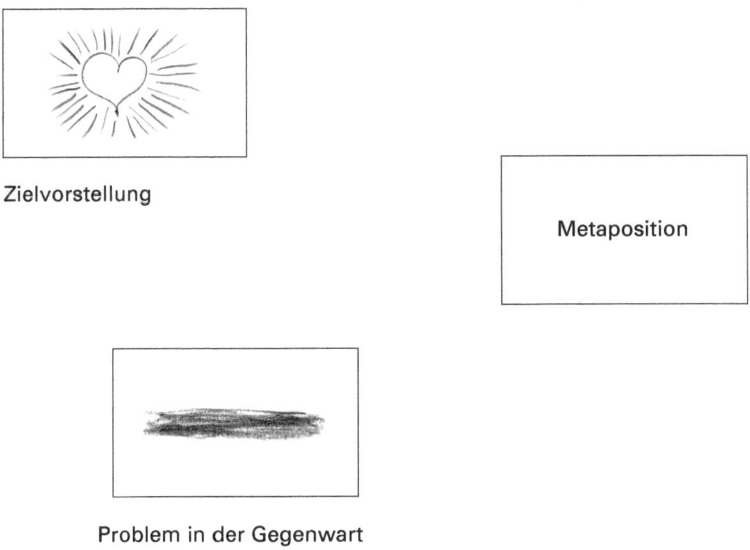

Auf der Problemzeichnung ist ein Stück Wiese zu sehen: „Es fehlt etwas, aber außen herum ist sehr viel freier Platz, da ist auch Offenheit", meint Frau Gruber. Sie stellt sich auf diese Skizze und empfindet ein angenehmes Pulsieren in der Brust mit einem Sog nach innen. Bis zu den Knien steht sie gut verankert, oberhalb davon schwankt sie etwas. Als das Ziel in ihren Blick kommt, atmet sie erleichtert aus. Sie stellt sich auf ihr Ziel, das strahlende Herz, und schließt die Augen. Ihr Atem vertieft sich, die Füße stehen fest, aber sie nimmt wieder ein Schwanken von den Knien aufwärts wahr. Als sie auf der Metaposition steht, stellt sie aus der Sicht der weisen Frau fest: „Ich empfinde den Abstand zum Ziel viel kleiner als Frau Gruber. Ich finde, sie hat ein großes Potenzial!"

Die Therapeutin fragt Frau Gruber, ob sie sich an Schritte erinnern kann, die sie in der Vergangenheit getan hat und bei denen sie sich gut um sich selbst gekümmert hat. Frau Gruber nickt freudig und skizziert folgende positiven Schritte und Entscheidungen ihres bisherigen Lebens: Ressource 1 ist ihre Entscheidung als Mädchen, eine Schule der Englischen Fräuleins zu besuchen, in der sie sich dann auch sehr wohl fühlte. Ressource 2 ist der Entschluss, trotz der Ängste ihrer Pflegemutter den Führerschein zu machen. Ressource 3 ist die Hochzeit mit ihrem Mann. Ressource 4 ist ihre Entscheidung, doch ein Kind zu bekommen, obwohl sie das viele Ehejahre lang nicht wollte. Ressource 5 stellt ihre Berufsausbildung dar. Ressource 6 ist die Entscheidung, auch ohne ihre Freundinnen, die kurzfristig verhindert waren, zu verreisen, was sie vorher noch nie getan hatte.

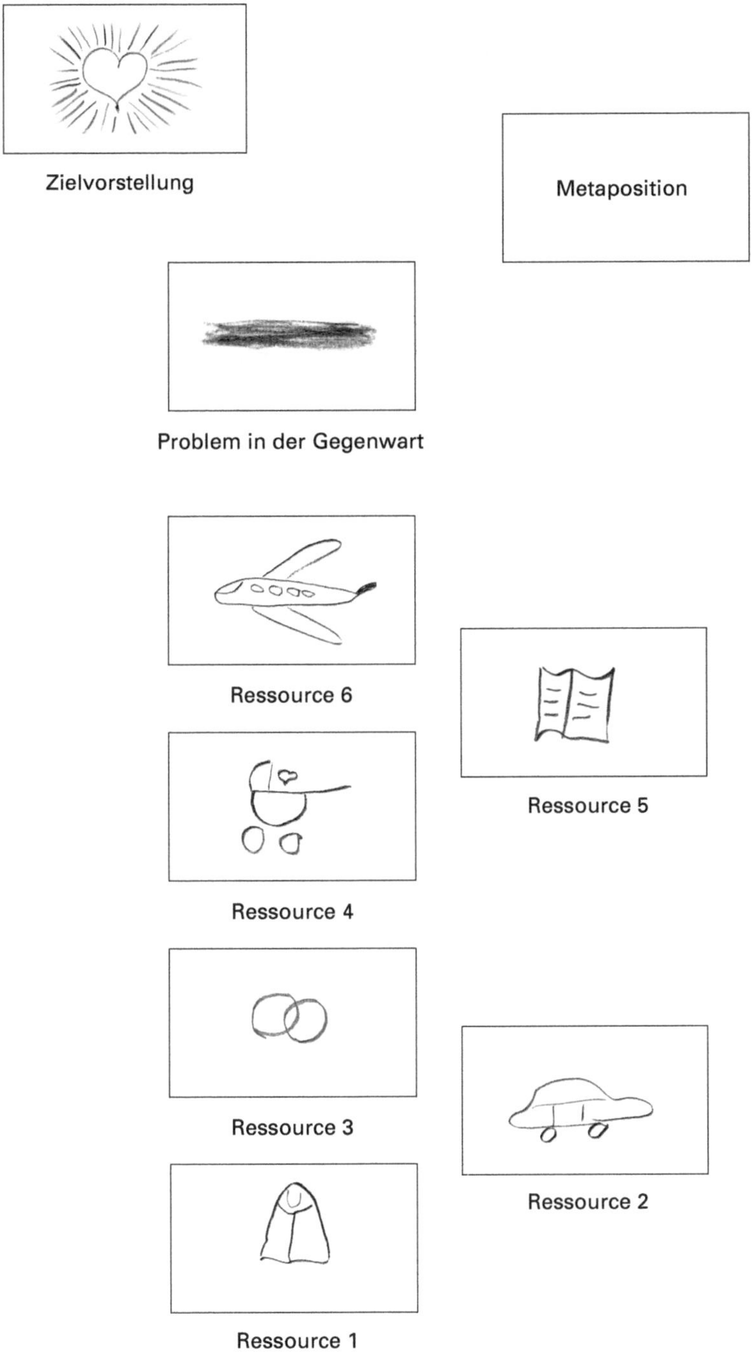
Zielvorstellung
Metaposition
Problem in der Gegenwart
Ressource 6
Ressource 5
Ressource 4
Ressource 3
Ressource 2
Ressource 1

Da Frau Gruber bereits bei der Erstellung und Erklärung von Ressource 1 (Englische Fräuleins) und Ressource 4 (Entscheidung für ein Kind) traurig geworden war und weinte, wird sie von der Therapeutin gebeten, zunächst aus der Perspektive der weisen Frau auf ihren Lebensweg zu schauen. Auf diesem Platz geschieht Ähnliches: Der Blick auf die Entscheidung, ein Kind zu bekommen, lässt Frau Gruber in Tränen ausbrechen. Die Therapeutin bittet sie auszuprobieren, wie weit entfernt die Metaposition vom „Lebensweg“ liegen muss, damit Frau Gruber in der Rolle der weisen Frau in Ruhe auf das Geschehen blicken kann. Es wird ein Platz gefunden, von dem aus die weise Frau feststellt: Als Frau Gruber sich für ein Kind entschieden hatte und schwanger wurde, entwickelte sie große Ängste, dem Kind keine gute Mutter sein zu können, da ihre eigene Mutter kurz nach der Geburt starb. Auf die Frage der Therapeutin, wie es denn dann wirklich gewesen sei, als das Kind da war, antwortet die weise Frau: „Frau Gruber war oft unsicher mit ihrer Tochter, aber sie hat sie immer geliebt. Das ist alles, was ein Kind braucht!“

Durch diese Feststellung gestärkt, gelingt es Frau Gruber dann, sich auf alle Ressourcen zu stellen und deren gute Wirkung körperlich und seelisch zu spüren. Um dieses Gefühl noch abzurunden, fragt die Therapeutin Frau Gruber, ob es denn eine Person aus ihrer Vergangenheit oder Gegenwart gäbe, die ihr am allermeisten zutraue, dass sie ihr Ziel erreiche. Frau Gruber beginnt zu strahlen: „Ja, die gibt es! Das ist mein Lehrer, zu dem ich schon seit fast zwanzig Jahren fahre!“ Sie legt das Blatt (Ressourcenperson) nicht wie erwartet in die Vergangenheit, sondern neben das Ziel, stellt sich darauf und findet das Wohlwollen des Lehrers bestätigt.

Frau Gruber kehrt dann noch einmal in die Vergangenheit zurück, sammelt alle Ressourcen ein und legt den Stapel unter das Blatt „Problem in der Gegenwart“. Auf der von den Ressourcen „gepolsterten“ Gegenwart stehend, atmet Frau Gruber deutlich hörbar auf und fühlt eine pulsierende rot-orange Kraft in ihrem Körper. „Der Weg zum Ziel erscheint mir jetzt viel kürzer als vorhin“, meint sie verwundert und wandert mit ihren Blättern näher an das Ziel heran, bis der Abstand für sie stimmt.

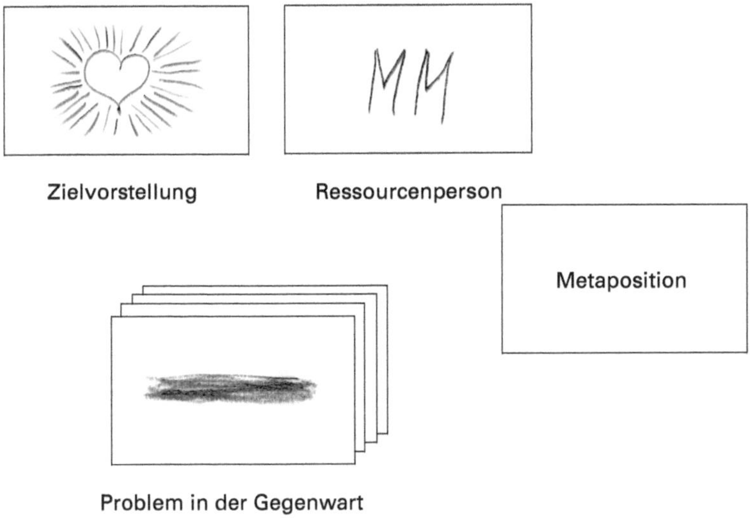

Als Nächstes nimmt Frau Gruber ihre Ressourcenblätter mit in die Zukunft und legt sie unter die Zielvorstellung. „Das ist ja ein Klacks!", lacht sie, als sie sich auf die Position der Zielvorstellung stellt und auf die Entfernung von sich zum Problem der Gegenwart schaut. Auf diesem Platz empfindet sie ähnlich wie am Anfang, nur stärker, das angenehme Pulsieren in der Brust und den Sog nach innen. Die Therapeutin fragt Frau Gruber, ob sie von diesem Platz aus konkrete Schritte erkennen könne, die ihr auf ihrem Weg zum Ziel hilfreich seien. „Ein guter nächster Schritt wäre es, meine Angst zu versagen, wie ich sie damals als junge Mutter hatte, genauer anzuschauen."

Als sich Frau Gruber auf die Position des Lehrers stellt, ist dessen Sicht zu konkreten Schritten folgendermaßen: „Du musst gar nichts tun. Bleib klar im Hier und Jetzt, das reicht."

Zum Schluss stellt sich Frau Gruber auf die Position der weisen Frau, diese gibt ihr folgenden Rat mit auf den Heimweg: „Hab Geduld und bleib auf dem Weg!"

Wirkung

In einem Gespräch nach drei Monaten berichtet Frau Gruber, dass sie sich immer wieder einmal auf ihre Blätter stelle und sich dabei leicht und weich fühle. Sie habe jetzt zunehmend das Gefühl, dass ihr Mann ihr eine Stütze sei, statt dass sie ihn „mitschleppe". Sie fühle jetzt eine Erlaubnis, sich um sich kümmern zu dürfen. In nächster Zeit wolle sie auch auf therapeutischem Wege „das Ihre“ genauer anschauen.

Zwei Seiten oder: Irgendetwas fehlt da noch!

Vorbemerkung

Hat ein Klient Probleme mit seiner ambivalenten Haltung einem bestimmten Thema gegenüber, so geht es immer darum, dass er mit zwei ihm unvereinbar erscheinenden Seiten ins Gespräch kommt. Ob es sich bei diesen beiden Seiten nun um innere Anteile oder Einflüsse anderer Menschen handelt, ist dabei nicht entscheidend, wichtig ist nur, dass beide Anteile zu Wort kommen und gewürdigt werden.

Im vorliegenden Fall findet sich die Lösung des inneren Konfliktes unter Zuhilfenahme verschiedener Aspekte der Verlaufsbeschreibung „Zwei Seiten“ auf Seite 112 dieses Buches. Wie es häufig bei der Anwendung des Neuro-Imaginativen Gestaltens geschieht, ergeben sich im therapeutischen Geschehen Lösungen aus dem lebendigen Zusammenfügen verschiedener Bausteine.

Zunächst einmal fällt sofort ins Auge, dass die Klientin für jeden der beiden gegensätzlichen Anteile nur eine halbe Zeichnung anfertigt. Durch Erweiterung des Lösungsraumes kann die Klientin dann aus der Metaposition die Chance erkennen, die im Zusammenfügen der beiden Teile liegt. Es bedarf aber noch der Zustimmung bisher nicht beteiligter Anteile bzw. Personen, in diesem Fall der Kinder der Klientin, bis die Lösung in den Blick kommen kann. Obwohl diese Lösung, eine Handlungsalternative in der Zukunft, von allen Beteiligten gutgeheißen wird, rät die „neutrale Beobachterin“ gegen Ende der Sitzung dazu, die Polarität noch eine Weile stehen zu lassen und der Verwirklichung der Lösung noch Zeit zu geben.

Ausgangslage/Problem

Frau Reichelt, 49 Jahre alt, ließ sich vor zwei Jahren von ihrem Ehemann scheiden, mit dem sie zwei erwachsene Kinder hat. Die Entscheidung für die Scheidung von ihrem Mann fiel ihr nicht leicht, sie entschied sich zu diesem Schritt nach jahrelangem Abwägen und therapeutischer Begleitung, u. a. bearbeitete sie dieses Thema in Aufstellungen ihrer Gegenwarts- und Herkunftsfamilie. Seit ihrer

Trennung lebt Frau Reichelt mit einem neuen Partner zusammen, sie sieht in diesem Mann aber nicht den Grund für ihre Scheidung. Obwohl sie gern mit ihrem neuen Partner zusammenlebt, fühlt sie sich immer wieder zu ihrem früheren Ehemann hingezogen und empfindet ihre neue Beziehung dadurch als halbherzig.

Anliegen

Frau Reichelt sucht eine Lösung für ihren inneren Zwiespalt, unter dem sie leidet.

Vorgehen

In ihrer bisherigen therapeutischen Arbeit hat Frau Reichelt schon mehrfach auf Verstrickungen und deren Lösungen in ihrer Familie geschaut. Die Therapeutin entschließt sich als Ergänzung hierzu, mit den beiden widerstreitenden Seiten in der Klientin selbst zu arbeiten, sich also ihrer „inneren Familie" zuzuwenden.

Zunächst bittet die Therapeutin Frau Reichelt, jeden der beiden inneren Anteile auf ein Blatt zu zeichnen und den zwei Blättern einen Platz auf dem Boden zu geben. Frau Reichelt zeichnet ein halbes, gebrochenes Herz für ihren Wunsch, zu ihrem ehemaligen Mann zurückzukehren (Zurück zu Mann 1) und eine halbe Sonne für die Wärme und Geborgenheit, die sie in der Partnerschaft mit dem neuen Mann erlebt (Beziehung zu Mann 2).

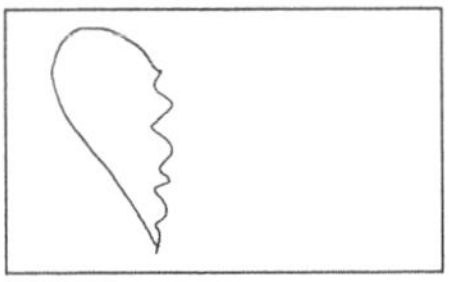

Zurück zu Mann 1

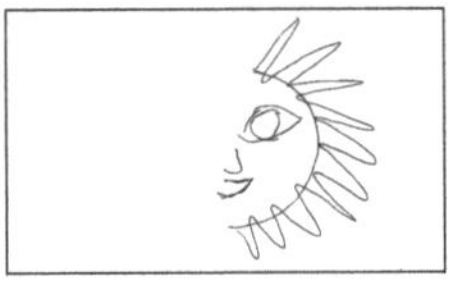

Beziehung zu Mann 2

Als sich die Klientin auf jeden der beiden Bodenanker stellt, erlebt sie ihre Ambivalenz, die sie im täglichen Leben so oft begleitet, noch einmal „hochpotenziert": Die jeweils fehlende Seite in der Zeichnung fühlt sich eiskalt und leer an, und ihr ganzer Körper fühlt sich hinübergezogen zu dem jeweils anderen inneren Anteil. Sie steht dadurch sehr instabil und bleibt nur mit Mühe aufrecht stehen.

Durch die Einführung der Metaposition, in diesem Fall „neutrale Beobachterin" genannt, wird ein Perspektivenwechsel möglich: Auf dem Platz dieser Beobachterin stellt Frau Reichelt fest, dass beiden inneren Anteilen jeweils eine Hälfte fehlt, die sich möglicherweise gegenseitig ergänzen können. Frau Reichelt halbiert daraufhin beide Blätter durch Falten und legt sie zu einem gemeinsamen Ganzen eng nebeneinander.

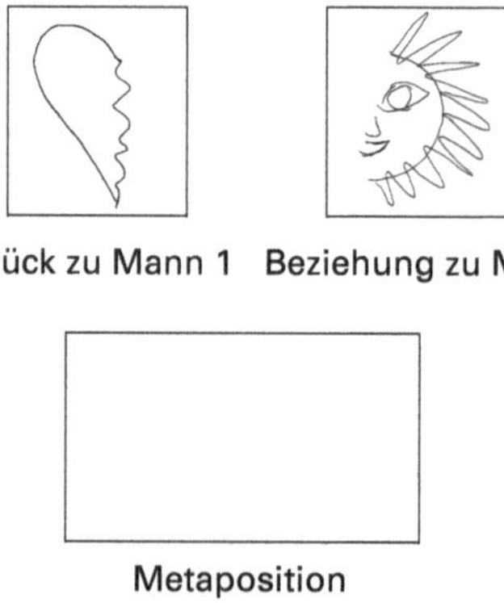

Als sich die Klientin jetzt auf ihre inneren Anteile stellt, ist ihre Körperwahrnehmung völlig verändert: Sie steht auf jedem der beiden Blätter stabil und empfindet beide Körperseiten als gleich warm. Allerdings fällt ihr jetzt auf, dass ihr Blick ins Leere geht und sie meint: „Irgendetwas fehlt da noch!“ Sie begibt sich zum Zeichentisch und zeichnet zwei Kreise, die ineinander verschränkt sind, auf das Blatt. Bei näherem Hinsehen schüttelt sie aber den Kopf und legt das Blatt mit den Worten: „So stimmt das nicht!“ zur Seite.

Der zweite Entwurf, zwei Kreise, die sich nicht berühren, entspricht ihren Vorstellungen. „Das sind meine Kinder“, sagt sie und legt das Blatt auf den Boden.

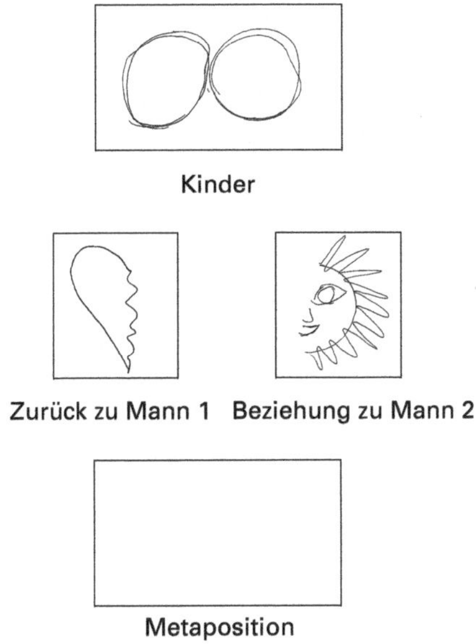

Die Kinder von den beiden inneren Anteilen aus im Blick zu haben, erfüllt Frau Reichelt zunächst mit Zufriedenheit, aber schon nach kurzer Zeit kommen ihr Zweifel: „Die Kinder sind wichtig, aber das ist nicht ihr richtiger Platz." Sie probiert verschiedene Plätze aus und entscheidet sich dann für folgende Aufteilung:

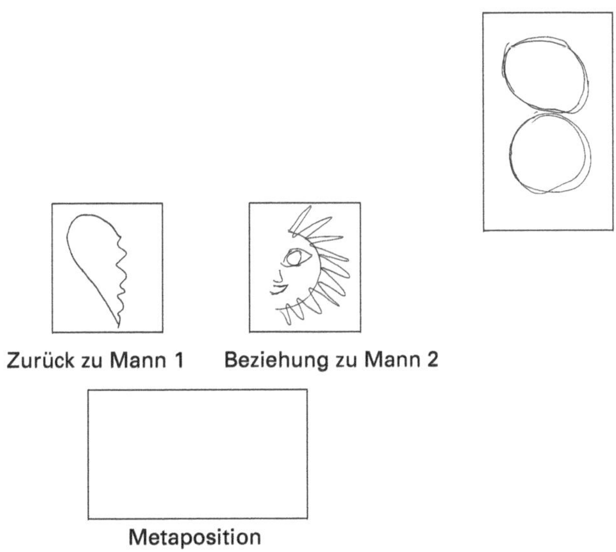

Die Kinder haben jetzt zwar einen guten Platz gefunden, aber vom Platz der beiden inneren Anteile aus ergibt sich wieder das Problem, dass der Blick ins Leere geht. Obwohl beide inneren Anteile sich etwas wünschen, auf das sie schauen können, kann Frau Reichelt von deren Standpunkt aus nicht entscheiden, wer oder was das sein könnte. In dieser Situation erweist sich die neutrale Beobachterin wieder einmal als hilfreich: Auf der Position der Beobachterin stehend, schaut Frau Reichelt zum Zeichentisch hin und entdeckt dort das achtlos zur Seite gelegte Blatt mit den beiden ineinander verschränkten Ringen. „Diese Zeichnung war doch richtig, sie gehört ins Blickfeld der beiden Anteile!“ Auch die Frage der Therapeutin, für was denn diese Zeichnung stehe, kann die neutrale Beobachterin beantworten: „Das ist die Eheschließung mit dem jetzigen Partner.“

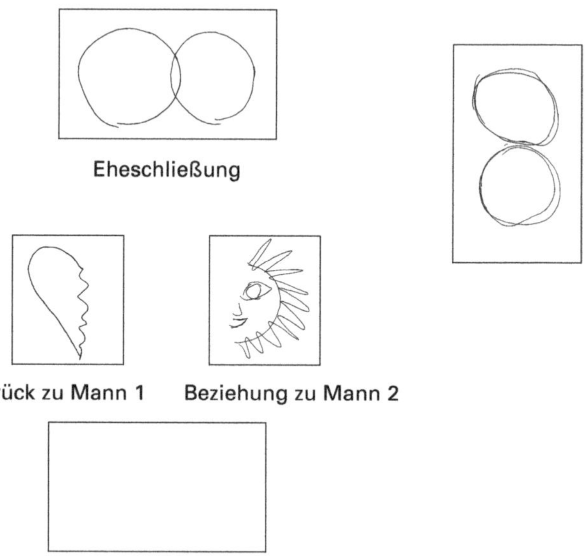

Frau Reichelt stellt sich nun auf jeden einzelnen Bodenanker und erfährt körperlich und emotional die Zustimmung aller aufgestellten Anteile und Personen zu der Lösung, die jetzt ins Blickfeld gekommen ist. Der Anteil, der zurück zum ersten Ehemann wollte, schaut mit festem Blick auf die Eheschließung mit dem zweiten Partner, atmet erleichtert aus und nickt. Der Anteil, der die Beziehung zum zweiten Mann möchte, meint: „Das wünsche ich mir schon seit längerem.“ Auch die Kinder sind mit der neuen Eheschließung einverstanden. Nur die neutrale Beobachterin möchte nicht einfach nur zustimmen, ihr ist es wichtig, noch folgende Ratschläge mit auf den Weg zu geben: „Frau Reichelt soll sich Zeit lassen und die Entscheidung zur Eheschließung sich entwickeln lassen. Um das Vergangene vergessen zu können, ist es nötig, dass sie vergibt, auch sich selbst."

Wirkung

Nach zwei Monaten kommt Frau Reichelt wieder in die Praxis und berichtet, dass sie sich in den vergangenen Wochen innerlich nicht mehr so zerrissen gefühlt habe, obwohl es immer noch „hin und her gehe". Bei ihrem zweiten Partner fühle sie sich im Moment geborgen und sie sei ihm näher als früher. In der anschließenden Sitzung legt Frau Reichelt auf eigenen Wunsch noch einmal ihre Skizzen auf dem Boden aus. Zu ihrer eigenen Überraschung stellt sich für sie nun nicht mehr die Frage, welchem Mann sie sich zugehörig fühlt. Sie empfindet sich in guter Nähe zu ihrem Lebenspartner, die Eheschließung ist für sie im Moment jedoch kein Thema. Entscheidend ist für sie in dieser Stunde die Entdeckung, dass jeder der Beteiligten „sein eigenes Fundament" hat. Als Symbol für diese Eigenständigkeit fügt sie die Skizze eines Rechteckes hinzu. Dieses Rechteck entpuppt sich im weiteren Verlauf als starke Ressource, als Kraft- und Energiespender für Frau Reichelt.

Die positive Absicht des Symptoms oder: Stress als Helfer

Vorbemerkung

„Reframing ist eines der wichtigsten Werkzeuge der systemischen Therapie. Der Begriff bedeutet wörtlich übersetzt: einem Sachverhalt einen neuen Rahmen (frame) geben oder ihm in einen neuen Zusammenhang stellen. Es leitet eine Änderung der Sicht ein, die die wichtigste Voraussetzung für dauerhafte Veränderung ist" (Madelung 1996, S. 73).

Die Änderung der Sicht wurde im vorliegenden Fall dadurch erzielt, dass die positive Absicht des Symptoms in den Blick kam. „Eine zentrale Prämisse systemischen Vorgehens ist die Annahme, dass hinter jeder Verhaltensweise, die ein Familienmitglied – oder auch ein Persönlichkeitsanteil – zeigt, eine positive Absicht steht. Damit wird erreicht, dass jeder Teil eines Beziehungszusammenhangs als daseinsberechtigt gesehen und anerkannt wird" (Madelung 1996, S. 72). Statt ihr Symptom, den unerwünschten Stress, zu bekämpfen, arbeitet die Klientin im vorliegenden Fall dessen positive Absicht heraus. Sie erkennt den Stress als Helfer zur Aufrechterhaltung ihres Gleichgewichts, diese neue Sichtweise stellt einen wesentlichen Schritt zur Lösung ihres Problems dar.

Entscheidend bei dieser Arbeit ist sicherlich, dass die Klientin den neuen „Rahmen" oder Zusammenhang aus ihrem eigenen Glaubenssystem heraus entwickelt. Die Klientin findet Lösungen aus Zusammenhängen heraus, die ihr selbstverständlich erscheinen, auch wenn sie sich der unmittelbaren Einsicht des Therapeuten möglicherweise entziehen.

In diesem Fallbeispiel ergibt sich „durch Zufall" eine Variante des NIG, nämlich dass die Klientin abstrakte Symbole (runde und eckige Filzflecken) statt der Skizzen als Bodenanker verwendet. Da diese Filzflecken in der Regel für die Darstellung des Familienbildes und das Familien-Stellen Verwendung finden, greift die Therapeutin dies als Anregung für die folgende Sitzung auf.

Ausgangslage/Problem

Katharina, einer 16-jährigen Gymnasiastin, fällt das Lernen leicht, nur mit dem Fach Mathematik hat sie Probleme: In der Schule hat sie Mühe aufzupassen und beim Lernen zu Hause kann sie sich nur schwer konzentrieren. Bei Prüfungsarbeiten in diesem Fach gerät sie so unter Stress, dass das „Brett vor dem Kopf" sie daran hindert, klar zu denken.

Anliegen

Die Schülerin kommt in die Praxis, weil sie den Stress mit Mathematik loswerden will, sie glaubt, dass sich dann auch ihre Leistungen in diesem Fach verbessern werden.

Vorgehen

Die Therapeutin bittet Katharina, den Stress, den sie in Mathematik empfindet, in einer Skizze darzustellen. Katharina möchte daraufhin das ganze Blatt blau anmalen. Um diesen Vorgang abzukürzen, bietet ihr die Therapeutin die eckigen, blauen Filzflecken an, die sonst für die männlichen Stellvertreter in der Darstellung von Familienbildern verwendet werden. Sich selbst möchte Katharina dann auch nicht mehr skizzieren, sondern sie wählt für ihre Person den runden, roten Filzflecken der weiblichen Stellvertreter aus. Die Therapeutin bittet die junge Klientin dann, beiden Filzflecken einen Platz auf dem Boden zu geben.

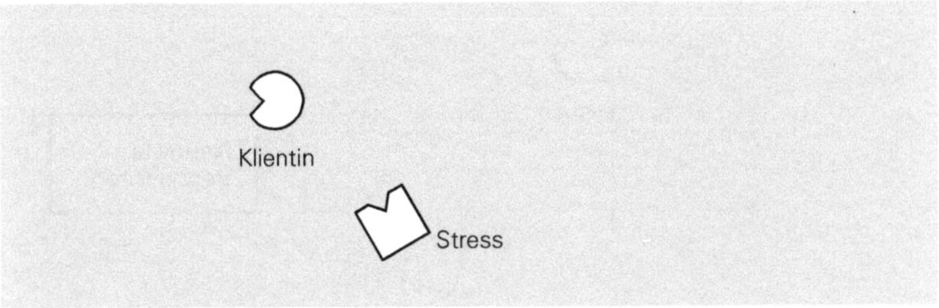

Als sich Katharina auf ihren eigenen Platz stellt, fühlt sie sich instabil und unruhig, ihre Beine bewegen sich, als möchten sie weglaufen. Ihre linke Seite fühlt sich kälter an als die rechte.

Auf der Position des Stresses fühlt sie sich hingegen ganz wohl, der Stress blickt aber nicht auf die Klientin, sondern an ihr vorbei.

Um die Beziehung der beiden von außen betrachten zu können, wird ein weißer Filzflecken als Metaposition oder „neutrale Beobachterin“ positioniert.

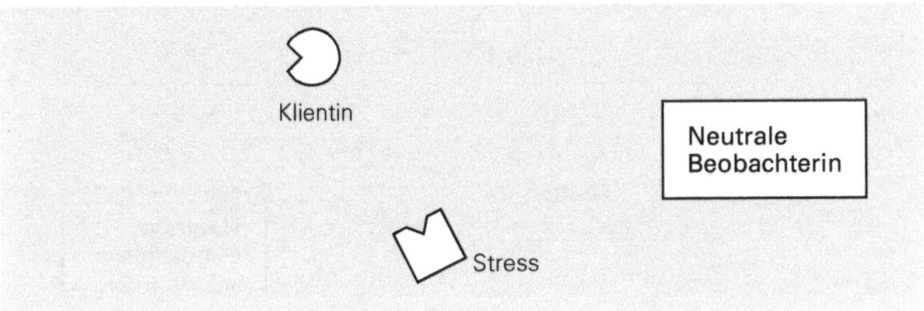

Katharina stellt sich auf den Platz der neutralen Beobachterin und stellt fest, dass der Stress ein Begleiter sein möchte für sie, da sie sonst so allein sei. Der Stress fühle sich von ihr aber nicht gesehen auf seinem Platz. Auf die Frage der Therapeutin, wohin denn der Stress schaue, verlässt Katharina die Metaposition und legt einen runden, roten Filzflecken in die Blicklinie des Stresses. „Dies ist meine Freizeit“, erklärt sie.

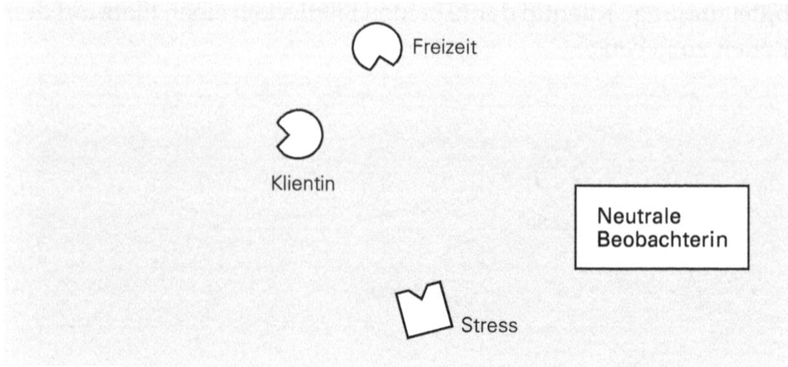

Als sich Katharina auf die Position des Stresses stellt, freut sie sich, dass die Freizeit in den Blick kommt. Auf ihrem eigenen Platz stehend, stellt sie fest, dass ihre linke Seite wärmer wird, und es entsteht die Frage, worauf denn ihr eigener Blick gerichtet ist. Die Antwort darauf gibt sie selbst, indem sie einen weiteren runden, roten Flecken auslegt: „Das ist meine Freizeit, die ich mit Freunden verbringe!"

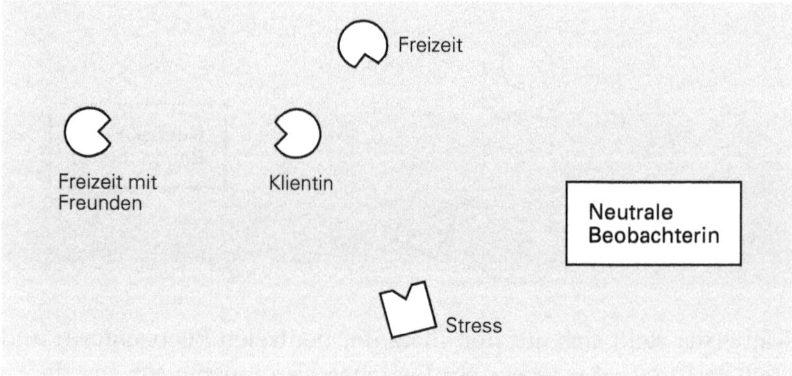

Katharina fühlt sich deutlich wohler, als sie von ihrem Platz aus die Freizeit mit Freunden im Blick hat. Von der Position der neutralen Beobachterin aus stellt sie dann aber fest, dass sich der Stress noch weniger beachtet und außerdem unterlegen fühlt. Er sieht sich gegenüber den anderen Filzflecken in der Position „drei gegen einen". Die Therapeutin bittet die neutrale Beobachterin daraufhin um einen Ratschlag, damit sich der Stress besser fühlen könne. Von ihrem Platz aus regt die neutrale Beobachterin folgende Änderung an:

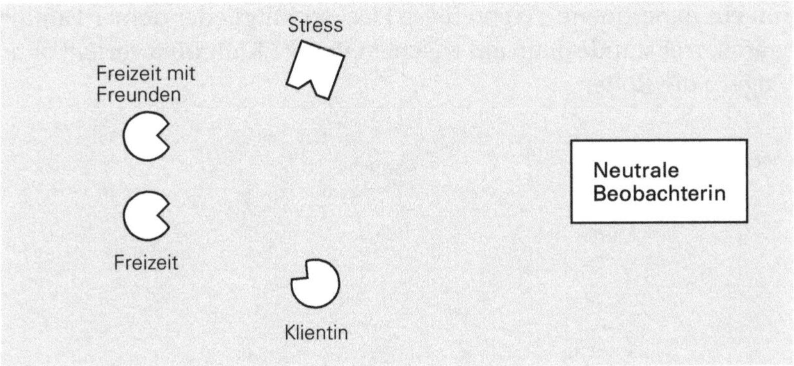

Diese Umgruppierung auf den Rat der neutralen Beobachterin hin erweist sich für alle Beteiligten als Lösung. Katharina fühlt sich auf ihrem Platz sehr wohl und ruhig, sie empfindet ihre Gegenüber als Helfer: „Der Stress sorgt gut für mich, er sorgt dafür, dass ich ihn und meine Freizeit im Blick habe, dann bin ich mehr im Gleichgewicht." Diese Einschätzung wird von den drei „Helfern" bestätigt. Als sich die Klientin bei ihren Helfern bedankt und ihnen sagt: „Ihr haltet mich im Gleichgewicht", fühlt sich vor allem der Stress in seinem Anliegen gewürdigt und rundum zufrieden.

Wirkung

Nach vier Wochen kommt die junge Klientin mit guten Nachrichten wieder in die Praxis. In der Prüfungsarbeit in Mathematik habe sie eine akzeptable Note geschrieben, die Aufregung vor dieser Arbeit habe sie diesmal genutzt, um sich richtig in die Vorbereitungen „reinzuknien". Das Lernen habe ihr sogar Spaß gemacht, aber sie habe jetzt Sorge, dass sie ihre neu erwachte Motivation für die Mathematik wieder verlieren könne.

Nachfolgende Therapiestunde

In der ersten Therapiestunde ergab es sich, dass Katharina nicht mit Skizzen, sondern mit Filzflecken, die in der Regel Menschen symbolisieren, arbeitete. Der Therapeutin fiel auf, dass die Vertreter der oben beschriebenen Aufstellung sowohl in der Anzahl als auch im Geschlecht den Mitgliedern der Familie von Katharina entsprachen. Ohne auf die Bedeutung, die die Filzflecken in der vergangenen Therapiestunde hatten, einzugehen, legt die Therapeutin nun die Konstellation des Lösungsbildes noch einmal aus. Sie bittet Katharina um ein Experiment: „Wenn diese Flecken Mitglieder deiner Familie wären, wer stände dann auf welchem Platz?“ Katharina verteilt ohne Zögern die Rollen.

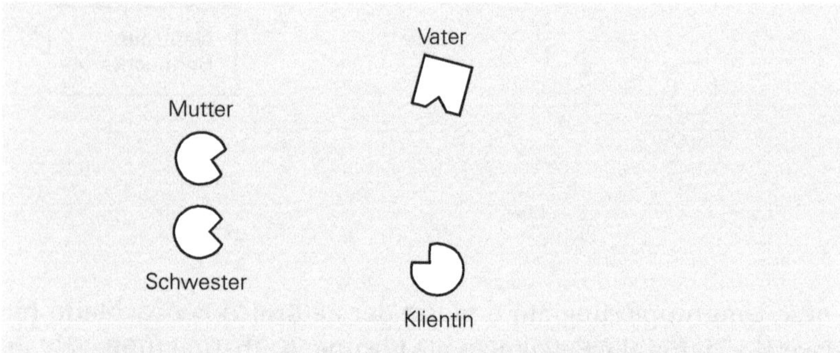

Katharina stellt sich auf den Platz eines jeden Familienmitgliedes und stellt dann fest, dass alle auf einen Punkt auf dem Boden schauen, der in der Mitte zwischen ihnen liegt. Auf Nachfragen der Therapeutin hin stellt sich heraus, dass zwischen ihr und ihrer jüngeren Schwester noch ein Kind gekommen wäre, das die Mutter aber relativ früh verloren hat.

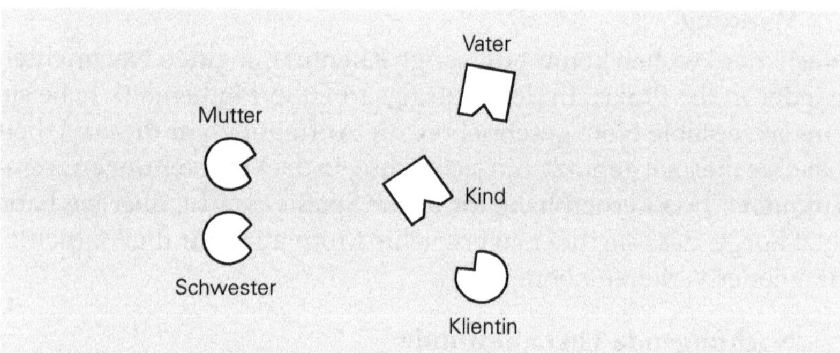

Im weiteren Verlauf der Stunde erhält das verlorene Kind seinen Platz bei den Eltern, und die beiden Schwestern geben ihm einen Platz in ihrem Herzen. Die Klientin und alle Beteiligten fühlen sich wohl und gestärkt.

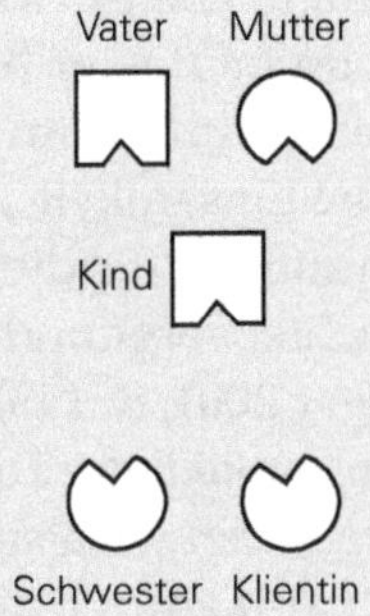

Die Umwandlung der Akteure Freizeit, Freizeit mit Freunden und Stress in Familienmitglieder war zunächst nicht geplant gewesen und wurde auch nicht thematisiert oder interpretiert. Sie ergab sich vielmehr aus der Angst der Klientin, das positive Ergebnis der ersten Therapiestunde wieder zu verlieren. Diese Angst fand dann in der Entdeckung des verlorenen Geschwisters ihre Entsprechung und Lösung. Die Klientin kam nicht mehr in die Praxis, ihre Mutter berichtete aber, dass sie weiterhin mit Mathematik gut zurechtkomme.

Zwei Seiten oder: Einsamkeit und Gemeinsamkeit als Stellvertreter in der Gruppe

Vorbemerkung

Innere Anteile sind oft mit der äußeren Familie verwoben. Wenn wir unsere Familie aufstellen, so wie wir sie sehen, stellen wir die Wirkungen auf, die unsere Familie auf uns hat. Wenn wir also Familienmitglieder aufstellen, stellen wir damit nicht auch unsere „innere Familie", also unsere inneren Anteile mit auf? Oder umgekehrt: Wenn wir unsere inneren Anteile aufstellen, sind die nicht das Spiegelbild unserer Beziehungen zu den einzelnen Familienmitgliedern (vgl. S. 32)? Denn je nach Kontext und Bezugsrahmen aktivieren wir unterschiedliche innere Anteile, sind wir „jemand anderes". Beispielsweise leben wir im Zusammenhang mit einem Familienmitglied unsere „schwache" oder Problemseite, mit einem anderen Familienmitglied kommt hingegen mehr unsere „starke" oder lösungsorientierte Seite zum Zuge.

Im vorliegenden Fall werden für die zwei Seiten, die die Klientin als innere Anteile beschreibt, Stellvertreterinnen aus der Gruppe ausgewählt: eine Stellvertreterin für die Einsamkeit und eine für die

Gemeinsamkeit. Beide werden, ebenso wie die Stellvertreterin der Klientin selbst, aufgestellt. Im Laufe der Aufstellung wird deutlich, dass sich die Klientin wie eine Mutter um die Einsamkeit kümmert und sogar das Gefühl hat, die Einsamkeit „zu gebären". Gleichzeitig wird aber klar, dass die Einsamkeit für die Mutter steht – die Rollen sind also vertauscht, die Tochter sorgt und trägt für die Mutter, statt von ihr zu nehmen (Hellinger 2001, S. 143). Im weiteren Verlauf gelingt es der Klientin, die Einsamkeit, die zur Mutter gehört, auch bei ihrer Mutter zu lassen. Unterstützt wird sie dabei von lösenden Sätzen (Hellinger 1994, S. 548 ff.) und durch den Blick auf ihren eigenen Sohn. Mit der Zustimmung der Einsamkeit bzw. der Mutter hat die Klientin nun eher die Möglichkeit, die „Gemeinsamkeit" als Symbol für ihr eigenes Leben zu sehen und sich auf dem Weg dorthin von ihr begleiten zu lassen.

Ausgangslage/Problem

In einer Aufstellungsgruppe meldet sich eine Teilnehmerin, die 33-jährige Tanja, mit ihrem Problem, das sie folgendermaßen formuliert: „Ich bin nicht ich. Ich fühle mich im Alltag oft so einsam. Das ist wie bei meiner Mutter: Sie klagt immer über ihre Einsamkeit. Aber eigentlich habe ich zwei Seiten: die einsame und die, die sich wohl fühlt in der Gemeinschaft und die Gemeinsamkeit mit anderen Menschen mag."

Anliegen

Auf die Frage, was für sie denn eine gute Lösung wäre, antwortet die Teilnehmerin, sie möchte wissen, wer sie sei.

Vorgehen

Die Therapeutin bittet Tanja, drei Stellvertreterinnen auszuwählen und aufzustellen: eine für sich selbst (Tanja), eine für die Einsamkeit und eine für die Gemeinsamkeit.

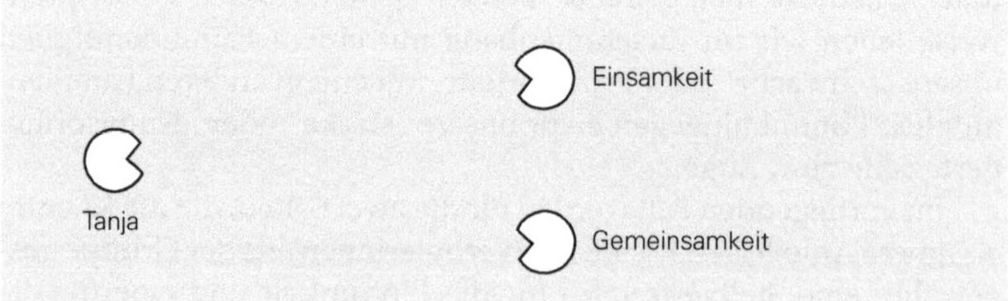

Die aufgestellten Stellvertreterinnen fühlen sich in ihre Rollen ein und erhalten dann den Auftrag, ihren Bewegungsimpulsen zu folgen. Es entsteht folgendes Bild:

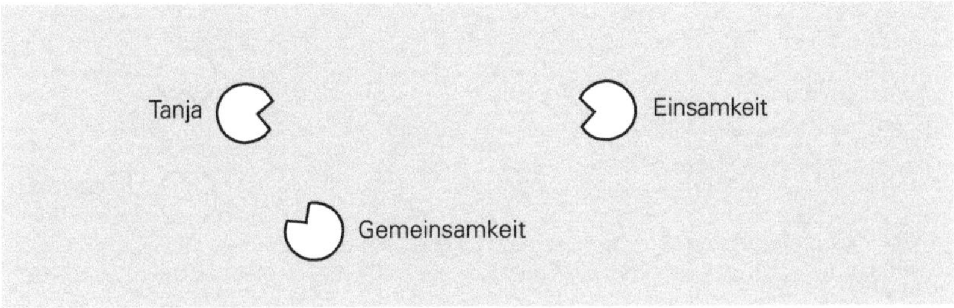

Die Stellvertreterin der Klientin empfindet es als wohltuend, dass die Gemeinsamkeit da ist, fühlt sich aber auch zur Einsamkeit hingezogen. Der Gemeinsamkeit geht es gut. Die Einsamkeit fühlt sich so stark nach hinten gezogen, dass sie fast umfällt. Sie geht in die Knie und setzt sich dann auf den Boden. Als die Stellvertreterin von Tanja das sieht, verstärkt sich ihr Sog zur Einsamkeit, sie setzt sich hinter sie. Die Einsamkeit legt sich in den Schoß von Tanja und wird immer trauriger, sie legt sich schließlich flach auf den Rücken zwischen die gespreizten Beine der Stellvertreterin von Tanja. Die Therapeutin bittet nun Tanja, selbst den Platz ihrer Stellvertreterin einzunehmen. Die Klientin hat auf diesem Platz sofort das Gefühl, die Einsamkeit zur Welt zu bringen.

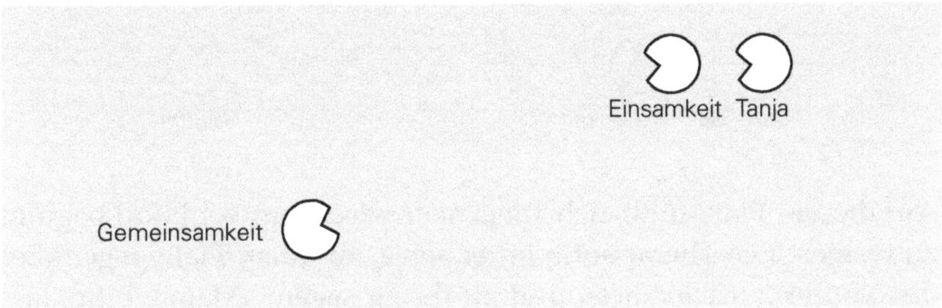

Auf die Frage der Therapeutin, welche Person denn die Einsamkeit sei, reagiert Tanja zunächst sehr verwirrt, gelangt dann aber zu der Einsicht, dass die Einsamkeit ihre Mutter ist. Die Einsamkeit bestätigt dies mit einem Nicken.

Die Therapeutin bittet Tanja, sich neben ihre auf dem Boden liegende Mutter zu stellen. Tanja weint, die Mutter streckt wie ein Kind die Arme nach ihr aus. Erst als die Therapeutin Tanja auffordert, zur Mutter zu sagen: „Mama, ich kann's dir nicht abnehmen", steht die Mutter auf und stellt sich ihrer Tochter gegenüber.

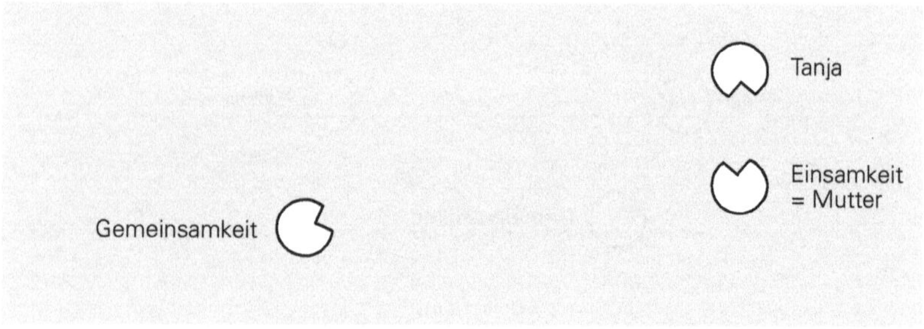

Die Therapeutin lässt Tanja dann folgende Sätze sprechen: „Mama, ich bin nur dein Kind, nicht deine Mutter. Danke, dass du mich geboren hast und dass du so bist, wie du bist. Es fällt mir sehr schwer, aber ich lass es bei dir. Ich gehe jetzt meinen Weg in mein eigenes Leben." Da Tanja nach diesen Sätzen erleichtert ist, stellt die Therapeutin sie neben die Gemeinsamkeit.

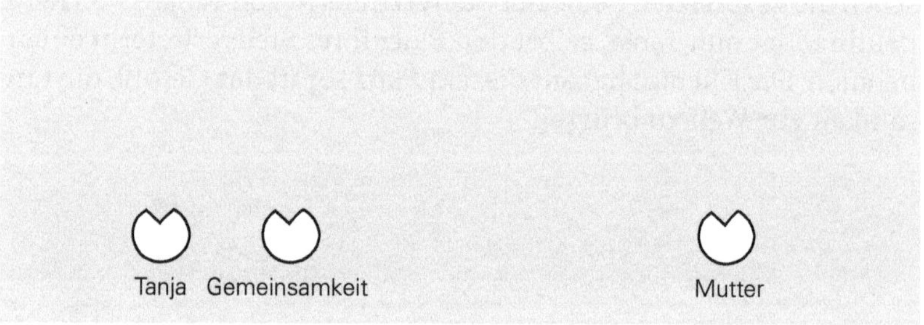

Auf diesem Platz fühlt sich Tanja aber wieder unwohl und beginnt zu weinen. Die Therapeutin bittet Tanja, zu ihrem Platz gegenüber der Mutter zurückkehren und zu ihr zu sagen: „Mama, bitte, lass mich gehen!" Die Mutter stimmt zu, aber Tanja ist nicht überzeugt. Die Therapeutin erkundigt sich mit Hilfe des zirkulären Fragens: „Meinst du, deine Mutter freut sich, wenn du dein eigenes Leben führst?" Als Tanja zögert, fragt die Therapeutin weiter: „Meinst du, deine Mutter freut sich, dass du einen Sohn hast und sie damit einen Enkel?" Diese Frage kann Tanja aus vollem Herzen bejahen, und ein Stellvertreter für ihren Sohn wird neben ihr aufgestellt.

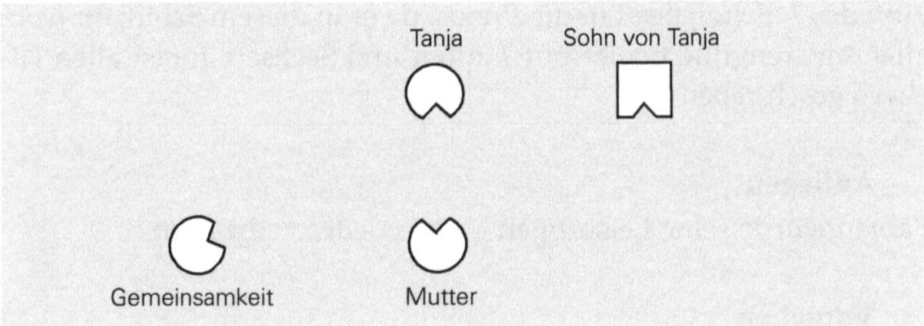

Tanja strahlt jetzt ihre Mutter an und sagt: „Schau, Mama, das Leben ist gut weitergegangen, das ist dein Enkel!“ Nachdem alle Beteiligen erleichtert sind und aufatmen, beendet die Therapeutin die Aufstellung mit den Worten: „Und das mit dem eigenen Leben, das braucht vielleicht einfach noch Zeit ...“

Die Lösungslinie oder: Alle gehören dazu

Vorbemerkung

Diese Fallbeschreibung gibt ein Beispiel dafür, wie kreativ und unerwartet der Verlauf einer Therapiestunde mit Neuro-Imaginativem Gestalten sein kann. Die Therapeutin hat zunächst die Absicht, das Grundmodell des „Lebensweges“ anzuwenden, d. h. von einer Skizze der gegenwärtigen Problemsituation ausgehend mit Hilfe von Ressourcen am Zielzustand zu arbeiten. Im Verlauf des Gespräches wird aber der Ideenreichtum des jungen Klienten zur Verbesserung seiner Situation deutlich, und aus der ersten „Problemzeichnung“ entwickelt sich eine fortlaufende Reihe mit „Lösungszeichnungen“. Diese Zeichnungen bauen aufeinander auf und ergeben die „Lösungslinie“, bis sich der Klient in der letzten Zeichnung mit der Lösung in Einklang fühlt. Im anschließenden Gespräch ergibt sich ein Transfer der gefundenen Lösung auf andere Lebensbereiche. Weitere Fallbeispiele für die Arbeit mit NIG und Kindern finden Sie in dem Buch *Weil ich euch beide liebe – Systemische Pädagogik für Eltern, Lehrer und Erzieher* (Innecken 2007).

Ausgangslage/Problem

Fabian, 12 Jahre, besucht die 7. Klasse des Gymnasiums. Er geht recht gern in die Schule und war bis zum Abschluss der 6. Klasse auch mit seinen Leistungen zufrieden. Nun kommt er drei Monate nach Beginn des 7. Schuljahres in die Praxis, da er in diesem Schuljahr trotz aller Anstrengung bisher nur Fünfen und Sechsen in fast allen Fächern geschrieben hat.

Anliegen

Fabian würde seine Leistungen gerne wieder verbessern.

Vorgehen

Im therapeutischen Gespräch ergibt sich Folgendes: Schwierigkeiten oder Veränderungen in der Familie oder mit seinen Lehrern sind Fabian keine bewusst, aber in seiner Klasse gäbe es eine Menge Neues. Die Klasse sei zu Schuljahresbeginn neu zusammengestellt worden, und da gäbe es jetzt sechs ganz „coole" Jungen. Zwei dieser coolen Jungen hätten zwar ständig Probleme mit den Lehrern wegen ihres Verhaltens, und es sei ihnen auch schon der zeitweilige Ausschluss vom Unterricht angedroht worden, er fände sie aber eigentlich sehr nett. Außerdem gäbe es aber auch noch sechs andere Buben, die „nicht so coolen", die kenne er noch aus der alten Klasse und die möge er auch gern.

Die Therapeutin bittet Fabian, die Gruppe der „Coolen", der „nicht so Coolen" und sich selbst auf ein Blatt zu zeichnen.

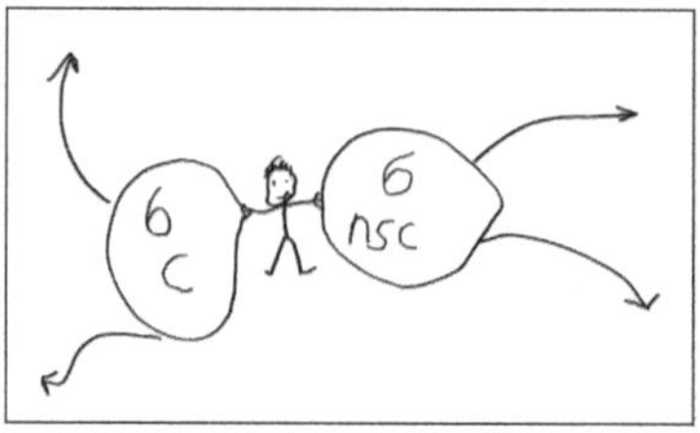

Problem in der Gegenwart

Als Fabian sich seine fertige Zeichnung betrachtet, seufzt er: „Die wollen beide ganz woanders hin, die mögen sich nicht. Die zusammenzuhalten, ist ganz schön anstrengend!" Der Eindruck der Anstrengung bestätigt sich, als Fabian die Zeichnung auf den Boden legt und sich draufstellt: Er hat schwere Arme, fühlt sich zerrissen und weiß nicht, wo er hingehört.

Die Therapeutin schlägt ihm vor, ein Bild zu zeichnen, auf dem es weniger anstrengend für ihn zugehe.

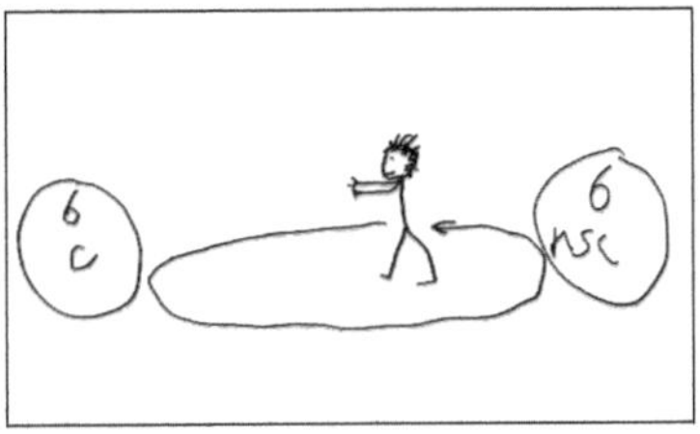

Lösung 1

„Da renn' ich immer hin und her zwischen den beiden", meint Fabian, als er sich seine Zeichnung anschaut. Er legt diese Zeichnung oberhalb vom Problem in der Gegenwart auf den Boden und stellt sich darauf. „Nein, das ist nicht weniger anstrengend. Ich bin ganz müde vom vielen Hin- und Herrennen." Die Therapeutin fragt ihn, ob er vielleicht noch eine andere Idee habe, damit es für ihn leichter würde.

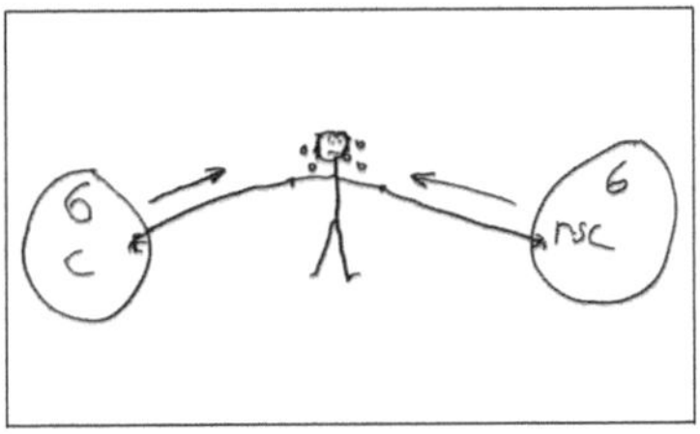

Lösung 2

„Jetzt nehm' ich mein Lasso und zieh' die zu mir her. Ich will, dass sie zusammen sind!" Als Fabian auf der Zeichnung steht, die er in fortlaufender Linie oberhalb der Lösung 1 auslegt, merkt er, wie sehr ihn auch dieser Lösungsversuch ermüdet. Mit hängenden Schultern steht er schlapp und energielos da. Auf die Frage, was denn passieren würde, wenn er diese beiden Gruppen nicht mehr zusammenhalten würde, setzt sich Fabian hin und zeichnet als Antwort das nächste Bild.

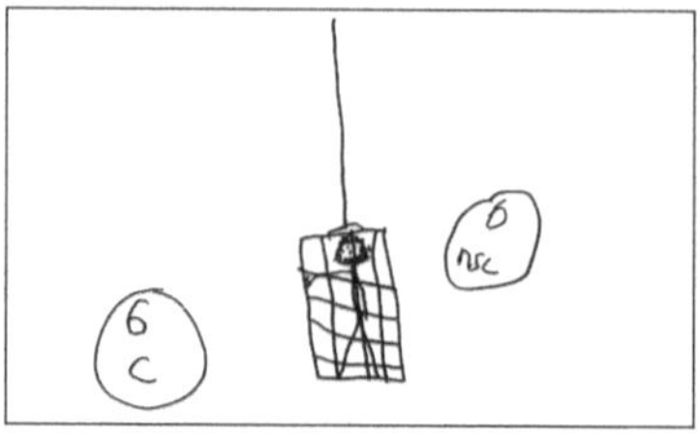

Lösung 3

„Wenn ich die beiden nicht mehr zusammenhalte, sind sie ganz weit auseinander, und ich bin eingesperrt", stellt Fabian beim Betrachten seiner Zeichnung zunächst sachlich fest. Als er das Blatt dann auslegt und sich draufstellt, spürt er, wie traurig ihn diese Situation macht. Er geht auf seinen Zeichenplatz zurück und murmelt: „Nein, das ist zu traurig. Ich male jetzt etwas anderes."

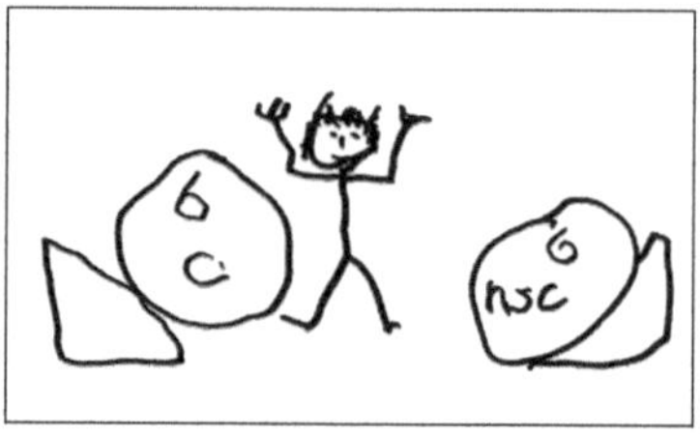

Lösung 4

„Jetzt sind hier die Bremsklötze, die halten die Coolen und die nicht so Coolen auf ihrem Platz fest. Jetzt geht es mir gut!", mit diesen Worten erklärt Fabian seine Zeichnung, die er dann in die Reihe der anderen legt. Als er sich auf das Papier stellt, fühlt er sich leichter und kräftiger als auf den bisherigen Plätzen bzw. Lösungsversuchen. Im Brustraum regen sich aber auch Zweifel, und er fragt sich leicht entmutigt: „Was ist, wenn sie die Bremsklötze einfach wegnehmen?"

Als er zurückkommt an seinen Zeichentisch, setzt sich die Therapeutin zu ihm und überlegt mit ihm gemeinsam, ob es etwas anderes gibt als Bremsklötze, das die alten und die neuen Freunde zusammenhalten könnte. Sie unterhalten sich darüber, dass in der Klasse auch noch zwölf Mädchen sind und die Klasse am Schuljahresanfang einen neuen Namen bekommen hat, nämlich 7b. Auf die Frage, ob Fabian die Klasse und ihren neuen Namen auch zeichnen könne, kommt plötzlich Bewegung in ihn. Mit flüssigem Strich zeichnet er ein Oval, hängt ein Schildchen „7b“ daran und gibt ohne langes Nachdenken jedem seinen Platz in der Klasse: sich selbst, den Mädchen (M), den „Coolen“ und den „nicht so Coolen“.

Sichtbar erleichtert und entlastet betrachtet Fabian die verschiedenen Gruppierungen, die, obwohl deutlich voneinander getrennt, doch miteinander verbunden sind. Fast abrupt sagt er dann: „Jetzt hole ich mein Lasso wieder raus!“ Als die Therapeutin ihn verwundert anschaut, denn das Lasso hatte sich ja im Versuch, die beiden Gruppen zusammenzuhalten, nicht so bewährt, lächelt Fabian nur verschmitzt: „Damit ziehe ich mir jetzt die guten Noten an Land!“ Als Fabian diese Zeichnung als letzte in die Reihe der Lösungsversuche legt und sich draufstellt, wird klar, wie sehr er mit dieser Lösung in Einklang ist: Er steht aufrecht und gelöst da und meint: „Ja, so ist es gut.“

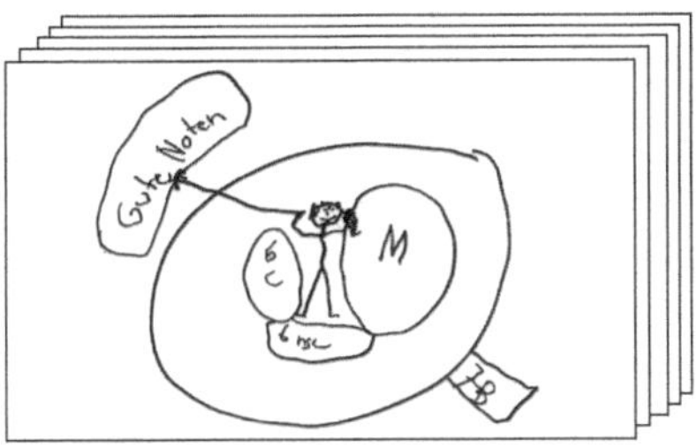

Gute Lösung

Die Therapeutin bittet Fabian dann, an den Anfang seiner „Lösungslinie“ zurückzukehren, die Blätter der Reihe nach einzusammeln, so dass die „gute Lösung“ oben liegt, und sich noch einmal auf das Gesamtpaket zu stellen. „Jetzt bin ich stark“, bemerkt er und schaut sich unternehmungslustig im Raum um.

Zum Schluss führt die Therapeutin mit Fabian noch ein kurzes Gespräch darüber, ob er noch andere Gruppen kenne, in denen alle dazugehören, egal ob sie sich mögen oder nicht. Ja, klar, beim Judo sei das so und beim Fußballspielen, in der ganzen Schule gehören alle dazu und beim Papa im Büro auch, meint Fabian. Die Therapeutin erwähnt dazu noch, dass es auch in Familien manchmal so sei, dass sich nicht alle gleich gut verstehen und trotzdem alle dazugehören.

Wirkung

In der darauf folgenden Stunde arbeitet die Therapeutin mit Fabian mit kinesiologischen Übungen an der Integration der rechten und linken Gehirnhälfte, um den vorangegangenen Prozess des Zusammenfügens von Teilen auch auf neurologischer Ebene zu verankern (vgl. 137). Nach dem Halbjahreszeugnis erfährt sie von Fabians Mutter, dass er seinen alten Leistungsstand zwar noch nicht ganz erreicht habe, aber auf dem besten Wege dazu sei. Er lerne mit Energie und Motivation und sei im neuen Halbjahr zum Klassensprecher gewählt worden.

Fallbeispiel Eva Madelung: Die Lösungslinie

Der folgende Fallbericht besteht aus einem Erfahrungsbericht der Klientin Doris und dem anschließend abgedruckten Protokoll der Therapeutin. Da sich die Berichte teilweise ergänzen, sind sie abschnittsweise durchnummeriert und mit a und b gekennzeichnet.

Die Klientin berichtet

Im März wollte und konnte ich meinen Mann zum ersten Mal auf eine Dienstreise begleiten. Geplant war Paris. Meine Mutter war gekommen, um unsere drei Kinder zu versorgen, der letzte Arbeitstag war bewältigt. Meine Mutter wollte, dass ich nur noch kurz mit meiner Nichte telefoniere, um das bevorstehende Familientreffen an Ostern bei meinem Vater zu besprechen.

Als ich sie nach langem Besetztzeichen endlich erreichte, klang ihre Stimme dünn. Sie sagte, sie müsse mir eine schlimme Nachricht überbringen, ihr Papa (mein Bruder) habe sich umgebracht, erhängt. Er wurde soeben von ihrem Verlobten zu Hause gefunden, nachdem er zwei Tage lang nicht zu erreichen gewesen war.

„Die Stille des Todes spüren." – Tagelang war ich innerlich so tief in meiner „Mitte" wie nie zuvor. Ich war schockiert über mich, wie wenig ich weinte und wie sachlich ich jedem darüber berichtete.

In den Pfingstferien kaufte ich mir Bücher zu dem Thema Selbsttötung und begann beim Lesen endlich zu weinen. Ich hatte viel Zeit, da mein Mann sich um die Kinder kümmerte.

Ich litt mindestens ein halbes Jahr unter Schlafstörungen, hatte aber auch sehr intensive Träume, die sich mit meinem Bruder beschäftigten und mich lange bis in den Tag hinein begleiteten. Immer wieder beschäftigten mich Gedanken wie: Wie weit unten muss er gewesen sein? Wie dunkel, völlig ohne Hoffnung muss man sein, um so einen gewaltigen Schritt gehen zu können bzw. zu müssen? Was haben unsere Eltern alles falsch gemacht, dass sie uns keine Stärke, kein Konzept für Krisen mitgegeben haben? Mache ich jetzt den gleichen Fehler mit meinen Kindern? Habe ich genug, um ihnen geben zu können? Würden sie überhaupt zu mir kommen? Was mache ich in Krisensituationen?

Ich fand nur vernichtende Antworten auf meine Fragen. Ich wurde vergesslich, konnte im Haushalt nur noch das Nötigste verrichten und hatte keine Kraft mehr. Und plötzlich wunderte ich mich, wie mein Mann mit so einer „Niete" wie mir überhaupt noch zusammen sein wollte. An einem Nachmittag – ich hatte gerade wieder eine Auseinandersetzung mit meiner jüngsten Tochter, bei der ich mich mal wieder als Verlierer empfand – hatte ich einen starken Drang, mir weh zu tun. Entweder wollte ich mich mit einem Messer in den Arm ritzen oder meinen Kopf an die Wand schlagen, bis es bluten würde, um damit meinem inneren Schmerz einen äußeren Ausdruck zu geben. – Mir war gar nicht so deutlich, wie bedroht ich selbst war, ich nahm mich selbst kaum mehr wahr.

Unsere mittlere Tochter stand neben mir und streichelte mir besorgt den Rücken. Noch stärker litt unsere jüngste Tochter (M), die sich dennoch ständig meinen Forderungen widersetzte. Zusätzlich entwickelte sie Heimweh, was sie zuvor nie hatte. Zuerst mussten wir sie von einem Bauernhof abholen, auf dem sie mit einer befreundeten Familie in Ferien war. Später konnte sie nicht mehr bei einer Freundin übernachten, dann nicht mal mehr stundenweise den Nachmittag bei jemandem verbringen. – Schließlich rief eines Tages die Schule um 8.30 Uhr bei mir in der Arbeit an, ich solle M. abholen, sie weine, ließe sich nicht mehr beruhigen und möchte zur Mama. Da wurde klar, dass jetzt endgültig Handlungsbedarf bestand. M. (9 Jahre) war bereits in Spieltherapie, und die Psychologin kommentierte, M. habe Angst um mich. Sie könne mich „nicht aus den Augen lassen" aus Sorge, ich könnte auch einfach aus dem Leben verschwinden.

Ich musste mich also um mich kümmern! Aber wohin sollte ich mich wenden?

Ich kannte E. M. schon von einer Kurzzeittherapie vor vielen Jahren und wusste, dass ich bei ihr nicht bei null anfangen musste, um meine Geschichte zu erzählen, und dass ich von ihr außerdem ich schnelle Hilfe erwarten könnte.

1. Stunde

Nachdem ich meine aktuelle Geschichte erzählt hatte – ich saß in einem Ohrensessel, Kopf angelehnt, so fertig fühlte ich mich –, forderte E. mich auf, ein Bild von meinem Problem zu malen, mit der linken, nicht dominanten Hand.

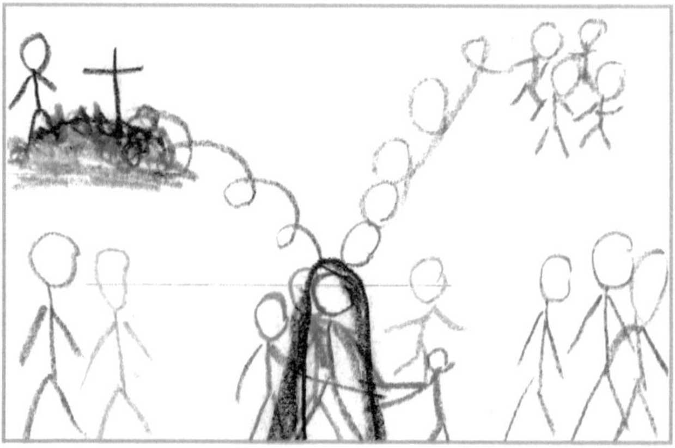

Bild 1

E. lässt sich von mir Erläuterungen zum Bild geben: „Ich stehe in der Mitte, eine schwarze Glocke um mich herum. Meine Familie muss mich stützen, meine kleine Tochter *(kleine Figur rechts)* zerrt an mir. Ich fühle mich zusätzlich belastet *(verpflichtet)* meiner Herkunftsfamilie gegenüber *(durch den Tod meines Bruders)* und durch meine Schwägerin, die nach anderthalbjähriger Ehe mit meinem Bruder vor einem Scherbenhaufen steht *(Grab, mit Kreuz und Figur)*. Ist der Tod für mich eine Verlockung *(Grab mit bunten Blumen darauf)*? Hinzu kommt der belastende Gedanke an meine Arbeit, die auch mit Menschen *(Figuren rechts oben)*, die Hilfe *(meine Hilfe)* brauchen, zu tun hat."

E.: „Wie sieht dein Mann deine Situation? – Wie geht es dir in der Arbeit? – Da geht es dir offenbar besser? Das sieht man, du sitzt ganz aufrecht da, und dein Gesichtsausdruck ist gelöster, wenn du davon sprichst."

Wir sprechen über systemische Zusammenhänge, die mit dem Selbstmord meines Bruders zu tun haben könnten: Zusammenhänge mit der NS-Zeit, eine mögliche Schuld, die er stellvertretend übernommen haben könnte. Eine nähere Klärung könnte eine Familienaufstellung geben. Selbst wenn dabei keine eindeutige Erklärung für die Ursache der Selbsttötung ersichtlich wäre, so bekäme ich zumindest eine erweiterte Sichtweise, die das Ganze in einem größeren Zusammenhang zeigen würde und mich dadurch entlasten könnte.

Bis zur nächsten Stunde will ich Informationen einholen, inwieweit mein Großvater Schuld in dieser Frage auf sich geladen hat.

E.: „Male jetzt ein Bild eines Zustandes in der Zukunft, in dem sich dein heutiges Problem gelöst hat oder du gelernt hast, mit ihm umzugehen."

„Ja, was möchte ich eigentlich?" Darüber hatte ich mir schon lange keine Gedanken mehr gemacht. Ich hatte mich bis jetzt in der Sichtweise, wie schlimm alles ist, verloren.

Es soll nicht mehr so wehtun, wenn ich an meinen Bruder denke. Wie malt man das? Welche Farbe soll ich dazu nehmen? Am besten nicht so viel darüber nachdenken, spontan Farben wählen, mich nicht unter Druck setzen, das Bild ist ja nur für mich, ich kann mir viel Zeit lassen, alle Zeit der Welt, die ich brauche.

Was will ich für mich? Ich will wieder allein stehen können, ohne Hilfe meiner Familie. Sie sollen sich keine Sorgen mehr um mich machen müssen. Ich möchte aber dennoch mit ihnen in gutem Kontakt sein und auch mit den Kindern über den Tod ihres Onkels offen sprechen können. Ich will ihn nicht vergessen, aber er soll wieder mehr in den Hintergrund treten und nicht permanent meinen Alltag bestimmen. Auch die Sorge um meine Verwandten soll wieder in den Hintergrund rücken.

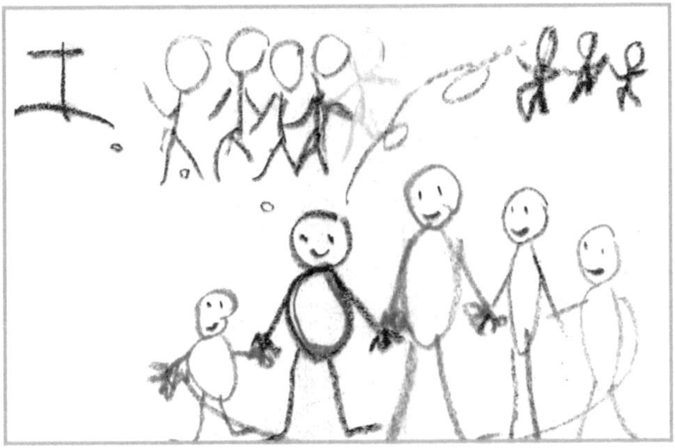

Bild 2

Auf ihre Nachfrage erzähle ich Eva meine Gedanken zu diesem Bild.

E.: „Was würde dir beim Erreichen dieses Zieles helfen? Male ein Bild dazu."

Was brauche ich? Wenn ich das wüsste, bräuchte ich ja keine Hilfe! Aus völlig diffusen Vorstellungen und Gedanken muss man sich zwingen, zu fokussieren, sich festzulegen. – Was hat mir bisher geholfen? Diesen Gedankengang kenne ich noch vom ersten Kennenlernen der Methode: das Anknüpfen an bereits Bewältigtem. – Ich hatte ihn aber vergessen. Jetzt, in dieser Situation, vor meinem noch leeren Bild fiel er mir wieder ein.

Am einfachsten war es für mich immer, wenn ich ein klares Ziel vor Augen hatte, auf das ich zusteuern konnte. Genau! Ein Lächeln huscht über mein Gesicht, das erste seit wie viel Monaten? – Ich brauche wieder ein klares Ziel!

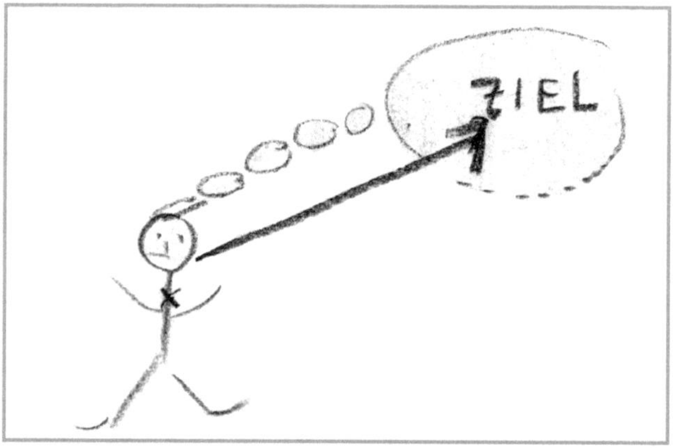

Bild 3

Ich gehe mit einem Gefühl der Erleichterung. – Komisch, ich kenne das Verfahren, aber es war mir allein nicht möglich, diese einfachen Fragen zu stellen. Einfache Fragen und schon hat sich etwas zum Guten bewegt. Ich habe wieder Hoffnung. Von nun an geht´s wieder aufwärts!

2. Stunde

Ich erzähle, was ich bisher über meine Vorfahren in Erfahrung bringen konnte und dann einen besonders intensiven Traum:

Ich sah Fritz auf dem Marktplatz auf mich zukommen und dachte: „Jetzt hab ich auch noch Halluzinationen!" Er lud mich ein, einen Kuchen zu kaufen und irgendwo zum Kaffeetrinken zu gehen. Ich sagte: „Das geht nicht, du bist tot." Er erwiderte: „Ich wollte doch nur mal allein sein, jetzt bin ich wieder da. Komm mit!" Ich antwortete: „Niemand will mit dir Kaffee trinken. Das geht nicht. Du kannst jetzt nicht so tun, als ob nichts geschehen wäre. Es kann keiner von uns mehr so leben wie vorher." Daraufhin blickte er mich sehr betroffen an: „Das tut mir leid. Ich wollte doch nur allein sein." Aus seinem Herzen lief orangenfarbiges Blut auf sein weißes T-Shirt.

3. Stunde

Nach einem einleitenden Gespräch fragt E.: „Was hat dir früher geholfen, deine Ziele zu erreichen?"

Aus einem Wust an Gefühlen und Gedanken entwickelt sich der erste Schritt: Was brauche ich jetzt, um wieder auf die Füße zu kommen? Was tut mir gut? Brauche ich eine Auszeit? Unterstützung? Wenn ja, von wem?

Außerdem: Was läuft denn gut bei uns? Was haben wir schon erreicht? Wofür bin ich dankbar? Dann habe ich wieder Kraft. Am dankbarsten bin ich für die Liebe, die ich von meinem Mann bekomme. Ich habe nach so vielen Ehejahren endlich das Gefühl, jetzt genügend Liebe bekommen zu haben. Auch mal satt zu sein und nicht immer nur bedürftig.

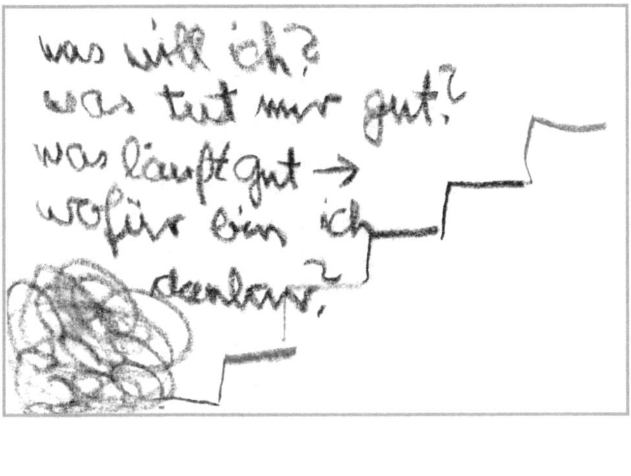

Bild 4

E.: „Woran merkst du denn, dass du jetzt genügend bekommen hast? Male dazu ein Bild."

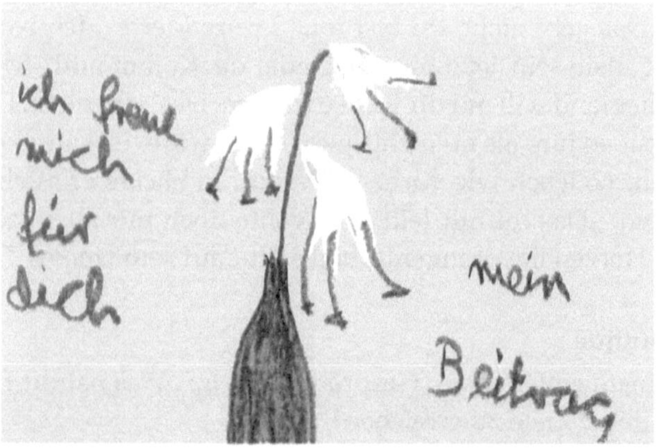

Bild 5: Geben können

„Dazu gibt es für mich eine ganz konkrete Situation, an der ich das festmache. Mein Mann wurde befördert zum Abteilungsleiter. Als er mir davon erzählte, war mein erster Impuls Ärger. Ich ärgerte mich, dass er auf ‚meine Kosten' Karriere macht. Auf meine Kosten hieß für mich: Es werden noch mehr Überstunden anfallen, er wird noch belasteter sein, folglich weniger Unterstützung zu Hause, also werde ich zu kurz kommen (wie immer).

Zunächst reagierte ich ihm gegenüber kaum. Ich äußerte auch nicht meinen Unmut. Nach ein paar Tagen grübelte ich immer wieder und fragte mich: Wenn ich befördert würde, wie hätte ich gern, dass mein Mann reagiert? Ich würde Freude und eine Feier, mindestens Sekt erhoffen. Jedenfalls keine Vorwürfe! Und in diesem Moment begann sich meine Einstellung zu ändern. Mein Mann hatte es auch verdient, dass ich mich mit ihm freue, dass ich seine Leistung im Beruf wertschätze. Daraufhin kaufte ich eine Lilie und stellte sie ihm neben sein Bett und schrieb einen kleinen Brief dazu. Seitdem merke ich, dass ich etwas zu geben habe, nicht immer in der Opferrolle sein muss, seitdem fließt mehr Liebe in mir."

E.: „Das ist ein Stück erwachsen werden. Du hast dich verändert seit unserem letzten Zusammentreffen."

Ja, das stimmt. Ich bin längst nicht mehr so verunsichert und ängstlich, wie E. mich kennen gelernt hat. Ich weiß, was ich will, ich kann inzwischen (normalerweise) gut für mich sorgen.

Ich hatte die Hausaufgabe bekommen, weitere Kraftquellen zu suchen und zu skizzieren und hatte sie mitgebracht.

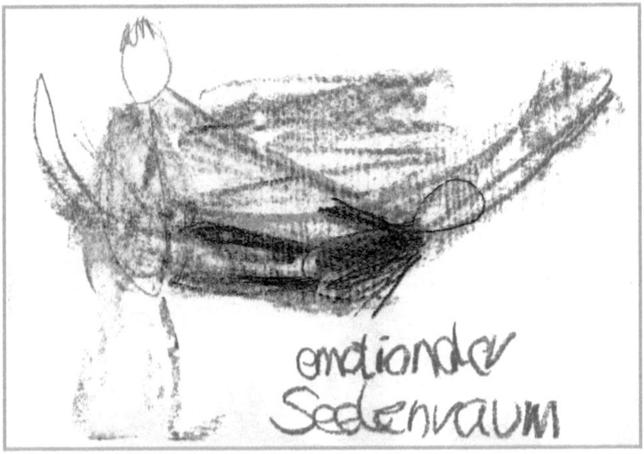

Bild 6: Eine Fähigkeit: in der Arbeit mit Kindern als Pädagogin

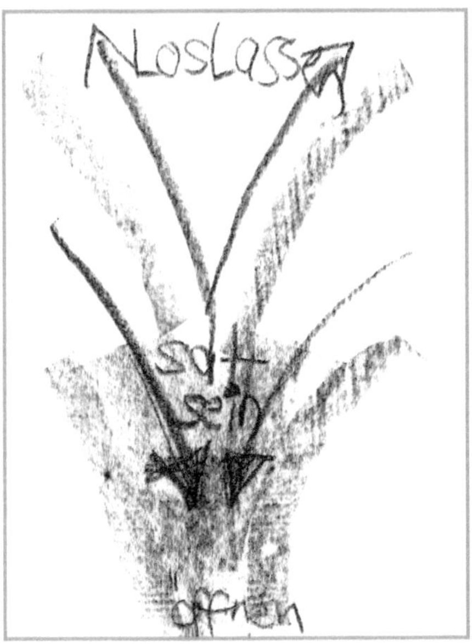

Bild 7: Die Geborgenheit in der Beziehung zum Mann und den Kindern

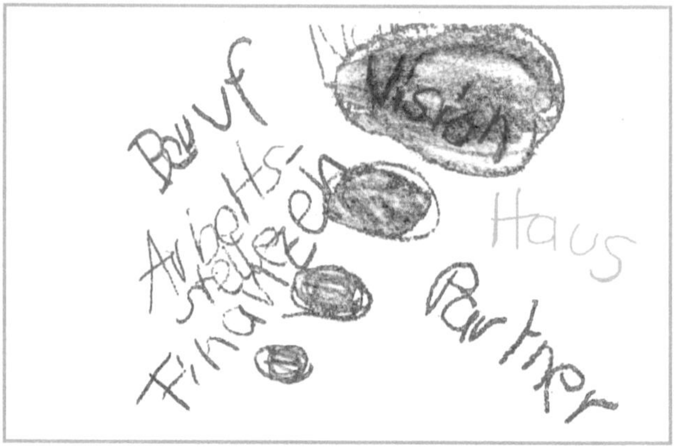

Bild 8: Familiäre und berufliche Ziele

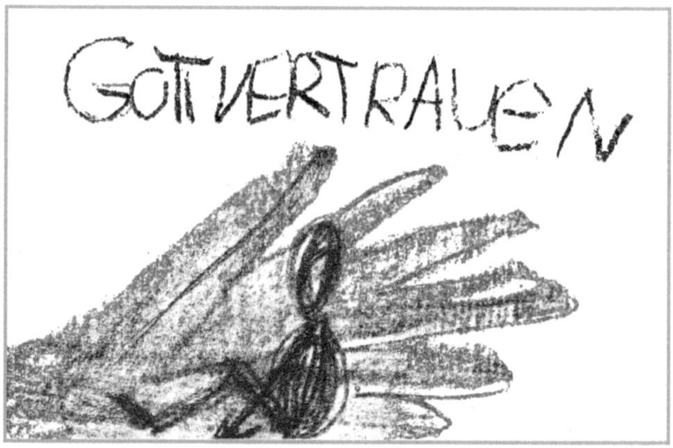

Bild 9: Gottvertrauen

Mit der Hausaufgabe hatte ich ein wunderbares Erlebnis zu Hause. Als ich meine Malsachen auspackte, kam M. voller Neugierde und fragte, was ich vorhabe. Ich erzählte von meiner Hausaufgabe, und sie setzte sich dazu. So eine Hausaufgabe wolle sie jetzt auch machen. Sie malte voller Begeisterung, und als wir fertig waren, erzählten wir uns etwas über unsere Bilder. Es hat auch ihr ein bisschen geholfen, sich zu stärken, und es hat uns wieder ein Stückchen näher gebracht.

E.: „Wo stehst du jetzt? Hast du das Gefühl, deiner Zielvorstellung näher gekommen zu sein oder hat sie sich inzwischen verändert? Male dazu ein Bild."

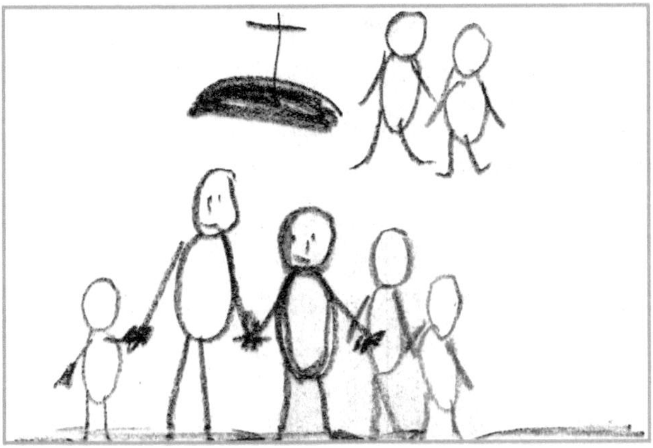

Bild 10

Das Bild bedeutet, dass meine Familie mich nicht mehr stützen muss. Wir halten uns aber noch an den Händen. Ich brauche noch den direkten Kontakt. Ich habe eine zweite Hülle, damit möchte ich zum Ausdruck bringen, dass ich noch sehr verletzlich bin. Mein Mann steht zwischen mir und M., damit sie nicht mehr an mir zerrt. Er versucht, sich mehr um sie zu kümmern, weil er zur Zeit stabiler ist und mich entlasten möchte. Meine Herkunftsfamilie ist momentan keine Belastung mehr, ich habe das Gefühl, dass auch sie wieder allein stehen können.

Das Grab ist nicht mehr verlockend mit schönen Blumen gestaltet, aber noch existent.

E.: „Lege die Bilder aus und schau oder fühle mal, wie es jetzt ist."

(Sie legt die Blätter aus und stellt sich auf die Position der Gegenwart.)

„Im Prinzip fühle ich mich gut, ich bin schon sehr nah an meinem Ziel angekommen. Ich fühle mich nicht mehr belastet, ich kann gut stehen, spüre wieder meine Kraft und bin voller Zuversicht."

E.: „Möchtest du weitere Termine oder hast du das Gefühl, dass es für den Augenblick genug ist und dass du allein damit umgehen kannst?"

Nach kurzem Zögern und In-mich-Gehen antworte ich: „Nein, ich hätte gerne noch einen Termin, da das Gefühl noch so zerbrechlich scheint. Ich habe Angst, ich bin noch nicht stabil genug."

Meine Hausaufgabe ist es, Erfahrungen von „Lebens-Sinn" zu erinnern und zu skizzieren, bei denen ich das Gefühl hatte, am richtigen Platz in der Welt zu sein.

4. Stunde

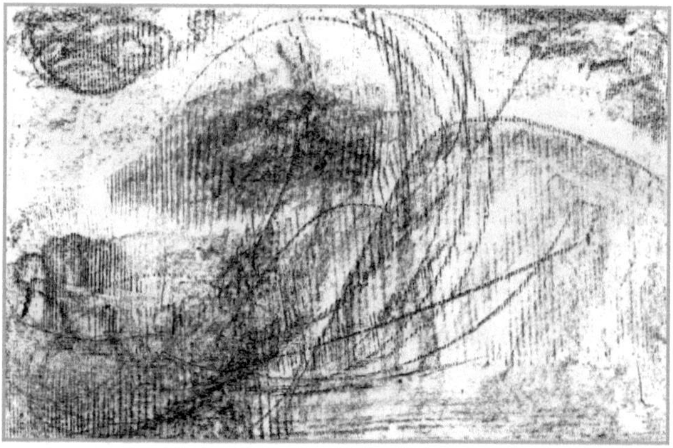

Bild 11: Die Kraft des Meeres

Zur Erläuterung des zu Hause gemalten Bildes 11 erzähle ich von der Kraft, die ich am Meer im letzten Urlaub erlebte. Die Wellen klatschten mit einer Wucht an die Felsen, unermüdlich. Einen kleinen Teil dieser Kraft wünsche ich mir.

E.: „Hast du noch mehr Erinnerungen dieser Art?"

Eine ähnliche Erfahrung machte ich bei einem Spaziergang, bei dem Sturmwarnung gegeben war. Die Windstärke zu fühlen, erweckte auch in mir Lust auf Kraft und damit kraftvolles, lebendiges Leben.

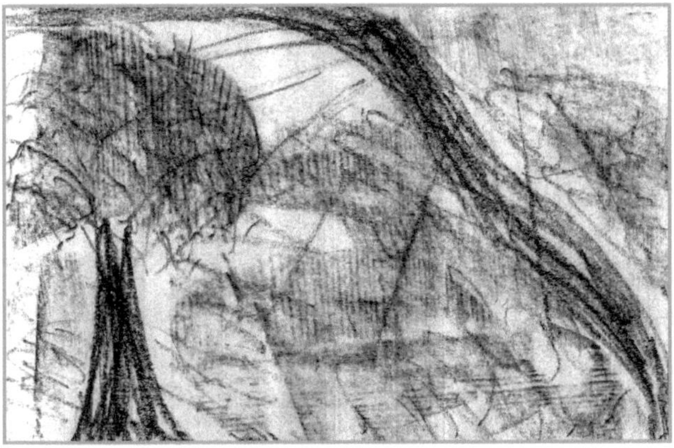

Bild 12: Spaziergang bei Sturm

Abschließend lässt mich E. ein Bild des jetzigen Zustandes skizzieren.

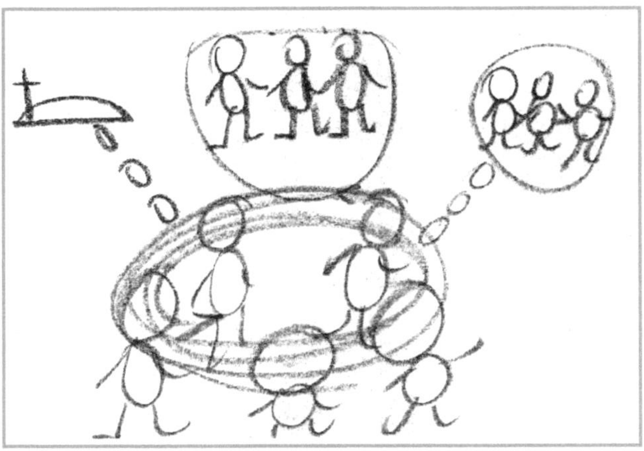

Bild 13: lockerer als früher; Familie als Kreis

Dann legte ich alle bisher gemalten Bilder in einer Art „Lebensweg" aus, seitlich angereichert mit meinen Ressourcen. Ich ging diesen Weg langsam ab und spürte noch einmal alle Phasen, durch die ich gegangen war. Ich spürte, was es bedeutet, wenn ich meine Ressourcen deutlich vor mir sehe und spüre. Ich fühlte mich jetzt stark genug, meinen Alltag wieder in die Hand zu nehmen.

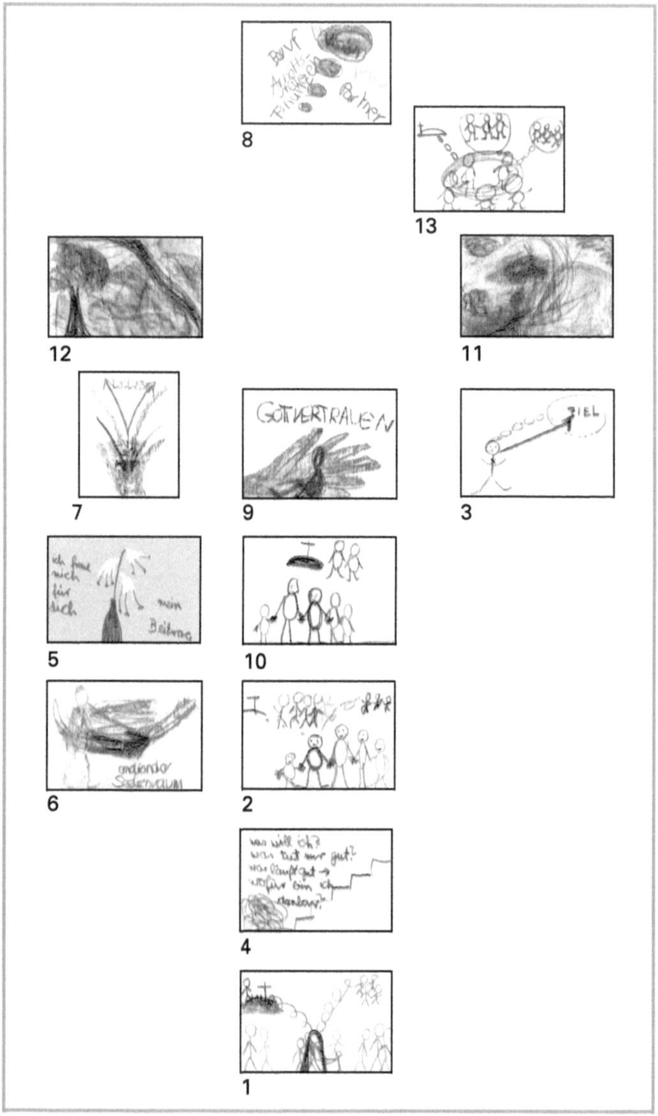

Bild 14: Schlussbild

Für diesen letzten Termin war keine volle Stunde mehr nötig, denn mein Ziel, wieder handlungsfähig zu werden, war erreicht. Über mein Ziel hinaus hatte ich wieder Spaß und Freude am Leben gefunden.

Die Therapeutin berichtet:

1. Stunde

Doris, die vor Jahren schon einmal in Therapie war, kommt in die Praxis. Sie hat inzwischen drei Töchter, ist glücklich in ihrer Ehe und auch wieder berufstätig. – Vor einem halben Jahr beging ihr Bruder Selbstmord. Dieses Ereignis hat sie in eine Depression gestürzt, schlimmer als sie es aus früheren Jahren kannte. Sie fühlt sich völlig erschöpft und ihren Aufgaben in der Familie nicht gewachsen. Im Moment ist sie arbeitsunfähig und beurlaubt.

Sie sagt im einleitenden Gespräch, dass es ihr vor zwei Wochen, als sie die Therapeutin anrief, am schlechtesten gegangen sei (Bild 1).

Seitdem hätte sich ihr Zustand etwas gebessert. Die Therapeutin fragt, was ihrer Meinung nach dazu beigetragen hat.

Doris: „Erstens hat mir mein Mann viel geholfen. Zweitens habe ich die Unterstützung einer Homöopathin gesucht, deren Mittel zur Schocklösung gewirkt hat. Drittens habe ich versucht, wieder Anteil an den anderen zu nehmen. Ich kann jetzt wieder etwas tun. – Außerdem spüre ich die Liebe meines Mannes sehr deutlich und hatte gute Gespräche mit der ältesten Tochter (mit der es vor Jahren große Schwierigkeiten gegeben hatte). Ich spüre wieder die Liebe meiner Umgebung."

Vater und Mutter leben seit 20 Jahren getrennt. Die Mutter verlor ihren Vater mit zwölf Jahren. Der Vater hat zwei Brüder im Krieg verloren. „Ausgerechnet ich, der nichts taugt, bin übrig geblieben", habe er manchmal gesagt. Sie hat drei Geschwister. Der Bruder war zweimal verheiratet und habe viel getrunken. Zwei Wochen vor dem Suizid sei er aus dem Fenster gefallen. Er war nur leicht verletzt, und es wurde als Unfall bezeichnet.

Auf die Frage nach ihrer Vorstellung eines zukünftigen Lösungszustandes entsteht Bild 2.

Die Therapeutin schlägt vor, in der nächsten Sitzung eine „Ressourcensuche auf dem Lebensweg" zu beginnen, die Doris aus einer Fortbildung kennt. Sie stimmt dem zu und skizziert, von der Therapeutin aufgefordert, als abschließendes „Zustandsbild" Bild 3.

Als sie sich verabschiedet, bemerkt sie lächelnd: „Ich kenne diese Arbeit doch. Aber allein schafft man das eben nicht in einer solchen Situation."

2. Stunde

Es geht besser. – Weiteres Gespräch über Fakten in der Ursprungsfamilie: Der Vater des Vaters trat „als Idealist" der Partei bei. Er wurde wegen einer Streitigkeit zu IG-Farben nach Auschwitz zwangsversetzt. Näheres weiß sie darüber nicht.

Sie erzählt einen sehr intensiven Traum von ihrem Bruder. Die Therapeutin betont, wie wichtig es für sie sei, ihn – und damit sich selbst – mit der Realität seines Todes konfrontiert zu haben. – Sie erwähnt dann noch, dass mehrere Familienmitglieder auch von ihrem Bruder geträumt hätten. – Außerdem erzählt sie, dass ihre jüngste Tochter, die ihr im Moment große Probleme mit Verlustängsten und Trotz macht, dabei gewesen sei, als sie die Nachricht vom Tod des Bruders telefonisch übermittelt bekam.

Sie erhält die Hausaufgabe, Ressourcen zu suchen.

3. Stunde

Doris bringt die Bilder 6, 7, 8, 9 mit und erzählt, dass sie erst am Abend vor der Stunde Zeit zur Ressourcensuche gefunden hat. Die jüngste Tochter beobachtete sie dabei und fragte, was sie mache. Sie erklärte ihr, dass sie Hausaufgaben mache und auch was sie dabei tun müsste. Die Tochter wollte sofort mitmachen. Sie arbeiteten längere Zeit zusammen, wobei die Tochter Bilder von Tätigkeiten, in denen sie gut ist, darstellte.

Die Therapeutin lässt sie nun ein Gegenwartsbild skizzieren und Doris stellt fest, dass sich ihr gegenwärtiger Zustand gegenüber dem letzten Mal in Richtung ihrer Zielvorstellung verändert hat. (Bild 10)

Die Hausaufgabe ist: weitere Ressourcenbilder, womöglich zusammen mit der Tochter, zu malen; außerdem mit ihr darüber zu sprechen, wie und wo sie sich vorstellt, dass der Onkel jetzt sei.

4. Stunde

Es geht ihr gut. Alles hat sich entspannt. – Sie hat zwar nicht mit der Tochter zusammen gemalt, aber mit ihr über den Onkel gesprochen. „Der sitzt jetzt auf den Wolken und fliegt mit ihnen mal zu dem einen, mal zu dem andern Mitglied der Familie."

Die Therapeutin schlägt ihr vor, der Tochter bei Gelegenheit zu sagen, dass der Onkel sich freut, wenn er sieht, dass es ihr gut geht.

Dann bittet sie sie, ein neus Gegenwartsbild herzustellen. Dabei bemerkt Doris, dass Zielbild und Gegenwartsbild sich sehr nahe gekomen sind (Bild13).

Die Therapeutin stellt ihr daraufhin frei, alle Bilder noch einmal auszulegen in der Anordnung, die ihr jetzt im Moment stimmig erscheint.

Sie legt folgendes Gesamtbild: Bild 14

Sie stellt sich nochmals auf alle Ressourcen, schaut von außen und schließt dann ab.

In einem Begleitschreiben zum Erfahrungsbericht gibt Doris die Rückmeldung, dass sie mit ihrer Tochter aus den von ihr gemalten Bildern eine „Ressourcensuche auf dem Lebensweg" gemacht hätte und dass „Erstaunliches dabei herausgekommen sei.

Kommentar

Klar ersichtlich ist der Leitfaden dieser Serie von Sitzungen: die „Ressourcensuche auf dem Lebensweg". – Wie beschrieben (vgl. S. 81), ist dieses therapeutische Element in Krisensituationen sowohl psychischer als auch physischer Art geeignet. – Bemerkenswert ist, dass die eigentliche Durchführung – das Einsammeln und Mitnehmen der Ressourcen in die Gegenwart – sich erübrigte und dass das Stück „Lebensweg", das am Ende spontan ausgelegt wird, in gewissem Sinne den Therapieverlauf in seinen verschiedenen Stufen darstellt.

Der Anstoß, in der ersten Stunde als „Zustandsbild" spontan das „Bild einer Zielrichtung" zu skizzieren, kam wahrscheinlich einerseits von den Fragen nach dem, was geholfen hat. Andererseits spielt wohl das Vertrautsein mit dieser Vorgehensweise eine Rolle.

Der systemische Zusammenhang kommt hier konkret über den Onkel, die Tochter, den Mann, die Erinnerung an Vater und Großvater und die Träume ins Spiel und muss nicht symbolisch dargestellt werden.

Die Rolle, die der tote Bruder für die Klientin und andere Familienmitglieder spielt, bestätigt auf vielfältige Weise den Einfluss von unter ungewöhnlichen Umständen verstorbenen Mitgliedern auf den Rest der Familie, der sich beim Familien-Stellen häufig zeigt.

Die Tatsache, dass die Zielvorstellung „Handlungsfähigkeit" sich hier so folgerichtig verwirklichte, hängt wohl damit zusammen, dass sie sehr konkret, der Situation der Klientin als Partnerin und Mutter

gemäß und systemisch orientiert war. Außerdem hatte das Erreichen des Zieles mit dem Gehen-Lassen und dem Widerstehen-Können gegen die Anhaftungstendenz des toten Bruders zu tun und entspricht so der archaischen Beziehungsordnung.
Dauer: 7 Wochen. Abstände zwischen den Sitzungen: ca. 14 Tage.

10. Das existenzielle Paradox

Zweierlei Wirklichkeit?

Nach so viel Praxis kehren wir nun zu dem theoretischen Hintergrund zurück, um ihn noch etwas zu vertiefen.

Die ursprünglichen systemischen Therapien – wie die am Mental Research-Institute (MRI) in Palo Alto (Kalifornien) im Kreis um Gregory Bateson entwickelte Familientherapie, das NLP, die systemische Kurztherapie nach de Shazer und die Familientherapie der Mailänder und der Heidelberger Schule – sind dem so genannten Konstruktivismus verpflichtet. In ihm geht man davon aus, dass der Mensch sich seine Wirklichkeit selbst „erfindet" (vgl. dazu Madelung 1996, S. 29 ff.). – Wer sich jemals mit Therapiemethoden dieser Richtung befasst hat, der kennt auch das von Corzipsky stammende und von Bateson immer wieder verwendete Diktum: „The map is not the territory". Therapie besteht aus dieser Sicht in der Bemühung, die innere „Landkarte" (sprich: Vorstellungswelt) des Klienten durch eine „Änderung der Sicht" an die heutigen Umstände anzupassen. In Deutschland ist es üblich geworden, die oben genannten Therapierichtungen unter dem Begriff „systemisch-konstruktivistisch" zusammenzufassen.

Zu Beginn der neunziger Jahre wurde das Familien-Stellen nach Bert Hellinger zu einer immer mehr gefragten Methode. Hier steht die „gefundene Wirklichkeit", das heißt: die unveränderlich gegebenen Tatsachen des Lebens, im Vordergrund, wie zum Beispiel, dass die Eltern die Eltern sind und bleiben und dass das Leben durch sie an uns weitergegeben wurde. In Anlehnung an die philosophische Richtung der Phänomenologie hat Bert Hellinger seine Sichtweise „systemisch-phänomenologisch" genannt.

Die von Gunthard Weber herausgegebene erste Veröffentlichung zu dieser Methode durch das Buch *Zweierlei Glück – die systemische*

Psychotherapie Bert Hellingers (Weber 1993) wurde ein Bestseller. Gleichzeitig entstand eine kontrovers geführte Fachdiskussion über die Frage, ob eine Therapie, die die konstruktivistische durch eine phänomenologische Sicht ersetzt, sich überhaupt „systemisch" nennen dürfe. – Das Interesse der Menschen an dieser Möglichkeit seelischer Hilfe blieb davon jedoch unbeeinflusst und wuchs stetig an.

Seitdem sind in der systemtherapeutischen Szene beide Sichtweisen vertreten, und wenn man sich Batesons Landkarten-Metapher genau betrachtet, kann man nicht übersehen, dass da – außer einer von uns hergestellten „Landkarte" – auch ein „Territorium" vorhanden ist, nach dem die Landkarte sich zu richten hat! Bedeutet dies, dass der Vordenker der systemisch-konstruktivistischen Methoden im Geheimen – oder eigentlich ganz offensichtlich – auch eine „gefundene" Wirklichkeit im Blick hatte, die in Wechselwirkung mit der „erfundenen" steht? Vor allem in seinem letzten, posthum erschienenen Buch *Wo Engel zögern* wird klar, dass dies der Fall ist (Madelung 2001, S. 59).

Unabänderliches und Veränderliches als zwei Seiten einer Medaille

Wenn nun in der systemischen Therapie heute beide Sichtweisen vertreten sind und zunehmend nicht mehr ausschließend, sondern ergänzend angewandt werden, so entspricht das unserer auf Polaritäten angelegten seelischen Struktur. – Man kann nun sagen – wenn man die Computer-Metapher an dieser Stelle bemühen will – dass die phänomenologische Sicht auf die Hardware fokussiert ist, die konstruktivistische Sicht dagegen arbeitet an der Verbesserung der Software. Die eine schaut auf die unabänderlichen Tatsachen des Lebens, die andere setzt auf das Veränderliche.

Diese beiden Sichtweisen könnte man als „siamesische Zwillinge" oder auch „zwei Seiten einer Medaille" bezeichnen. In ihnen steckt eine alte und offene Frage, die die Philosophen, spätestens seit Kant, aber wohl schon seit der Scholastik, wenn nicht gar seit den Vorsokratikern, beschäftigt, ohne dass sie sich bisher darüber hätten einigen können: Wie wirklich ist die Wirklichkeit und: Was ist wirklich? – Umso wertvoller ist es, dass beide Sichtweisen in der systemischen Therapie vertreten sind.

Bindung und Autonomie

Ein anderes siamesisches Zwillingspaar ist die Polarität von Bindung und Autonomie; offensichtlich bestehen zwischen diesen beiden Paaren enge Beziehungen. Denn Bindung ist mit der „gefundenen", Autonomie mit der „erfundenen" Wirklichkeit verwandt. Das heißt: Ein Mensch, in dessen Lebenssicht die Bindung im Vordergrund steht, empfindet sich eingefügt in etwas Größeres – in eine „gegebene Wirklichkeit". Ein anderer, für den das Streben nach Autonomie vorrangig ist, fühlt sich von Metaphern wie „Lebensgestaltung" oder „konstruierter Wirklichkeit" angezogen. Diese beiden Haltungen können sich im Laufe eines Lebens abwechseln oder auch bestimmend für ein ganzes Leben sein.

In der Kindheit steht naturgemäß die Bindung im Vordergrund, und je nachdem, ob in dieser Phase die positiven oder die negativen Erfahrungen überwiegen, verläuft die Phase der Ablösung leichter oder schwerer. In guter Weise Eingebundene haben es meist leichter, sich im entsprechenden Alter zu lösen und eine neue Bindung zu einem Partner einzugehen als solche, die als Kinder schon auf eigenen Beinen stehen mussten und das Eingebundensein in eine stabile Elternbeziehung nicht erfahren haben. Manchmal jedoch haben gerade solche Menschen die Fähigkeit zu besonderer Lebenskreativität. – Auch hier ist wieder das paradoxe Spiel wechselseitig sich bedingender Polaritäten zu erkennen (vgl. Bischof 2000, S. 591 f.).

Der Aspekt der Bindung und der Autonomie in den therapeutischen Richtungen

Das Familien-Stellen nach Bert Hellinger stellt den Bindungsaspekt in den Vordergrund. Dies beruht auf der Erfahrung, dass ein Mensch durch die Anerkennung der archaischen Beziehungsordnung, die sich in einer Aufstellung zeigt, fähig wird zu einer Ablösung im Guten. Milton H. Erickson dagegen hat, als Pionier der systemischen Therapien, in seiner Hypnotherapie auf den Ablösungstrieb oder das Streben nach Autonomie gesetzt. Denn ebenso wie im Beziehungszusammenhang die „primäre Liebe" – als Verstrickung – destruktiv wirken kann, so kann auch das Trotzverhalten, als „verzweifeltes Bemühen sich selbst zu definieren" zur Selbstdestruktion führen (Erickson 1996, S. 62 und Madelung 1998a, S. 25 ff.).

Erfundene *und* gefundene Wirklichkeit als Erfahrungen des Alltags

„Erfundene" und „gefundene Wirklichkeit" sind einerseits zwei verschiedene therapeutische Sichtweisen, andererseits aber entsprechen *beide gleichzeitig* der konkreten Erfahrung unseres Alltags.

Wer hat nicht – in manchen Phasen seines Lebens – das Bedürfnis, es in die Hand zu nehmen und es zu etwas zu bringen, oder endlich selbstständig oder einfach anders als die Eltern zu werden? Wir machen auch manchmal tatsächlich die Erfahrung, dass wir endlich das erreicht haben, was wir immer schon wollten, und das heißt doch: Es ist uns gelungen, unser Leben zu gestalten. – In anderen Phasen dagegen steht das Eingebundensein in einen größeren Zusammenhang im Vordergrund unseres Lebensgefühls, sei es als tragende Geborgenheit, sei es als ohnmächtige Verzweiflung: Wir fühlen uns aufgehoben und getragen oder aber ausgeliefert und hilflos.

Offenbar sind die Selbstverantwortung und das Eingebundensein zwei Grundgefühle oder Sichtweisen, zwischen denen unser Leben hin und her pendelt; und in manchen Augenblicken erfahren wir beides gleichzeitig. Etwa wenn das Erreichen irgendeines lange angestrebten Zieles uns stolz auf uns selbst sein lässt, uns jedoch gleichzeitig klar wird, wie viel andere Menschen oder äußere Umstände dazu beigetragen haben, dass es dazu kommen konnte.

Außerdem scheint für manche Menschen die eine, für manche die andere Grunderfahrung das bestimmende Lebensgefühl zu sein: Es gibt die „Macher", die in ihrem „gesunden Selbstbewusstsein" geneigt sind zu vergessen, dass auch andere zu ihrem Erfolg beigetragen haben; und es gibt die „Verlierer", die aus ihrer Sicht nichts zustande bringen oder für die immer „die anderen" schuld an ihrem Unglück sind. Es gibt aber auch die „Lebenskünstler", die flexibel beides verbinden und aus ungünstigen äußeren Umständen eine „runde Sache" machen, vielleicht zu ihrem eigenen Erstaunen. Schließlich gibt es „Gottergebene", die die Dinge nehmen, wie sie sind, und daraus Stärke beziehen oder aber sich um Anstehendes herumdrücken – und noch viele andere Kombinationsmöglichkeit dieser beiden Grundhaltungen.

Das existenzielle Paradox und die paradoxe Struktur der Seele

Wenn man schwierige, aber doch gut gemeisterte Situationen des Lebens im Nachhinein durchdenkt, stellt man meistens fest, dass *beides* vorhanden war: das Gefühl des Eingebundenseins *und* der Selbsterhaltungswille, das Gefühl der Ohnmacht *und* der Trieb sich durchzusetzen, die Hingabe *und* die Selbstverantwortung.

Erfundene und gefundene Wirklichkeit, diese „zwei Seiten einer Medaille" sind offenbar in einem „existenziellen Paradox" untrennbar miteinander verbunden, und dieser Tatsache entspricht die „paradoxe Struktur der Seele".

Diese paradoxe Struktur weist auf ein Menschenbild hin, in dem die für das Abendland so wichtige Ich-Entwicklung verbunden wird mit dem Bewusstsein der Einbindung in einen großen Zusammenhang.

Gregory Bateson und Bert Hellinger haben dies – jeder auf seine Weise – so formuliert:

„Wir erkennen einen anderen Geist innerhalb unseres eigenen Geistes … der individuelle Nexus von Bahnen, den ich als ‚Ich' bezeichne, ist nun nicht mehr so kostbar, weil dieser Nexus nur ein Teil des größeren Geistes ist" (Bateson 1983, S. 597).

„Manche meinen, sie selber suchten nach der Wahrheit ihrer Seele. Doch die große Seele denkt und sucht durch sie" (Hellinger 1993, S. 51).

11. Vom begrenzten Wert theoretischer Überlegungen

„Phänomenologie heißt: den Wunsch nach Verständnis der Wahrnehmung von Wirklichkeit opfern." Mit diesem Satz formuliert Bert Hellinger seine Ansicht, dass die Wahrnehmung Vorrang vor der Vorstellung hat.

Tatsächlich ist jedes Verständnis insofern ein Konstrukt, als es innerhalb unseres bekanntlich von bestimmten Voraussetzungen abhängigen Erkenntnisvermögens entsteht und daher begrenzt ist. Es gibt nicht nur die Vorbedingungen auf der mentalen Ebene, die Kant in den Mittelpunkt seiner Lehre gestellt hat. Es gibt auch Vorbedingungen seelischer Art, worunter man beispielsweise die Jung´-schen Archetypen zählen könnte. – In neuerer Zeit hat der Philosoph Karl-Otto Apel von einem „Leibapriori der Erkenntnis" gesprochen (vgl. Apel 1986, S. 47). Damit meint er, dass alles, was wir wahrnehmen, und die Art und Weise, wie wir es verarbeiten, durch unser Nervensystem und unsere Gehirnfunktionen bestimmt ist (vgl. Madelung 1996, S. 45 f.). – Denkt man dies zu Ende, so kommt man zu dem Schluss, dass auch beide Wirklichkeiten – die *er*fundene sowohl als auch die *ge*fundene – „menschen" oder „gehirnförmig" sein müssen; dies setzt sowohl dem Konstruktivisten als auch dem Phänomenologen klare Grenzen, jedenfalls solange sie sich innerhalb eines menschlichen Körpers aufhalten. Der eine mag sich als Erfinder einer „virtuellen" Welt sehen, die sich seinen Veränderungswünschen und -künsten fügt. Der andere mag sich fähig fühlen, Wirklichkeiten oder gar Wahrheiten unmittelbar „schauen" zu können. Um die Abhängigkeit von ihrem „Erkenntnisapparat" – vom Gehirn und vom Nervensystem nämlich – kommen sie jedoch nicht herum. Sie müssen beide anerkennen, dass ihre Fähigkeiten durch physiologische, psychische und mentale Gegebenheiten begrenzt sind.

Die Kognitionswissenschaft zeigt, wie stark das Gehirn aus einer unendlichen Informationsfülle auszuwählen gezwungen ist, um eine halbwegs „handhabbare“ Wirklichkeit „herzustellen“. Das heißt: Auch unsere Wahrnehmungen sind „menschenförmig“. Denn wir können zum einen nichts wahrnehmen, was unseren Sinnesbereichen nicht zugänglich ist. Zum anderen nehmen wir nur Dinge wahr, von denen wir eine, wenn auch nur rudimentäre, Vorstellung haben. Ein alltägliches Beispiel dafür ist die vergebliche Suche nach einem Gegenstand: Man sucht an allen möglichen Orten und findet ihn erst – und zwar an einer der bereits durchsuchten Stellen –, nachdem man die Suche schon aufgegeben hat. Dabei stellt man fest, dass man ihn übersah, weil man ein falsches Erinnerungsbild von ihm hatte. Die Wechselwirkung zwischen Wahrnehmung und Vorstellung wird dabei offensichtlich (vgl. S. 21).

Darüber hinaus kommt der kognitionswissenschaftlich Interessierte nicht umhin zu erkennen, wie geringfügig unsere Kenntnisse über das Funktionieren dieses wunderbaren Organs Gehirn sind und wie weit wir davon entfernt sind, kreativ verändernd in seine Funktionen eingreifen zu können. Auch wenn es immer wieder vielversprechende Schlagzeilen in dieser Richtung gibt.

Das Gehirn: „nur“ ein Überlebensinstrument?

Das am Anfang des Kapitels angeführte Diktum Bert Hellingers weist auf die Gefahr hin, dass die Bemühung um ein allzu ausgefeiltes theoretisches Verständnis die Wahrnehmungsfähigkeit schwächen kann. Denn zu viel Klarheit stört die Wahrnehmung, und die Wirklichkeit entgleitet dem zu scharfen Zugriff des Verstandes. – Bert Hellinger hat dies einmal in folgenden Sätzen ausgedrückt: „Wir greifen nach der hellen Wahrheit und merken kaum, dass sie einschränkt, ausgrenzt und blendet. – Die dunkle Wahrheit mit unscharfen Rändern ist genauer. Sie macht wach, so wie wir alle Sinne – wenn wir im Dunkeln uns bewegen – öffnen“ (mündliche Mitteilung).

Andererseits gibt es aber auch eine wissenschaftlich nachgewiesene Lust am Verständnis (vgl. Spitzer 2003, S. 177 f.). Unser Endokrinum schüttet Endorphine – das sind „Gutfühl-Hormone“ – aus, wenn wir etwas verstanden haben oder verstanden zu haben glauben, die wir uns sicherlich nicht völlig entgehen lassen sollten, indem wir unser Verstehenwollen einfach abschalten, was uns ja auch nur schwer gelingt. Aber genau dieser Verstand warnt uns auch davor, unsere Erkenntnisse für die allein gültige Wahrheit zu halten. Denn womöglich ist unser Gehirn weniger ein Erkenntnis- als ein Überlebensinstrument.

Was bedeutet dies nun bezogen auf die von Bert Hellinger dargestellten „Ordnungen der Liebe" (Hellinger 1994)? Können sie allgemein gültig sein und wirken, gleichgültig ob wir davon wissen und sie anerkennen oder nicht? Oder sind sie Konstrukte Hellingers, wie manche vermuten? Hat nicht jede Familie ihre spezifische und zu bestimmten Zeiten immer wieder neu „auszuhandelnde" Beziehungsordnung, wie die Heidelberger Schule dies sieht?

So weit ich weiß, hat Hellinger selbst nie gesagt, dass es sich bei den „Ordnungen der Liebe" um „objektive" Wahrheiten handle. Es handelt sich vielmehr um triebhaft in uns angelegte Beziehungsordnungen, die mit Überleben zu tun haben. Sie stammen wohl aus Zeiten, als die Menschen in Horden zusammenlebten und in denen das Gehirn sich als Überlebensinstrument bewährte: Der Verstoß gegen die Ordnung und der Ausschluss aus der Gemeinschaft konnten den Tod bedeuten. Diese archaischen „Ordnungen der Liebe" betreffen also eine „menschenförmige" Wirklichkeit – nämlich die unserer Familienbeziehungen –, und innerhalb dieser Wirklichkeit sind sie gültig.

Trotzdem sollte man – gerade innerhalb einer phänomenologischen Sicht – für neue, andersartige Wahrnehmungen offen bleiben, um „den Wunsch nach Verständnis der Wahrnehmung von Wirklichkeit zu opfern".

Verständnis?

Eine tiefe Skepsis unserem Verständnisvermögen gegenüber spricht ja auch aus dem Satz de Shazers: „Es gibt kein Verständnis, es gibt nur mehr oder weniger nützliche Missverständnisse" (mündliche Mitteilung).

Genau besehen ist dieser Satz jedoch nicht ganz so brüskierend, wie es auf den ersten Blick scheint. Denn er besagt ja nicht, dass es gar keine zwischenmenschliche Kommunikation gäbe. Er warnt nur vor der Illusion, dass man, wenn man „sich mit jemandem versteht", den anderen in allen Details verstünde. Dies ins Ohr all derjenigen, die ihr Einfühlungsvermögen für ein untrügliches Instrument der Wahrheitsfindung halten und denken, sie verstünden einen anderen Menschen womöglich besser als er sich selbst.

So kann man den Ausspruch als einen – zugegebenermaßen etwas rüden – Hinweis auf die unendliche Vielfalt menschlicher Wirklichkeit verstehen, von der wir zwar selbst ein Teil sind, die wir aber niemals voll erfassen können.

„Hintergrundmetaphern" als Theorie für das Familien-Stellen?

Bert Hellinger hat – dem oben Gesagten entsprechend – bisher auf eine Theoriebildung zu der von ihm entwickelten Methode weitgehend verzichtet. Ich sage „weitgehend", weil man in seinen immer wiederkehrenden Hinweisen auf Begriffe der Philosophie Martin Heideggers oder auf Parallelen in der Dichtung Rainer Maria Rilkes Ansätze einer „Theoriebildung" sehen kann. Denn auch wenn diese Hinweise nur in gelegentlichen Zitaten bestehen, bedeuten sie eine Fundierung der eigenen Wahrnehmung durch ähnliche oder parallele Wahrnehmungen und Sichtweisen bekannter Dichter und Denker wie Rilke und Heidegger.

Man kann diese Hinweise als Hintergrundmetaphern sehen, die als Basis einer Praxis dienen, in der die unmittelbare Wahrnehmung im Vordergrund steht. So fasst zum Beispiel die Metapher „Ordnungen der Liebe" oder „Große Seele" Beobachtungen sich wiederholender Phänomene in einen bildhaften Begriff, der die Wahrnehmung in eine bestimmte Richtung lenkt und dadurch die Praxis stützt. In seiner bildhaften Unschärfe engt er die Wahrnehmung weniger ein, als es ein logisch scharf umrissener Begriff (wie etwa das weiter unten erwähnte TOTE-Modell des NLP) tun kann.

Ein Blick durch die Augen eines Menschen aus einem anderen Kontinent mag diese – vor allzu viel Überlegungen warnende – Überlegungen abschließen: Malidoma Somé erklärt in seinem Buch *Vom Geist Afrikas* (S. 19) den Dagara-Ausdruck „Yielbogura" als „das Ding, das vom Wissen nicht gegessen werden kann ... Das Wort besagt, dass Leben und Kraft bestimmter Dinge auf ihrem Widerstand gegen das kategorisierende Wissen beruhen, das die Menschen heutzutage allem überstülpen".

Es war wiederholt die Rede davon, dass das NLP von einer *er*fundenen Wirklichkeit ausgeht, während dem Familien-Stellen eine *ge*fundene Wirklichkeit zugrunde liegt. Dass und wie sich diese beiden Sichtweisen ergänzen, wurde in diesem Buch ebenfalls ausführlich dargestellt. Jedoch unterscheiden sie sich aber auch erheblich, so dass man auf den ersten Blick eine ergänzende Anwendung beider Methoden ausschließen könnte.

Schaut man in NLP-Lehrbücher, so springt diese Verschiedenheit sofort ins Gesicht: Verhaltenswissenschaftliche Begriffe und Modelle – wie etwa das TOTE-Modell (vgl. Dilts, Bandler u. Grinder 1991, S. 45 f.) – werden verwendet, um Vorgehensweisen zu fundieren. Es gibt ausgefeilte therapeutische „Strategien", die Punkt für Punkt dargestellt werden. Man glaubt sich in eine Art Ingenieursbüro für psychisch Machbares versetzt und wundert sich gleichzeitig, wie das Unbewusste über weite Strecken dabei mitgeht. Erstaunlicher Weise ist dies jedoch häufig der Fall.

Dieser Betonung eines klaren theoretischen Fundaments entspricht der Vorrang der Vorstellungen im therapeutischen Vorgehen des NLP. Denn obwohl zwar die Wahrnehmung minimaler physiologischer Reaktionen des Klienten eine große Rolle spielt, dreht es sich vornehmlich darum, die aus einer anderen Zeit und Umwelt stammenden „Bilder im Kopf" des Klienten der heutigen Wirklichkeit anzupassen und ins Positive zu wenden. Man könnte das NLP als eine „hohe Schule der Lebensgestaltung durch den gekonnten Umgang mit Vorstellungen" betrachten, aus der man auch Wertvolles für den Alltag mitnehmen kann.

Dass dabei jedoch etwa Einflüsse eines verstorbenen Familienmitgliedes, das der Klient gar nicht kennen lernte, eine Rolle spielen könnten, liegt nicht innerhalb dieses Konzepts, das sich mit biografisch entstandenen Prägungen befasst (vgl. Stresius, Castella u. Grochowiak 2002, S. 45 ff.).

Solche Erfahrungen verweisen in den Bereich, in dem nur das *Anerkennen, was ist* (Hellinger u. ten Hövel 1996b) weiterhilft und Konzepte wie „Lebensgestaltung" oder gar „Human Engineering" grundlegend in Frage gestellt sind. Wieder einmal beginnt die Figur des „existenziellen Paradoxes" durchzuschimmern.

Der praktische Wert von Theorie

Trotz all dieser Bedenken halten wir gewisse theoretische Kenntnisse für wichtig. Denn ein aus der Praxis kommendes und der Praxis dienendes Verständnis kann als Boden für therapeutische Selbstständigkeit und Kreativität dienen. In diesem Sinne soll das in den theoretischen Kapiteln Gesagte den Erfahrungen der therapeutischen Praxis einerseits einen Bezugsrahmen geben; andererseits aber aus dieser Erfahrung heraus auch immer wieder ergänzt und erweitert werden. – Wir sind außerdem der Meinung, dass man eine bestimmte Methode erst einmal gründlich praktisch erprobt *und* theoretisch verstanden haben muss, ehe man selbstständig und kreativ mit ihr umgehen kann.

12. Abschließende Exkurse

Barbara Innecken: Die zwei Bäume

Zu Beginn dieses Buches habe ich beschrieben, wie ich im hochsommerlichen Süditalien dem Neuro-Imaginativen Gestalten begegnete und wie es dazu kam, dass ich diese Methode durch Selbsterfahrung und Supervision erlernte. Zum guten Schluss möchte ich nun gerne von meiner ersten „Lektion" bei Eva Madelung berichten.

Es war inzwischen Winter geworden und das Weihnachtsfest mit all seinen familiären Implikationen und Assoziationen hatte an meinem Rücken eine deutliche Spur hinterlassen: Er schmerzte kräftig, und es fiel mir schwer zu sitzen, zu stehen oder mich zu bewegen – sozusagen eine ideale Voraussetzung für eine Therapiestunde! Eva bat mich als erstes, diesen „Problemzustand" zu skizzieren. Als ich mir das Ergebnis anschaute, konnte ich nur bestätigend nicken: Ja, so fühlte ich mich, wie ein vom Wind gebeugter Baum, der Mühe hat, sich aufrecht zu halten, und dessen eine Wurzel in die Luft ragt. Auf Evas nächste Frage, wie es denn sei, wenn es mir besser ginge, zeichnete ich einen weiteren Baum: aufrecht, mit festem Stamm und rot leuchtenden Äpfeln in seiner Krone.

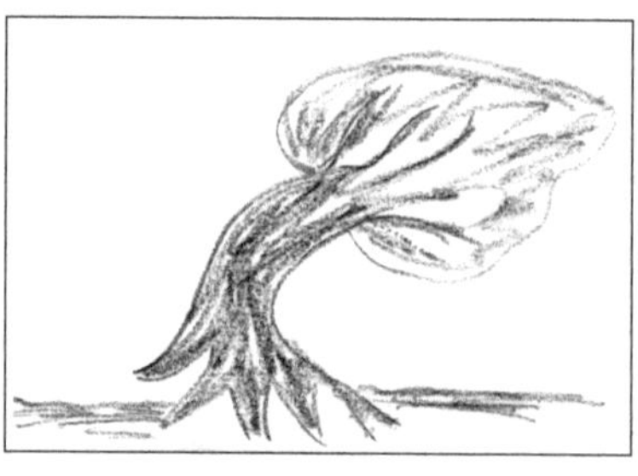

Baum 1

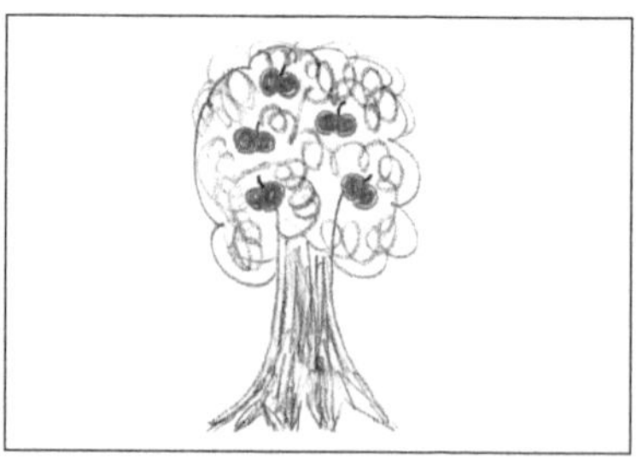

Baum 2

Mit den zwei wichtigen Grundkomponenten im NIG – Stehen und sich im Raum Bewegen – hatte ich ziemliche Mühe, aber zu meiner großen Überraschung fühlte ich mich auf der Skizze mit dem gebeugten Baum stehend gut geerdet und fest verwurzelt. Nur im Oberkörper spürte ich ein leichtes Schwanken. Die nächste Überraschung hatte dann der Apfelbaum für mich parat: Auf ihm stehend empfand ich zwar eine Leichtigkeit und Wärme im Oberkörper, aber gleichzeitig fühlte ich mich merkwürdig „wurzellos“ und ohne Verbindung zur Erde.

Ich war verwirrt und ratlos, aber Eva bat mich einfach, die „Metaposition“ zu betreten und mir die Geschichte mal von außen anzuschauen. Auf diesem Platz stehend, erlebte ich dann die dritte Überraschung dieses Tages: Ich sah die beiden Bäume plötzlich mit ganz anderen Augen! Der gebeugte Baum war für mich nun von einem tiefen Wissen über das Leben erfüllt, der aufrechte Apfelbaum kam mir hingegen nun hohl und stolz vor.

Als Nächstes machte mich Eva darauf aufmerksam, dass meine Augen immer wieder zwischen beiden Bäumen hin und her wanderten, und ich bemerkte eine deutlich spürbare Verbindung zwischen den starken Wurzeln des einen und den schönen Äpfeln des anderen Baumes. Vor meinem geistigen Auge wuchsen diese scheinbar so unterschiedlichen Bäume zu einem zusammen: Ich sah die Kraft der tiefen Wurzeln durch den Stamm des geneigten Baumes zu den Früchten des Apfelbaumes hinüberfließen, sie nähren und zum Leuchten bringen. Ich atmete auf.

Meine Augen hatten die Synthese zwischen den beiden unvereinbar erscheinenden Polen gefunden, und ich begann nun zu verstehen. Als wäre ein Vorhang hochgezogen worden, wurde mir klar, wie sehr diese beiden Bäume zusammengehören. Auf einer für mich noch einmal ganz neuen Ebene begriff ich, was es bedeutet, angeschlossen zu sein an die Wurzeln.

Die Jahre, die hinter mir lagen, waren geprägt gewesen durch intensive Aufstellungsarbeit nach Hellinger, meiner geschätzten Lehrerin Ilse Kutschera verdanke ich auf diesem Gebiet außerordentlich viel. In dieser Zeit nun hatte ich immer wieder gesehen und erlebt, wie viel stärker die Kräfte des Schicksals sind als meine eigenen Willenskräfte, die ich bis dahin in meinem Leben eingesetzt und mobilisiert hatte. Ich erfuhr aber auch, wie viel Kraft und Halt mir zufließt, wenn ich diesem Eingebundensein in die Kraft des Schicksals, in eine größere Ordnung, zustimme.

Als ich nun in meiner ersten NIG-Lektion, immer noch auf der „Metaposition" stehend, auf meinen „neuen" Baum schaute, wurde all das, was sich mir in den Aufstellungen gezeigt hatte, gegenwärtig: Ich spürte die Tiefe und die Kraft meiner Vorfahren in den Wurzeln des Baumes, den ich nun nicht mehr als gebeugt, sondern als dem Leben zugeneigt empfand, und ich bemerkte, wie stark die frei stehende Wurzel am Gleichgewicht dieses Baumes beteiligt ist. Ich sah, wie die Früchte meines eigenen, persönlichen Lebens von der Wurzelkraft gespeist werden und wie hohl sie wirken ohne diese Kraft.

Dieser ersten Stunde mit Eva Madelung folgten eine ganze Reihe anderer Sitzungen, die bei unterschiedlicher Intensität und Themenstellung eines gemeinsam hatten: die Ebene der „archaischen Beziehungsordnung", wie sie sich in den Aufstellungen zeigt, und die „biografische Ebene" meines persönlichen Lebens durchdrangen sich gleichsam gegenseitig und füllten sich mit Leben. Beispielsweise wurde mir in einer der nächsten Stunden durch die Arbeit mit dem „Lebensweg" klar, welche „nächsten konkreten Schritte" ich tun kann, um einer persönlichen Zielsetzung näher zu kommen. Natürlich hatte ich in meinen früheren Jahren als Lernende und Therapeutin auch schon mit anderen Verfahren, z. B. der Angewandten Kinesiologie, an meinen Zielen gearbeitet, aber mir fehlte damals noch das Wissen und die Erfahrung, welchen Unterschied es macht, dies in Einklang mit meiner Familie zu tun.

„Ob sie nach dieser Sitzung die Praxis wohl ohne Rückenschmerzen verließ?", wird sich nach der Geschichte von den zwei Bäumen vielleicht mancher Leser fragen. Nein, völlig weg waren die Schmerzen nicht, obwohl ich sehr viel leichteren Schrittes ging, als ich gekommen war. Der „nächste konkrete Schritt" in meinem Leben war aber, eine Körpertherapeutin aufzusuchen – und seit dieser Zeit ist mir mein Rücken auch zu Weihnachten ein treuer Begleiter.

Eva Madelung: Kleine „personal history" der Paradoxie

Ich war, glaube ich, 14 Jahre alt, als mir das Paradox menschlicher Existenz zum ersten Mal entgegentrat. Im Deutschunterricht hatten wir den „König Lear" von Shakespeare durchgenommen und schrieben einen Klassenaufsatz. – Leider ist mir der genaue Inhalt meiner Überlegungen nicht mehr gegenwärtig – sie hatten wohl mit dem Verhältnis des Vaters zu seinen so verschiedenen Töchtern zu tun.

Ich erinnere mich jedoch genau, dass ich das Gefühl hatte, etwas über die Unausweichlichkeit menschlicher Tragik verstanden zu haben, und glaubte, damit einer entscheidenden psychischen Tatsache auf der Spur zu sein. Ich war fasziniert.

Ernüchtert wurde ich allerdings ein paar Tage später, als ich eine Fünf-Plus unter dem Aufsatz stehen sah. Der von mir geschätzte Deutschlehrer hatte mich unsicher fragend angesehen, als er mir das Heft auf das Pult legte. Später bat er mich, ihn in der Pause im Lehrerzimmer aufzusuchen. – Dort eröffnete er mir mit einem ratlosen Blick, er hätte meine Gedanken einfach nicht verstanden: „Es ist, als hättest du viel gedacht und nur jeden vierten Satz dann hingeschrieben." Etwas erleichtert erklärte ich ihm das Gemeinte so gut wie möglich. Er schloss das Gespräch mit der freundlichen Bemerkung: „Ja, wenn du mir das so auseinander setzt, wird es verständlicher." – Die Note aber blieb.

Diese ebenso aufregende wie ernüchternde Erfahrung setzte sich in den zeitweise vehementen Auseinandersetzungen mit meiner Mutter fort, die sich damals abspielten. Mit der Scharfsicht und dem Hochmut des um Autonomie ringenden Teenagers sah ich deutlich, wie viel „Egoismus" – so nannte ich es damals, heute würde ich eher von blinder Primärliebe sprechen – in den aufopfernd sorgenden Handlungen einer Mutter stecken kann. Ich spürte einerseits, wie gut sie es mit mir meinte. Andererseits aber fühlte ich mich durch ihre ständige Sorge übermäßig eingeengt, was mich zu ihr wiederum Sorge bereitenden Trotzhandlungen trieb. Außerdem warf ich ihr vor, dass sie sich um andere Menschen keineswegs in der gleichen Weise kümmere.

Es dauerte lange, bis ich merkte, wie ich mir – in dem „verzweifelten Bedürfnis", meine Autonomie zu erringen – selbst schadete, und ich habe in meiner therapeutischen Erfahrung mit mir selbst und anderen noch vieles dazulernen können (Madelung 1998a).

Begeistert war ich, als ich – beim Kennenlernen des systemtherapeutischen Ansatzes – erkannte, welch große Rolle die „paradoxe Struktur des Seele" in den systemischen Therapien spielt. Angefangen von Milton H. Ericksons genialem und humorvollem Umgang mit diesem verzweifelten Autonomiebedürfnis über die ebenso überzeugenden Betrachtungen, die Gregory Bateson zum Thema „Doublebind" anstellt (Bateson 1983, S. 353 ff.), bis hin zu Mara Selvini Pallazolis „Paradox und Gegenparadox", das einer der wichtigsten Anstöße zur ersten Version meines Trotz-Buches wurde (Madelung 1985).

Für diese Pioniere systemischer Therapiemethoden war es offenbar selbstverständlich, dass Menschen in bester Absicht auf jene „Messerschneide" zwischen Kreativität und Selbstzerstörung geraten, auf der sie – in dem triebhaften Bemühen sich zu definieren – sich und / oder andere schädigen, und dass es konstruktive Möglichkeiten gab, damit umzugehen.

Dass diese Paradoxie sich auch in den Verstrickungen der „primären Liebe" des Familien-Stellens abbildet, wurde mir erst später klar.

Dazu ein Auszug aus einem unveröffentlichten Vortrag auf dem Hypnose-Kongress 2000 in München.

„Im Allgemeinen wird Hybris – die menschliche Tendenz zur Selbstüberschätzung und Auflehnung – als Kern menschlicher Tragik gesehen. – Auch Bert Hellinger ging davon aus und hat in früheren Jahren die Aufstellenden häufig mit ihrer Hybris, als Einmischung in die Sache der Eltern, konfrontiert. Es ist jedoch eine seiner zentralen Einsichten der letzen Jahrzehnte, die dem Familien-Stellen seine heutige Geltung verlieh, dass – beim näheren Hinschauen – das Wirken des Bindungstriebes hinter tragischen Schicksalen steht und dass „der Kampf der Liebe gegen die Ordnung Anfang und Ende jeder Tragödie" sei (vgl. Hellinger 1996a, S. 135); indem man „schaut, wie die Liebe fließt", wie Hellinger das Herausarbeiten der Grundordnung durch eine Aufstellung nennt, ergeben sich bisher nicht gesehene Schritte zur Lösung.

Durch das Hinuntergehen auf die archaische Beziehungsebene und durch die Anerkennung dieser ihrer Ordnung kann zwar die doppelt gebundene Situation der Verstrickung im Familienzusammenhang aufgehoben werden. Was jedoch bleibt, ist die paradoxe Struktur der menschlichen Wirklichkeit, in der wir uns – in dem Drang nach Selbstständigkeit *und* nach Eingebundensein, nach Selbstverantwortung *und* Hingabe, zwischen Macht und Ohnmacht – hin und her geworfen erleben."

So bleibt in manchen Situationen nichts anderes, als die Unentscheidbarkeit dieses Widerspruches anzuerkennen und auszuhalten. Dabei kann sich auf unerwartete Weise ein lösendes Drittes zeigen – oder aber es bleibt ein offener Raum, auf den der nachfolgende Text hinweist.

Bleibt offen

ob unser Blick zählt
auf dies alles
bleibt offen

ob das Auge nur sich sieht
oder das Erdrund
mit den Rücken der Kahlfelsen
Weitland
den Bäumen
prallgrün
den Meeren
smaragd
oder den Abgrund des Raumes
die Sonnen
Lichtnebel drehend
weithin gestreut
der Raum
in dem Zeit fließt

bleibt offen
ob es Sinnförmiges wirklich gibt
in unserem Sinne

Durch die Augen des anderen schauen

Abschließend noch einmal zurück zur zentralen Metapher der systemischen Sicht:

Wie oben schon erwähnt (S. 48) beschreibt Norbert Bischof, dass Kinder im Alter zwischen zwei und vier Jahren lernen, dass andere Menschen die Welt anders sehen als sie selbst. Sie lernen also, „durch die Augen des anderen zu schauen".

In dem christlichen Gebot der Nächstenliebe und der buddhistischen Aufforderung zum Mitgefühl zeigt sich, wie hoch der spirituelle Rang ist, der dieser Fähigkeit beigemessen wird – abgesehen davon, dass sie die Grundlage darstellender künstlerischer Kreativität ist. Außerdem ist, trotz de Shazers fatalen Diktums (vgl. ebd.), Empathie eine wesentliche therapeutische Qualität.

Die Aufforderung, den Versuch des „Schauens durch die Augen des anderen“ zu wagen, ist aus meiner Sicht eine der wesentlichsten Botschaften der systemischen Therapien. – Man kann sich darüber hinaus hin und wieder vorstellen, dass es einem einmal gegeben sein könnte, durch die „Augen des ganz anderen“ oder „durch ganz andere Augen“ zu schauen und sich zu fragen, wer es dann eigentlich ist, der schaut.

Manchmal
ist es
als könne man
zwischen die Augen
innenzwischendurch
aussen

und es ist
zu sehn
das was
man nicht sieht
eigentlich
da man
es selbst

nicht

ist

(Beide Gedichte sind dem Lyrikband *ZeitLicht* entnommen (Madelung 2002).)

Zeit und Ewigkeit – ein szenischer Epilog

Bühnenbild: Weite Landschaft. Ein Weg, der im Vordergrund über eine Brücke führt und sich im Hintergrund der Bühne verliert. Zwei Gestalten unterhalten sich hin und her gehend.

Zeit: Was hältst du eigentlich von den Menschen? – Vielleicht werde ich alt. Es fällt mir neuerdings immer schwerer, sie zu verstehen!

Ewigkeit *(lachend)*: Du und alt! – Sieh doch mich an! – Aber mit den Menschen lass mich in Ruhe. Für diese Details bist du zuständig. Ich kümmere mich um das Ganze.

Zeit *(stehen bleibend)*: Aber vielleicht kannst du mir trotzdem helfen. Ich blicke da nicht mehr durch: Lieben die mich eigentlich oder hassen die mich? – Einmal beklagen sie sich, dass sie nur so wenig von mir hätten. Dann vertreiben sie mich wieder überall, wo sie nur können. – Andere wieder strengen sich furchtbar an und konzentrieren sich darauf, aus mir herauszutreten und nur in der Gegenwart zu sein. Kannst du dir einen Vers machen auf diese Menschen? *(nachdenklich weitergehend)* Du hast es übrigens gut. Denn, soweit ich informiert bin, bist du bei ihnen sehr geschätzt. Sie haben eine sehr hohe Meinung von dir.

Ewigkeit: Hast du eine Ahnung! Bei mir ist es viel schlimmer: Sie fürchten mich! *(gelassen)* Aber mir ist das gleichgültig. Ich sehe das Ganze. Ich kümmere mich wenig um diese Details. – Aber was deine Frage angeht: Einen Vers kann ich mir da auch nicht drauf machen. Und wie du mir das so schilderst, finde ich das Verhalten dieser Menschen einfach töricht. Die machen sich offenbar keinen Begriff davon, was sie an dir haben. – Ich, ich kann ja eigentlich gar nichts für sie tun. In mir tut sich ja nichts. – Aber du, du bist ihnen doch ungeheuer nützlich: Du lässt sie geboren werden, hilfst ihnen aufzuwachsen und zu sterben. Du ordnest ihre Beziehungen, und läßt sie ihren Weg finden. – Du gießt Balsam in ihre Wunden und heilst sie auch, wenn ihnen etwas fehlt. Ist es nicht so?

Zeit *(verzweifelt)*: Ja, so ist es. Ich weiß gar nicht recht warum, aber ich gebe mir die größte Mühe. Aber sie, sie danken es mir nicht, sie missachten mich! – Sie wollen immer alles gleich. Manchmal geht das ja, wenn die Zeit reif ist. Aber oft geht es einfach nicht. So sehr ich mich auch bemühe und mich kurz und klein mache, oft geht es einfach nicht schneller. Manches braucht eben seine Zeit. Und manches dauert eben eine Ewigkeit. – Manches geht ja auch gar nicht.

Sie bleiben auf der Brücke stehen, sehen sich eine Zeit lang an und schauen dann beide ins fließende Wasser.

Ewigkeit: Aber in einem verstehe ich dich nicht: Warum sind diese Mensch dir eigentlich so wichtig? Es gibt doch wahrlich Beeindruckenderes. Sterne zum Beispiel. – Sie könnten dir doch ganz gleichgültig sein. Du gehst doch einfach deinen Gang.

Zeit *(resigniert)*: Hast du eine Ahnung! *(flüsternd)* Abhängig bin ich von ihnen. Total abhängig. Ich bin doch ihr Geschöpf! *(Lauter)* Du hast es gut. Du bist einfach da. Einfach so.

Ewigkeit *(nachdenklich, indem sie sich zum Weitergehen wendet)*: Ich weiß nicht recht. Manchmal zweifle ich daran. Aber mir – mir ist das wirklich gleichgültig, verstehst du?

Man sieht die beiden Gestalten miteinander redend weitergehen und auf dem Weg sich entfernen, der im Hintergrund der Bühne verschwindet.

Literatur

Apel, K.-O. (1986): Das Leibapriori der Erkenntnis. Eine erkenntnisanthropologische Betrachtung. In: Petzold (Hrsg.): Leiblichkeit. Paderborn (Junfermann), S. 47–70.
Bateson, G. (1983): Ökologie des Geistes. Frankfurt (Suhrkamp), 3. Aufl.
Bateson, G. (1987): Wo Engel zögern. Frankfurt (Suhrkamp).
Baxa, G., Chr. Essen. u. S. Essen (1999): *Praxis der Systemaufstellung* 2: 26–27.
Bischof, N. (2000): Das Kraftfeld der Mythen – Signale aus der Zeit, in der wir die Welt erschaffen haben. München (Pieper), 2. Aufl.
Bökmann, M. (1999): Mit den Augen eines Tigers. Eine Einführung in die Methode der Tiefenentspannung in Gruppen nach Milton H. Erickson. Heidelberg (Carl-Auer).
Büntig, W. (1995): Die alte Person. [Vortrag auf Audio-Kassette.] Münsterschwarzach (Vier Türme).
Cage, J. (1991): Interview in: *Du. Die Zeitschrift der Kultur* 5: 68.
Chopich, E. u. M. Paul (1997): Aussöhnung mit dem inneren Kind. Freiburg (Hermann Bauer).
De Philipp, W. (Hrsg.) (2008): Systemaufstellungen im Einzelsetting. Heidelberg (Carl-Auer).
de Shazer, St. (1989): Der Dreh. Heidelberg (Carl-Auer).
Dilts, R. (2001): Identität, Glaubenssysteme und Gesundheit. Paderborn (Junfermann).
Dilts, R., R. Bandler u. J. Grinder (1985): Strukturen subjektiver Erfahrung. Ihre Erforschung und Veränderung durch NLP. Paderborn (Junfermann).
Erickson. M. H. (1996): Gesammelte Schriften. Hrsg. v. Ernest L. Rossi. Bd. 2: Indirekte Suggestion und Gefahren der Hypnose. Heidelberg (Carl-Auer).
Franke, U. (2002): Wenn ich die Augen schließe, kann ich dich sehen. Familien-Stellen in der Einzeltherapie und -beratung. Ein Handbuch für die Praxis. Heidelberg (Carl-Auer).
Grau, S. (2015): Evaluation eines kunsttherapeutischen Projektes zur Förderung der persönlichen Zielentwicklung und Umsetzung. Master-Thesis, Hochschule für Kunst.
Hausner, J. (2022): Transformationsprozesse in der psychosozialen Beratung. Master-Thesis, Hochschule Kempten. Als PDF-Download erhältlich unter: www.nig-institut.de
Hellinger, B. (1994): Ordnungen der Liebe. Ein Kursbuch. Heidelberg (Carl-Auer).
Hellinger, B. (1995): Verdichtetes. München (Kösel).
Hellinger, B. (1996): Die Mitte fühlt sich leicht an. München (Kösel).
Hellinger, B. u. G. ten Hövel (1996): Anerkennen, was ist. München (Kösel).

Hellinger, B. (2001): Die Quelle braucht nicht nach dem Weg zu fragen. Ein Nachlesebuch. Heidelberg (Carl-Auer).
Hellinger, B (2002): Der Austausch. Heidelberg (Carl-Auer).
Innecken, B. (2004): Neuro-Imaginatives Gestalten mit Kindern, beispielsweise Bettnässern. *Praxis der Systemaufstellung*, 2: 70–74. Als PDF Download erhältlich unter: www.nig-institut.de
Innecken, B. (2007): Weil ich euch beide liebe – Systemische Pädagogik für Eltern, Lehrer und Erzieher. München (Kösel).
Innecken, B. (2010): Der Garten der Väter und das Werden, was man noch nicht ist. *Praxis der Systemaufstellung*, 2: 66–68. Als PDF erhältlich unter: www.nig-institut.de
Innecken, B. (2014): Systemische Pädagogik – Erziehung und Lernen zwischen Eingebundenheit und Eigenständigkeit. *Praxis der Systemaufstellung*, 1: 63–69. Als PDF erhältlich unter: www.nig-institut.de
Innecken, B. (2015): Qualitätsarbeit in kleinen Schritten. Erfahrungen mit dem NIG im Einzelsetting. In: K. Nazarkiewicz u. K. Kuschik (Hrsg.): Handbuch Qualität in der Aufstellungsleitung. Göttingen (Vandenhoek & Ruprecht), S. 356–379. Als PDF erhältlich unter: www.nig-institut.de
Innecken, B. (2017): Traumaspezifische Vorgehensweisen in Aufstellungen. In: P. Bourquin u. K. Nazarkiewicz (Hrsg.): Trauma und Begegnung. Göttingen (Vandenhoek & Ruprecht), S. 81–94. Als PDF erhältlich unter: www.nig-institut.de
Innecken, B. (2018): Bildhafte Ressourcen. In: M. Lockert (Hrsg.): Perlen der Aufstellungsarbeit – Tools für systemisch Praktizierende. Heidelberg (Carl-Auer), S. 229–230.
Innecken, B. (2022): Auf der Suche nach den gefundenen Kraftquellen. In: B. Jaquet, C. Ziepert u. M. Ohler (Hrsg): Vom Träumen und Aufwachen. Drei Jahrzehnte nach dem Mauerfall. Heidelberg (Carl-Auer), S. 53–64.
Krüger, A. (2016): Powerbook. Erste Hilfe für die Seele, Band 1. Hamburg (Elbe & Krüger).
Levin, P. A. (2001): Sprache ohne Worte. Wie unser Körper Trauma verarbeitet und uns die innere Balance zurückführt. München (Kösel).
Madelung, E. (1985) Trotz. Zwischen Kreativität und Selbstzerstörung, menschliches Verhalten im Widerspruch. München (Kösel).
Madelung, E. (1996): Kurztherapien. Neue Wege zur Lebensgestaltung. München (Kösel).
Madelung, E. (1998a): Trotz und Treue – zweierlei Wirklichkeit in Familien. Heidelberg (Carl-Auer).
Madelung, E. (1998b): Die Stellung der systembezogenen Psychotherapie Bert Hellingers im Spektrum der Kurztherapien. In: G. Weber (Hrsg.): Praxis des Familien-Stellens. Beiträge zu systemischen Lösungen nach Bert Hellinger. Heidelberg (Carl-Auer).
Madelung, E. (2001): Ökologie des Geistes und Ordnungen der Liebe. Zwei systemische Sichtweisen im Vergleich. In: G. Weber (Hrsg.): Derselbe Wind lässt viele Drachen steigen. Systemische Lösungen im Einklang. Heidelberg (Carl-Auer).

Madelung, E. (2002): ZeitLicht. [Zu beziehen über: Buchhandlung Avicenna, Amalienstr. 19, 80788 München; Fax: 089-2898 6273.]

Madelung, E. (2007): Heldenkinder, Verräterkinder – wenn die Eltern im Widerstand waren.

Madelung, E. u. B. Innecken (2005): Neuro-Imaginatives Gestalten als kreativer Umgang mit Skizzen in Therapie und Beratung. In: D. Tietze (Hrsg.): Aus der Mitte. Die Kunst der Kunst-Therapie. Dresden (Michael Sandstein Verlag), S. 55–60.

Madelung, E. u. B. Innecken (2008): Familienaufstellungen in der Einzelarbeit mit Hilfe des Neuro-Imaginativen Gestaltens (NIG). In: W. De Philipp (Hrsg.): Systemaufstellungen im Einzelsetting. Heidelberg (Carl-Auer), S. 130–153.

Reddemann, L. u. C. Dehner-Rau (2018): Trauma heilen. Ein Übungsbuch für Körper und Seele. Stuttgart (Thieme).

Ruppert, F. (2002): Verwirrte Seelen. München (Kösel).

Schlippe A. von u. J. Schweitzer (2002): Lehrbuch der systemischen Therapie und Beratung. Göttingen (Vandenhoeck & Ruprecht).

Schneider, J. (1998): Familienaufstellungen mit Einzelklienten mit Hilfe von Figuren. In: G. Weber (Hrsg.): Praxis des Familien-Stellens. Beiträge zu systemischen Lösungen nach Bert Hellinger. Heidelberg (Carl-Auer), S. 182–193.

Schneider, J. R. (2009): Das Familienstellen – Grundlagen und Vorgehensweisen. Heidelberg (Carl-Auer).

Schottenloher, T. u. H. Schnell (Hrsg.) (1994): Wenn Worte fehlen, sprechen Bilder. Bildnerisches Gestalten und Therapie (Bd. 2). München (Kösel).

Somé, M. (2000): Vom Geist Afrikas. Düsseldorf (Diederichs).

Sparrer, I. (2002): Wunder, Lösung und System. Heidelberg (Carl-Auer).

Spitzer, M. (2003): Lernen. Gehirnforschung und die Schule des Lebens. Heidelberg (Spektrum Akademischer Verlag).

Stresius, K., J. Castella u. K. Grochowiak (2001): NLP & das Familien-Stellen. Zur Komplementarität zweier Therapieansätze. Paderborn (Junfermann).

Ulsamer, B. (2001): Das Handwerk des Familien-Stellens. Eine Einführung in die Praxis der systemischen Hellinger-Therapie. München (Goldmann).

van der Kolk, B. (2015): Verkörperter Schrecken. Traumaspuren in Gehirn, Geist und Körper und wie man sie heilen kann. Lichtenau (Probst).

Weber, G. (Hrsg.) (1993): Zweierlei Glück. Die systemische Psychotherapie Bert Hellingers. Heidelberg (Carl-Auer), 2. Aufl.

Weerth, R. (1992): NLP und Imagination. Grundannahmen, Methoden, Möglichkeiten und Grenzen. Paderborn (Junfermann).

Über die Autorinnen

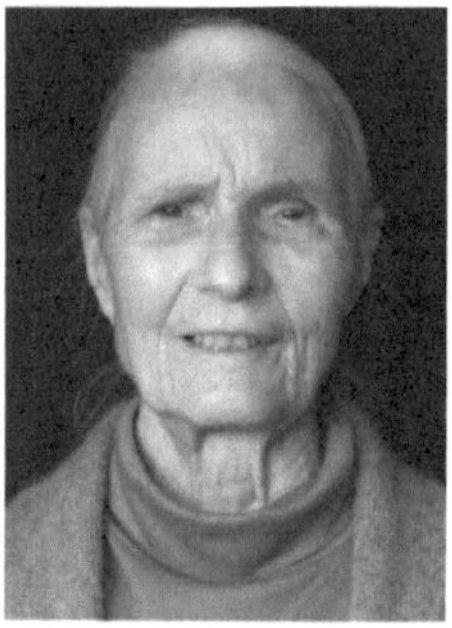

Eva Madelung, Dr. phil.; nach dem Studium mehrere therapeutische Ausbildungen der humanistischen und der systemischen Richtung. Von 1975 bis 2004 in freier Praxis tätig. Sie leitete Workshops im In- und Ausland, gab Fortbildungen, und entwickelte die Methode des Neuroimaginativen Gestaltens.

Kontakt: emadelung@gmx.de
www.eva-madelung.de

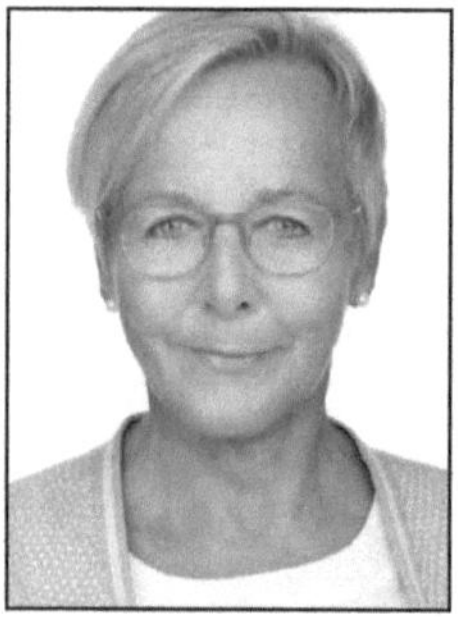

Barbara Innecken, Heilpraktikerin (Psychotherapie), Pädagogin, Sprachtherapeutin, Lehrtherapeutin für Systemaufstellungen (DGfS), seit 1994 in eigener Praxis tätig. Sie entwickelte das Neuro-Imaginative Gestalten (NIG) weiter, konzipierte die Weiterbildung zum NIG Practitioner und NIG Master und gründete das NIG Institut.

Kontakt: www.nig-institut.de
b.innecken@googlemail.com
www.barbara-innecken.de